W0244969

Luise Nassauer   Annemarie Fröhlich-Krauel
Rüdiger Petzoldt
Das GU Kochbuch für Diabetiker

Luise Nassauer
Annemarie Fröhlich-Krauel
Rüdiger Petzoldt

Das GU Kochbuch für Diabetiker

Richtig kochen und gut essen
bei Zuckerkrankheit
Mit Speiseplänen und ärztlichem Rat

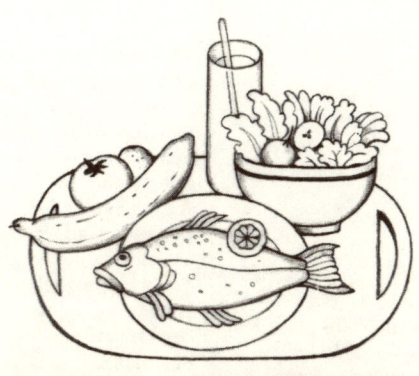

Gräfe und Unzer

Die Farbfotos auf dem Einband zeigen:
Tomatensuppe (Rezept Seite 60), Apfelkuchen (siehe Tip beim Rezept, Seite 116), Lammbraten alla Romana (Rezept Seite 78), Quark mit Früchten (Rezept Seite 112), Ratatouille (Rezept Seite 94). Bitte richten Sie sich bei den Mengen aber stets nach Ihrem Kostplan.

CIP-Kurztitelaufnahme der Deutschen Bibliothek

Nassauer, Luise:
Das GU Kochbuch für Diabetiker: richtig kochen u. gut essen bei Zuckerkrankheit;
mit Speiseplänen u. ärztl. Rat / Luise Nassauer; Annemarie Fröhlich-Krauel; Rüdiger Petzoldt.
– 4. Aufl. – München: Gräfe und Unzer, 1988.

ISBN 3-7742-2023-9

NE: Fröhlich-Krauel, Annemarie:; Petzoldt, Rüdiger:

4. Auflage 1988
© Gräfe und Unzer GmbH, München
Alle Rechte vorbehalten. Nachdruck, auch auszugsweise, sowie Verbreitung durch Film, Funk und Fernsehen, durch fotomechanische Wiedergabe, Tonträger und Datenverarbeitungssysteme jeglicher Art nur mit schriftlicher Genehmigung des Verlages.
Redaktion: Antje Schunka
Herstellung: Robert Gigler
Farbfotos: Fotostudio Teubner
Zeichnungen: Ingrid Schütz
Einbandgestaltung: Constanze Reithmayr-Frank
Satz und Druck des Textteiles: Wagner GmbH
Reproduktionen, Druck der Farbbilder und des Einbandes sowie Bindung: Kösel GmbH

ISBN 3-7742-2023-9

Luise Nassauer
Ernährungsmedizinische Beraterin. Nach ihrer Ausbildung praktische Erfahrungen an Kliniken und Diätküchen sowie Fortbildung am Institut für Ernährungsberatung und Diätetik der Universität Düsseldorf. Seit 1969 verantwortlich für Diät und Diätschulung an der Diabetesklinik in Bad Oeynhausen. Zahlreiche Vorträge und Veröffentlichungen über die Diabetesdiät. Redaktionsmitglied der Zeitschrift »Diabetes-Journal«, verantwortlich für Diätetik.

Annemarie Fröhlich-Krauel
Diätassistentin und Ernährungsberaterin DGE. Ausbildung in Greifswald, praktische Erfahrung und Weiterbildung an Kliniken, Küchen und Diätschulen. Aufbau der Diätberatung am Universitätsklinikum Frankfurt am Main, dort heute verantwortlich für die Beratung von Diabetikern. Große praktische Erfahrungen und viele Veröffentlichungen zum Thema »Diät bei Diabetes«; Mitautorin eines Ratgebers für Diabetiker.

Rüdiger Petzoldt
Prof. Dr. med. Nach dem Studium der Medizin Weiterbildung und Habilitation für das Fachgebiet Innere Medizin in Frankfurt am Main. Direktor der Diabetesklinik in Bad Oeynhausen. Mitglied in deutschen und internationalen medizinischen Gesellschaften. Wissenschaftliche Untersuchungen über Verlauf und Behandlung des Diabetes. Autor vieler Veröffentlichungen über den Diabetes für Diabetiker und Ärzte.

Wichtiger Hinweis und Warnung
Die Diabetes-Diät ist ein entscheidender Teil der Gesamtbehandlung bei Zuckerkrankheit. Mehr noch als bei jeder anderen Diätform muß der Patient die Grundinformationen kennen und die notwendigen Regeln dieser Diät sorgfältig beachten. Die in diesem Diät-Kochbuch enthaltenen Ratschläge und Rezepte stammen von namhaften Fachleuten und sind erprobt. Die medizinische Forschung auf diesem Gebiet ist aber nicht abgeschlossen. Zu Einzelfragen werden auch von namhaften Wissenschaftlern abweichende Meinungen vertreten. Darüber hinaus reagiert jeder Organismus anders. Deshalb ist es unbedingt notwendig, daß Sie die Diät nicht ohne vorherige Rücksprache mit Ihrem behandelnden Arzt beginnen und daß Sie diesen auch während der Diätbehandlung nach seiner Maßgabe informieren.

Inhalt

Inhalt

Zu diesem Buch

Der Diabetiker weiß, daß die richtige Ernährung eine entscheidende Säule in seinem Gesamtbehandlungsplan ist. Schon in seinen ersten Beratungsstunden lernt er von seinem Arzt, welche Bedeutung die Diät für ihn bei seiner Behandlung der Zuckerkrankheit hat.

Wer als Diabetiker eine Diät einhalten muß, weiß aber auch, daß dies nicht gerade einfach ist. Oft fehlen, zumindest am Anfang, die wichtigsten Kenntnisse darüber, wie man mit einer richtigen Ernährung dafür sorgen kann, daß die Stoffwechsellage in Ordnung ist und daß die Blutzuckerwerte im Tagesablauf die richtige Höhe haben. Viele Zuckerkranke – und noch viel mehr Menschen ohne Diabetes mellitus – haben sehr häufig eine falsche Vorstellung von der Diabetesdiät und glauben, sie wäre eine starre und fade schmeckende oder gar eine langweilige Ernährung.

Die Diabetesdiät ist dagegen in Wirklichkeit gesund, abwechslungsreich und schmackhaft, wenn der Diabetiker gelernt hat, wie er die notwendigen Regeln dieser Diät in richtige Ernährung umsetzen kann. Dabei hilft ihm sicher DAS GU KOCHBUCH FÜR DIABETIKER, das von besonders erfahrenen Ernährungsfachleuten geschrieben wurde.

In diesem Buch findet der Diabetiker »seine« richtige Ernährung, »seine« Diät: In einem kurzgefaßten und leicht verständlichen Kapitel wird auch für den Diabetiker, der noch keinen eigenen Diätplan hat oder der nur über eine zu kurzgefaßte Information verfügt, genau erklärt, wie er selbst seinen täglichen Nahrungsbedarf feststellen kann. Dies ist die Grundlage, die man sich zunächst aneignen muß, danach kann man in einem umfangreichen Angebot nach den Rezepten seiner Wahl suchen. Bewußt haben die Autoren vor allem »normale« Rezepte zusammengestellt, DAS GU KOCHBUCH FÜR DIABETIKER wird damit zum Kochbuch für jeden Tag. Aber auch besondere Rezepte wurden berücksichtigt, mit denen man Neues kennenlernen und auch einmal etwas ganz anderes kochen kann.

DAS GU KOCHBUCH FÜR DIABETIKER ist eine sehr gelungene Zusammenstellung aus Grundinformationen, die jeder Diabetiker einfach wissen muß, und dem Angebot darüber, wie er für sich praktisch richtig kochen kann. Die wichtigsten Begriffe in der Diät des Diabetes – Kohlenhydrate, Eiweiß, Fett, Kalorien/Joule, Broteinheiten – werden anschaulich erklärt und dann direkt und gut verständlich zur Anwendung gebracht. Jedes Rezept ist, wie ich sicher weiß, mehrfach ausprobiert worden, so daß der Benutzer dieses Buches gewiß sein kann, daß die Zusammensetzung für ihn richtig ist und daß das Essen auch ihm gut schmeckt.

Die Abbildungen des Buches verdeutlichen die Ziele der Autoren, die sie sich für DAS GU KOCHBUCH FÜR DIABETIKER gesetzt haben: dem Zuckerkranken nicht nur die richtige Diät zu erklären, sondern ihm auch eine gesunde, schmackhafte und abwechslungsreiche Kost nahezubringen.

Prof. Dr. Karl Schöffling,
Frankfurt a. M.

Ein Wort zuvor

Sie sind zuckerkrank und wissen sicher, daß die Grundlage Ihrer Behandlung eine richtige Ernährung ist. Mit diesem unkomplizierten KOCHBUCH FÜR DIABETIKER können Sie jetzt nach Ihrem persönlichen Bedarf und Geschmack problemlos kochen und gut essen, denn es ist das Kochbuch mit der neuen Idee: der Diabetiker kann *selbst* seinen persönlichen Ernährungsbedarf und seinen Kostplan feststellen. Es ist ein individuelles, praktisches Kochbuch mit Rezepten von Gerichten, die vorzüglich schmecken.

Gesund, vollwertig, abwechslungsreich, gut schmeckend, praktisch – die richtige Ernährung des Diabetikers erfüllt alle Forderungen, die man an die Kost eines jeden Menschen stellt. Die Empfehlungen in unserem Kochbuch beruhen auf aktuellen und gesicherten Erkenntnissen der Wissenschaft über Diabetes und Ernährung. Sie erlauben dem Diabetiker, mit einigen Ausnahmen alles das zu essen und zu trinken, was gut schmeckt. Wichtig dabei ist, daß er nach Auswahl, Menge und Verteilung der Nahrungsmittel seinen durch den Diabetes bestimmten persönlichen Bedarf berücksichtigt.

Das von uns für dieses Buch entwickelte System, das Ihnen den richtigen Weg zu Ihrem Kostplan und den Rezepten ganz leicht macht, ist auf der gegenüberliegenden Seite schematisch dargestellt. Sie können also *selbst* Ihren persönlichen täglichen Ernährungsbedarf feststellen und sofort *Ihren* Kostplan aus fünf ausführlich angelegten Möglichkeiten finden (Seite 15). Jeder dieser Kostpläne (nach Energiemengen gestaffelt von 1200 bis 2500 Kalorien) bietet eine Vielzahl von reizvollen und abwechslungsreichen Zusammenstellungen für alle Mahlzeiten des Tages.

Jeder Diabetiker kann nach seinem Kostplan all die schmackhaften Gerichte unseres Kochbuches genießen – bis auf wenige Ausnahmen bei besonders strenger Reduktionskost. Der Unterschied von Plan zu Plan liegt in der Menge der Beilagen, der Vor- und Nachspeisen sowie der übrigen Mahlzeiten des Tages.

Alle Rezepte in diesem Buch sind so dargestellt, daß auch Ungeübte sofort mit dem Kochen beginnen können. Die für den Diabetiker so wichtigen Informationen über den Energiegehalt der einzelnen Mahlzeiten und Gerichte (gemessen in Joule und Kalorien) und über ihren Kohlenhydratgehalt (berechnet nach Gramm und nach Broteinheiten = BE) finden Sie bei jedem Rezept. Wir weisen Sie auch auf besondere Merkmale hin wie Preisklasse, Zeitaufwand und Schwierigkeitsgrad. Dazu geben wir viele Tips und persönliche Erfahrungen für die Zubereitung.

Falls Sie schon einen Ernährungsplan von Ihrem Arzt oder Ihrer Ernährungsberaterin bekommen haben, können Sie unsere Rezepte gut darin einbauen. Sollten Sie noch keinen eigenen Plan haben, dann können Sie ihn mit unserem KOCHBUCH FÜR DIABETIKER auch allein aufbauen. Zur Sicherheit sollten Sie ihn dann noch mit Ihrem Arzt besprechen.

Was Sie täglich essen können, hängt vor allem von Ihrem Körpergewicht, der körperlichen Belastung und der Art der Diabetesbehandlung ab. In dem Kapitel »Jeder nach seinem Bedarf« (Seite 13) und »Fünf Kostpläne« (Seite 15) können Sie selbst feststellen, ob Sie sich so ernähren sollen, daß Sie abnehmen oder daß Sie Ihr Gewicht konstant halten. Aber auch, wenn Sie anders vorgehen und sich ein Rezept nach Ihrem Geschmack aussuchen, werden Sie durch die dort vorhandenen Angaben auf die für Ihren Bedarf richtige Zusammensetzung hingewiesen.

Wir empfehlen Ihnen, unsere Ratschläge »Grundsätzliches über den Diabetes« (Seite 10) auch dann zu lesen, wenn Sie bereits durch Ihren Arzt oder durch Bücher über die Zuckerkrankheit Bescheid wissen. In kurzgefaßten Abschnitten haben wir hier alles, auf das Sie achten müssen, zusammengestellt.

DAS GU KOCHBUCH FÜR DIABETIKER stellt Rezepte vor, die in individueller Abstimmung für Diabetiker geeignet, gesund und schmackhaft sind. Wir wünschen Ihnen dazu guten Appetit!

Luise Nassauer
Annemarie Fröhlich-Krauel
Rüdiger Petzoldt

Der richtige Weg zu Ihrem Kostplan und den Rezepten

Das Ziel

Das Ziel dieses Kochbuches ist es, Ihnen Wege zu einer gesunden, vollwertigen, abwechslungsreichen, gut schmeckenden und praktischen Kost zu zeigen. Als Diabetiker müssen Sie dabei zwei wichtige Regeln befolgen:

- **Essen Sie nach Ihrem persönlichen Bedarf**

- **Bauen Sie jedes Rezept in Ihren Kostplan ein**

Zwei Wege

Zwei Wege zu diesem Ziel können Sie wählen, wenn Sie dieses Kochbuch benutzen, denn Sie haben sicher einen der beiden Wünsche:

- **Ich baue mir zuerst einen Kostplan auf** (→ »Aufbauweg«)

- **Ich suche mir ein schönes Rezept aus** (→ »Rezeptweg«)

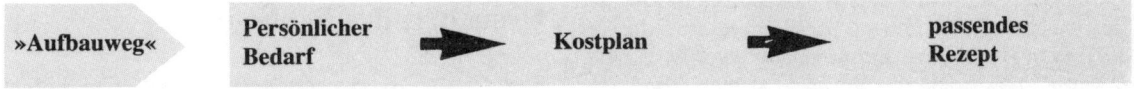

Diesen Weg wählen Sie, wenn Sie dieses Buch von vorne beginnen. Bestimmen Sie Ihren persönlichen Bedarf (→ Seite 13), entscheiden Sie sich für Ihren Kostplan (→ Seite 15), bauen Sie jede Mahlzeit und jedes Rezept (→ ab Seite 50) in Ihren Kostplan ein!

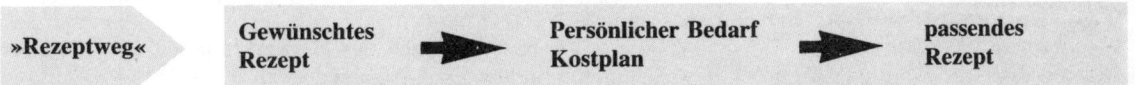

Wenn Sie zuerst ein Rezept aussuchen, sollten Sie einmal einen kurzen »Umweg« machen: Im Rezept wird der Energie- und Kohlenhydratgehalt angegeben – können Sie das unbesorgt essen? Bestimmen Sie Ihren persönlichen Bedarf (→ Seite 13), wählen Sie Ihren Kostplan (→ Seite 15), entscheiden Sie sich für das passende Rezept (→ ab Seite 50).

Ein Tip

Sie brauchen den »Aufbauweg« oder den »Rezeptweg« nur einmal ganz zu durchschreiten. Legen Sie dann zwischen die Seiten Ihres persönlichen Kostplanes ein *Lesezeichen* mit Angaben über aktuelles Gewicht, Sollgewicht, Energiebedarf, Kostplan.

Grundsätzliches über den Diabetes

Der Diabetes – die Zuckerkrankheit – stellt den Diabetiker vor eine Reihe von Problemen und Aufgaben. Einige kurzgefaßte grundsätzliche Informationen über diese Krankheit sollen deshalb auch in diesem Kochbuch für Diabetiker gegeben werden.

Diabetes – eine Stoffwechselstörung

Ein wichtiges Zeichen der Zuckerkrankheit, die übermäßige Harnausscheidung, wurde schon etwa um 1500 v. Chr. beschrieben. Den heute gebräuchlichen wissenschaftlichen Namen erhielt sie durch griechische Ärzte: »Diabetes« beschreibt den schnellen Durchfluß und »mellitus« den honigähnlichen Geschmack des Harns.

Der Diabetes ist eine Stoffwechselkrankheit, bei der die natürlichen Stoffwechselvorgänge gestört sind. Vor allem die Verwertung von Kohlenhydraten ist davon betroffen; Kohlenhydrate sind Bestandteile von Mehl und Mehlprodukten, Kartoffeln, Reis, Obst, Gemüse, Milch und Milchprodukten. Die mit der Nahrung zugeführten Kohlenhydrate, die im Körper zu Traubenzucker abgebaut werden, fließen – bildlich gesprochen – in einen großen Topf, das Blutgefäßsystem. Im Blut steigt dadurch normalerweise die Konzentration des Blutzuckers vorübergehend und in bestimmten Grenzen an. Die im Blut enthaltene Zuckermenge wird in mg/100 ml (Milligramm in 100 Milliliter) gemessen. Normal sind beim Gesunden, der nüchtern ist, Blutzuckerkonzentrationen unter 100 mg/ml.

Das Insulin, ein Hormon, sorgt für den richtigen Ablauf des Stoffwechsels. Es wird in der Bauchspeicheldrüse, dem Pankreas, produziert und gelangt auf dem Blutweg an die Organe und Zellen, um diese bei der Verarbeitung des Traubenzuckers zu unterstützen. Beim Diabetes ist die Insulinproduktion gestört oder ganz aufgehoben, so daß auch die Regelung des Stoffwechsels gestört ist. Das hat Folgen.

Wenn der Diabetiker, der zuwenig oder gar kein Insulin produzieren kann, kohlenhydrathaltige Nahrungsmittel ißt, dann steigt die Blutzuckerkonzentration an. Bei Werten von mehr als 160 bis 180 mg/100 ml beginnt die Niere, einen Teil des Traubenzuckers aus dem Blut mit dem Harn auszuscheiden.

Damit lassen sich zwei wichtige Untersuchungsbefunde erklären, die der Arzt feststellen kann: die erhöhte Blutzuckerkonzentration und die Ausscheidung von Zucker im Harn.

Der überschüssige Zucker kann nur in großen Harnmengen ausgeschieden werden. Das Wasser dafür stammt aus dem Körper. Dadurch entsteht ein Wassermangel der Gewebe, der zu Durstgefühl führt. So lassen sich zwei typische Beobachtungen des unbehandelten oder schlecht behandelten Diabetikers leicht erklären: die großen Harnmengen und der ständige Durst.

Der ausgeschiedene Traubenzucker fehlt den Muskeln als Brennstoff. Da der Körper aber seine Funktionen aufrechterhalten muß, greift er auf seine Energiereserven zurück. Der Reservezucker in der Leber ist schnell verbraucht, danach werden die Reserven im Fettgewebe nutzbar gemacht, das Fettgewebe wird abgebaut. Der Diabetiker verspürt dies alles als Mattigkeit und als Gewichtsabnahme.

Ursachen des Diabetes

Fast immer ist die Zuckerkrankheit eine erblich bedingte Stoffwechselstörung. Aber nicht die Krankheit selbst ist erblich, sondern die Anlage zur Krankheit wird weitergegeben. Deshalb ist auch das Fehlen von zuckerkranken Verwandten in früheren Generationen kein Beweis gegen die Bedeutung der Vererbung.

Der Ausbruch der Zuckerkrankheit kann bei vorhandener Anlage vor allem durch Übergewicht und Überernährung, Schwangerschaft und Infektionen, seltener durch Leberkrankheiten und bestimmte Medikamente beschleunigt oder gefördert werden.

Verschiedene Diabetestypen

Es gibt verschiedene Typen der Zuckerkrankheit. Beim Typ-I-Diabetes oder Jugendlichen-Diabetes liegt ein totaler Insulinmangel vor. Dieser Diabetiker-Typ ist eher schlank, wenn er zuckerkrank wird; er muß immer Insulin spritzen.

Patienten mit Typ-II-Diabetes (Erwachsenen-Diabetes) haben nur noch ungenügende Insulinreserven, die nicht mehr vollständig zum Ausgleich der Stoffwechselstörung ausreichen. Mehr als 90% aller Zuckerkranken gehören zu diesem Diabetestyp. Sie sind in der Regel deutlich übergewichtig und können jahrelang mit Diät allein oder in Kombination mit Tabletten gut behandelt werden.

Akute Gefahren – Folgeschäden

Bei unbehandelten oder schlecht behandelten Diabetikern kann die Blutzuckerkonzentration ständig steigen, es droht eine sogenannte Entgleisung des Stoffwechsels, eine gefährliche Situation, die zum diabetischen Koma (Koma = tiefer Schlaf, Bewußtlosigkeit) führen kann. Die Zeichen einer Stoffwechselentgleisung sollte jeder kennen: Durst, große Harnmengen, Mattigkeit, Gewichtsabnahme. Das lebensgefährliche drohende Koma zeigt sich dann durch weitere Beschwerden: Übelkeit, Erbrechen, Bauchschmerzen, Geruch von Aceton (etwa wie faule Äpfel) in der Ausatemluft.

Eigentlich sollte ein Diabetiker heute nicht mehr in ein Koma geraten. Bei erkannter Zuckerkrankheit läßt sich diese Gefahr durch eine ständige gute Diabetesbehandlung vermeiden.

Eine akute Störung vor allem bei Diabetikern, die Insulin spritzen, ist ein zu starker Abfall des Blutzuckers, die Unterzuckerung, die von vielen Diabetikern auch Hypoglykämie oder Schock genannt wird. Die Beschwerden sind recht typisch, dazu gehören Unruhe, Angst, Schweißausbruch, Blässe, Zittern, Herzklopfen, Herzrasen, Heißhunger, Kälte- und Hitzegefühl, Kopfschmerzen, Konzentrationsschwäche, Merkschwäche, Doppeltsehen, Schwindel, Gangunsicherheit, Kribbeln um den Mund, auffälliges Verhalten, Benommenheit, Schläfrigkeit, Verwirrtheit, Sprachstörungen und schließlich Bewußtlosigkeit und Krampfanfälle.

Die Unterzuckerung ist eigentlich eine »Nebenwirkung« der Insulinbehandlung, die bei insulinspritzenden Diabetikern mit guter Diabetesbehandlung in leichter Form fast alltäglich ist. Wohl am häufigsten kommt es zu einer Unterzuckerung, wenn der Diabetiker die exakte Abstimmung aller Behandlungsprinzipien – blutzuckersenkende Medikamente, blutzuckersenkende körperliche Belastung, blutzuckersteigernde Nahrungszufuhr – vernachlässigt. Eine Hypoglykämie tritt vor allem dann ein, wenn der Diabetiker eine der üblichen und notwendigen Mahlzeiten wegläßt, sie zu spät oder unvollständig zu sich nimmt. Letztlich ist die Unterzuckerung eine gefahrlose, nur kurzfristige und vorübergehende Störung im Wohlbefinden.

Folgenschwerer ist dagegen eine länger dauernde schlechte Diabetesbehandlung mit überwiegend hohen Blutzuckerwerten. Denn der schlecht eingestellte Diabetes gilt als sogenannter Risikofaktor für die Entstehung der Gefäßschäden und ihrer lebensbedrohenden, schwersten Folgekrankheiten. Diabetiker erkranken im Laufe ihrer Zuckerkrankheit wesentlich häufiger als Gesunde an Durchblutungsstörungen in den verschiedenen Organen. Für den Diabetiker typisch sind Veränderungen an den kleinen Gefäßen der Nieren und Augen; aber auch die Arteriosklerose (im Volksmund Gefäßverkalkung), die heute ohnehin für Menschen ohne Diabetes schon eine der häufigsten Todesursachen geworden ist, tritt bei Diabetikern vermehrt und in jüngeren Jahren auf. Im schlimmsten Fall können diese Gefäßschäden zu lebensbedrohenden und schweren Erkrankungen führen: zu Erblindung, chronischem Nierenversagen, Herzinfarkt, Schlaganfall und Gangrän (Brand, Geschwür) an den Füßen.

Möglichkeiten der Behandlung des Diabetes

Ziel jeder Diabetesbehandlung ist deshalb eine gute Stoffwechsel-Einstellung, um zu
● verhindern, daß sich die Zuckerkrankheit verschlimmert,
● sichern, daß akute Gefahren nicht auftreten,
● helfen, Gefäßschäden zu vermeiden oder zu verzögern.
Mit einer dauerhaft ausgeglichenen Stoffwechsel-Einstellung erreicht der Diabetiker daher
● körperliches und seelisches Wohlbefinden,

- normale Leistungsfähigkeit,
- ungestörte Teilnahme am familiären, beruflichen und gesellschaftlichen Leben,
- eine günstige Lebenserwartung.

Durch eine erfolgreiche Diabetesbehandlung mit guter Diabetes-Einstellung kann ganz allgemein das Auftreten von Gefäßkomplikationen verzögert oder auch verhindert werden. Für den einzelnen Diabetiker ist die Aussage erlaubt, daß er bei stets guter Diabetes-Einstellung sein Risiko für das Auftreten solcher Gefäßkomplikationen entscheidend senkt.

Der Arzt entscheidet über die richtigen und notwendigen Behandlungsmaßnahmen: *Die Diät ist Basis jeder Diabetesbehandlung, auf die richtige Ernährung des Diabetikers kommt es an.* Diesem Ziel gilt auch unser Buch.

Etwas verallgemeinernd kann man feststellen, daß der Typ-I-Diabetiker (mit absolutem Insulinmangel) immer neben der Diät auch Insulin benötigt. Der Typ-II-Diabetiker mit noch vorhandener, aber eingeschränkter eigener Insulinproduktion kommt meist mit Diät allein aus, wenn die notwendige Gewichtsabnahme erreicht wird; eine zusätzliche Tablettengabe kann nötig werden, darf aber nicht zu einer Vernachlässigung der richtigen Ernährung führen.

Der Diabetiker – Experte in eigener Sache

Geregelte Ernährung (Diät), wirksame Medikamente und sinnvolle körperliche Betätigung führen – gemeinsam und aufeinander abgestimmt – zu einer Normalisierung des Stoffwechsels beim Diabetiker. Bei frühzeitig begonnener und guter Behandlung können Diabetiker ein fast normales, glückliches und erfülltes Leben führen. Wie bei keiner anderen Krankheit muß sich der Diabetiker aber als Partner des Arztes, ja als sein eigener Therapeut verstehen, er muß um den Diabetes und seine Probleme wissen, um sich erfolgreich selbst behandeln zu können. Wenn der Diabetiker weiß, was eine richtige Behandlung des Diabetes ist, und wenn er dieses Wissen tagtäglich in richtiges Tun umsetzt, dann erreicht er die Ziele der Diabetesbehandlung – als Experte in eigener Sache.

Wie Diabetiker kochen

Die Kost des Diabetikers, wie wir sie in unserem Kochbuch zusammengestellt haben, ist vollwertig, schmackhaft, abwechslungsreich, praktisch und leicht zuzubereiten. Sie erfüllt damit alle Forderungen, die heute von Ärzten und Ernährungsfachleuten an eine richtige Ernährung auch für den gesunden Menschen gestellt werden. Dabei sollen auch Sie als Diabetiker Menge, Auswahl und Verteilung aller Nahrungsmittel, die Sie im Laufe eines Tages zu sich nehmen, Ihrem ganz persönlichen Bedarf anpassen.

Der individuelle Nahrungsbedarf eines jeden Menschen wird vor allem von Körpergewicht, körperlicher Belastung und Alter bestimmt (siehe Seite 14). Der Diabetiker sollte daneben jedoch einige zusätzliche Regeln zur Ernährung beachten.

Regeln für Ihre Ernährung als Diabetiker

1. Essen Sie nur so viel, daß Sie Ihr Sollgewicht erreichen und halten.
2. Verteilen Sie Ihre täglichen Nahrungsmittel auf sechs bis sieben Mahlzeiten.
3. Verzichten Sie auf Zucker sowie auf Nahrungsmittel und Getränke, die Zucker enthalten.
4. Schränken Sie die Fettmenge in der Nahrung ein (wenn Sie übergewichtig sind).
5. Benutzen Sie immer Ihren Diätplan und Ihre Diätwaage zur Bestimmung der Nahrungsmittelmengen.

Jeder nach seinem Bedarf

Als Diabetiker wissen Sie, daß die richtige Ernährung (Diät) die Grundlage Ihrer Behandlung darstellt; Sie haben vielleicht auch schon einen Diätplan erhalten. Viele von Ihnen werden dieses Kochbuch aber wohl auch ohne ein solches Diätschema benutzen wollen; Sie sollten sich deshalb vorher darüber klar werden, welche tägliche Nahrungsmittelmenge für Sie am günstigsten ist. Dazu zeigen wir Ihnen im folgenden einen Weg, nach dem Sie selbst Ihren persönlichen täglichen Bedarf errechnen können. Der daraus entstandene Ernährungsplan, den Sie dann im Kapitel »Fünf Kostpläne« (Seite 15 ff.) finden, ist als Gerüst für die schmackhafte und abwechslungsreiche Zusammenstellung Ihrer täglichen Ernährung gedacht.

Ihr persönlicher täglicher Kalorien-/Joulebedarf

Bei leichter körperlicher Arbeit:
30–32 Kalorien pro Kilogramm Sollgewicht (oder 126–134 Joule pro Kilogramm Sollgewicht).

Bei mittelschwerer körperlicher Arbeit:
37 Kalorien pro Kilogramm Sollgewicht (oder 155 Joule pro Kilogramm Sollgewicht).

Bei schwerer und schwerster körperlicher Arbeit:
45–55 Kalorien pro Kilogramm Sollgewicht (oder 189–231 Joule pro Kilogramm Sollgewicht).

Zum Beispiel:
Das Beispiel einer 34jährigen Sekretärin mit einer Größe von 165 Zentimetern und einem Gewicht von 70 Kilogramm zeigt den Rechenweg noch einmal. Zuerst wird das Sollgewicht errechnet: 165 (Körpergröße in Zentimeter) minus 100 = 65 (Sollgewicht in Kilogramm). Dann kann der tägliche Energiebedarf bei leichter körperlicher Arbeit abgeschätzt werden: 65 mal 30 = 1950 Kalorien oder 65 mal 126 = 8190 Joule.

Wie Diabetiker kochen

Grundlage Ihres Ernährungsplans ist Ihr persönlicher täglicher Energiebedarf, den Sie leicht feststellen können. Die Energie, die der Mensch aus seiner Nahrung gewinnt, wird in Joule oder Kalorien gemessen (diese Begriffe werden umgangssprachlich für die exakteren Bezeichnungen Kilojoule und Kilokalorie verwendet und sollen hier auch so benutzt werden).

Zur Errechnung Ihres persönlichen täglichen Energiebedarfs müssen Sie Ihr Sollgewicht kennen und das Ausmaß Ihrer täglichen körperlichen Belastung abschätzen. Das *Sollgewicht* ist nach einer Faustregel leicht zu errechnen: Der erwachsene Mensch soll so viel in Kilogramm wiegen, wie er – in Zentimeter gemessen – größer ist als 100 Zentimeter. Wer also zum Beispiel 165 Zentimeter groß ist, sollte nicht mehr als 65 Kilogramm wiegen. Das Beispiel der übergewichtigen Sekretärin (siehe »Ihr persönlicher täglicher Kalorien-/Joulebedarf« Seite 13) zeigt, daß auch übergewichtige Diabetiker nur ihr Sollgewicht zugrundelegen dürfen, wenn sie ihren täglichen Energiebedarf errechnen wollen.

Neben Ihrem Sollgewicht ist auch Ihre *körperliche Belastung* für den Energiebedarf wichtig. Die tägliche Beschäftigung kann man dazu in leichte, mittelschwere oder schwere körperliche Arbeit unterteilen; die meisten Menschen haben heute in ihrem Berufsleben nur leichte körperliche Arbeit zu leisten.

Leichte körperliche Arbeit tun zum Beispiel: Sekretärin, Lehrerin, Hausfrau (zum Teil auch mittelschwere Arbeit), Beamter, Arzt, Vertreter und andere; mittelschwere körperliche Arbeit verrichten zum Beispiel: Hausfrau (zum Teil auch leichte Arbeit), Raumpflegerin, Verkäuferin, Krankenschwester, Fabrikarbeiterin, Schreiner und andere; schwere körperliche Arbeit leisten zum Beispiel: Fabrikpackerin, Maurer, Bauzimmerer, Holzfäller, Bergmann und andere. Auch Sie werden sich sicher einer der genannten Beschäftigungsgruppen zuordnen können.

Nach dem Ausmaß der körperlichen Arbeit werden unterschiedliche Energiemengen pro Kilogramm Sollgewicht am Tag benötigt (siehe »Ihr persönlicher täglicher Kalorien-/Joulebedarf« Seite 13).

Die errechnete tägliche Energiemenge ist ein geeigneter Schätzwert, der Ihnen die Einordnung in eine, nämlich Ihre Energiebedarfsgruppe ermöglicht. Im folgenden Kapitel (Seite 15 ff.) werden Kostpläne für fünf Gruppen mit unterschiedlichem täglichem Durchschnittsbedarf dargestellt. Sicher werden Sie sich einer dieser Gruppen zuordnen können.

Dabei sollten Sie zusätzlich auch berücksichtigen, ob Sie übergewichtig sind und abnehmen wollen oder ob Sie Sollgewicht haben und Ihr Körpergewicht halten möchten. Vor allem wenn Sie sich für eine Gewichtsabnahme entscheiden und deshalb weniger essen wollen, als Ihrem Bedarf (und Ihrem ermittelten Kostplan) entspricht, sollten Sie unbedingt daran denken, daß man oft weniger Medikamente (Insulin oder Tabletten) zur Diabetesbehandlung benötigt, wenn man an Gewicht abnimmt. Diese eigentlich erfreuliche Folge der Gewichtsabnahme gilt vor allem bei einer Ernährung mit dem 1200 Kalorien/5040 Joule-Kostplan (Seite 16) und dem 1500 Kalorien/6300 Joule-Kostplan (Seite 22). Am besten legen Sie Ihrem Arzt Ihren Kostplan vor, damit er entscheiden kann, ob und um wieviel Sie Ihre Medikamentenzufuhr verringern können.

Der 1800 Kalorien/7560 Joule-Kostplan (Seite 27) enthält eine durchschnittliche Energiemenge, mit der sehr viele Menschen satt werden und ihr Gewicht halten können. Dies gilt auch für den 2200 Kalorien/9240 Joule-Kostplan (Seite 32). Vor allem junge und körperlich schwer arbeitende Diabetiker benötigen oft eine größere Energiezufuhr pro Tag, zum Beispiel mit dem 2500 Kalorien/10 500 Joule-Kostplan (Seite 39).

Die fünf Kostpläne unterscheiden sich also in ihrer Bezeichnung nach dem Energie-(Joule-/Kalorien-)gehalt. Ein wichtiger weiterer Unterschied ist der Anteil an kohlenhydrathaltigen Nahrungsmitteln, der ebenfalls von Plan zu Plan anders ist. Die Bedeutung dieser kohlenhydrathaltigen Nahrungsmittel für die Ernährung des Diabetikers ist besonders groß, sie wird noch ausführlich besprochen (Seite 44 ff.).

Fünf Kostpläne

Beim Ausarbeiten, Probieren und Schreiben der Rezepte sind wir davon ausgegangen, daß die meisten Diabetiker mit ihrem täglichen Energiebedarf bestimmte Grenzen nicht über- oder unterschreiten. Die 5 Kostpläne für einen unterschiedlichen täglichen Energiebedarf liegen in diesen Grenzen.

Die Bestimmung Ihres Kostplans

Gesamte tägliche Energiemenge	Kennzeichnung	nachlesen auf
etwa 1200 Kalorien (oder etwa 5040 Joule)	Kostplan 1200	Seite 16
etwa 1500 Kalorien (oder etwa 6300 Joule)	Kostplan 1500	Seite 22
etwa 1800 Kalorien (oder etwa 7560 Joule)	Kostplan 1800	Seite 27
etwa 2200 Kalorien (oder etwa 9240 Joule)	Kostplan 2200	Seite 32
etwa 2500 Kalorien (oder etwa 10500 Joule)	Kostplan 2500	Seite 39

Sicher können Sie sich nach der Errechnung Ihres persönlichen täglichen Energiebedarfs (siehe Seite 13) für einen dieser Kostpläne entscheiden. Wählen Sie den Plan, der Ihrer errechneten Kalorienmenge am nächsten kommt, zum Beispiel bei einer errechneten Menge von 1900 Kalorien/7950 Joule den Kostplan 1800. Wenn Sie abnehmen wollen, wählen Sie einen Plan, der weniger Energie pro Tag anbietet, als Sie eigentlich errechnet haben.

Die fünf Kostpläne sind das Gerüst, nach dem auch alle Rezepte ausgerichtet sind. Tragende Masten dieses Gerüstes sind die kohlenhydrathaltigen Nahrungsmittel, die in einer bestimmten Menge auf alle Mahlzeiten des Tages verteilt werden müssen. Wir haben diese Verteilung für jeden Kostplan festgelegt und in jedem Rezept berücksichtigt. Dazu wurden die Kohlenhydratmengen berechnet und nach Gramm beziehungsweise nach Broteinheiten (BE) angegeben (siehe Seite 44). Die Einhaltung der Kohlenhydratmenge in den einzelnen Mahlzeiten und

Rezepten ist die wichtigste Regel, wenn Sie sich einmal für eine bestimmte tägliche Energiezufuhr entschieden haben; die Energiemenge (Joule- oder Kalorienmenge) kann dagegen auch in den Rezepten für eine bestimmte Mahlzeit leicht schwanken. Daher kommt es vor, daß bei Summierung aller zu einem Tagesplan gehörenden Rezepte auch Energiemengen errechnet werden, die unter oder über der im Kostplan genannten täglichen Gesamtenergiemenge liegen. Diese »Ungenauigkeit« wird außerdem auch noch dadurch erklärt, daß die Nahrungsmittel einen wechselnden Gehalt an Energie und Kohlenhydraten und an allen anderen Nahrungsmittelbestandteilen haben, in den Tabellen und so auch hier aber mit einem Durchschnittswert gerechnet werden mußte. Schließlich spielt auch noch der Wunsch nach leicht errechenbaren Mengen eine Rolle; die einzelnen Werte haben wir auf- oder abgerundet und damit sicher brauchbarere Mengen für das Kochen und Zubereiten erreicht.

Es ist unser Ziel, Ihnen mit den Kostplänen ein Gerüst zu geben, nach dem Sie Ihre tägliche Ernährung aufbauen können; dabei sollen Sie auch mit haushaltsüblichen oder leicht abwiegbaren Mengen kochen können. Die dadurch verursachte etwas geringere Exaktheit in der Berechnung nahmen wir bewußt in Kauf, um Ihnen – mit genügender Genauigkeit – unkomplizierte, praktische und zuverlässige Rezepte anzubieten.

Im folgenden finden Sie Kostpläne für die 5 verschiedenen Energiestufen, also mit unterschiedlichem Energieangebot pro Tag. Jeder Kostplan enthält jeweils eine Empfehlung für 1. Frühstück, 2. Frühstück, 3. Frühstück (wenn vorgesehen), Mittagessen, Nachmittagsmahlzeit, Abendessen und Spätmahlzeit mit den Angaben über den Kohlenhydratgehalt (gemessen in Gramm und in Broteinheiten = BE). In den Beispielen für das Mittag- und das Abendessen wird – wenn darin ein Rezept enthalten ist – die Seite angegeben, unter der Sie es im Rezeptteil (Seite 50 ff.) finden. Die Listen für das 1. Frühstück und die Zwischenmahlzeiten (2. Frühstück, 3. Frühstück, Nachmittagsessen, Spätmahlzeit) enthalten alle in diesem Buch genannten Vorschläge; wenn dabei Rezepte erwähnt wurden, wird auf die entsprechende Seite verwiesen.

Kostplan 1200 mit Rezeptübersicht

Wenn Sie den »Kostplan 1200« als Gerüst für Ihre tägliche Rezeptauswahl nehmen, werden Sie sicher weniger Energie zuführen, als Sie eigentlich täglich benötigen; Sie werden nach einiger Zeit abnehmen. Dieser Plan ist also zur Gewichtsabnahme geeignet. Bedenken Sie aber bitte, daß Sie bei erfolgreicher Gewichtsabnahme oft auch die bisher benötigten Medikamente zur Behandlung des Diabetes reduzieren müssen (siehe Seite 14).

Das 1. Frühstück im Kostplan 1200 enthält in allen aufgeführten Beispielen jeweils kohlenhydrathaltige Nahrungsmittel in einer Menge von 2 Broteinheiten (BE) und insgesamt etwa 1260 Joule/300 Kalorien.

Die Zwischenmahlzeiten (2. Frühstück, Nachmittagsmahlzeit, Spätmahlzeit) enthalten kohlenhydrathaltige Nahrungsmittel in einer Menge von 1 Broteinheit (BE); der Energiegehalt liegt bei etwa 210–315 Joule/50–75 Kalorien.

Das Mittagessen enthält – als ganzes Menü – kohlenhydrathaltige Nahrungsmittel in einer Menge von 2 Broteinheiten (BE) und etwa 1680–2100 Joule/400–500 Kalorien. Alle 30 Vorschläge des Kostplans 1200 berücksichtigen diese Mengen.

Das Abendessen enthält kohlenhydrathaltige Nahrungsmittel in einer Menge von 2 Broteinheiten (BE) und etwa 1260 Joule/300 Kalorien; dies gilt für alle 10 Beispiele dieses Kostplans.

Beispiele für das 1. Frühstück

Die Beispiele enthalten etwa 1260 Joule/300 Kalorien, 2 BE.

1. Beispiel

1 Brötchen	2 BE
10 g Streichfett	
50 g körniger Frischkäse (20% Fett)	
20 g Lachsschinken	
Kaffee oder Tee	

2. Beispiel

25 g Weizenvollkornbrot	1 BE
25 g Graubrot	1 BE
10 g Streichfett	
30 g Corned beef	
50 g Kochkäse (10% Fett i. Tr.)	
Kaffee oder Tee	

3. Beispiel

50 g Vollkornbrot	2 BE
10 g Streichfett	
40 g Tilsiter Käse (30% Fett i. Tr.)	
Dazu passen: Radieschen	
Kaffee oder Tee	

4. Beispiel

110 ccm Orangensaft oder ein handelsüblicher Diabetikersaft nach Deklaration	1 BE
15 g Knäckebrot	1 BE
10 g Streichfett	
40 g gekochter Schinken	
Kaffee oder Tee	

5. Beispiel

Müsli mit Obst (Seite 50)	2 BE
Kaffee oder Tee	

6. Beispiel

Spiegelei auf Tomatentoast (Seite 55)	2 BE
Kaffee oder Tee	

Beispiel für eine Kost mit 5040 Joule/1200 Kalorien

Nährstoffgehalt:
etwa   60 g Eiweiß   120 g Kohlenhydrate
        50 g Fett   108 g anzurechnende
                                  Kohlenhydrate = 9 BE

Beim Austausch sind die kohlenhydrathaltigen Nahrungsmittel zu berücksichtigen

	Kohlenhydrate g	BE		Kohlenhydrate g	BE
Erstes Frühstück			**Nachmittagsmahlzeit**		
50 g Brot	24	2	15 g Knäckebrot	12	1
10 g Streichfett			20 g Schmelzkäse (30% Fett i. Tr.)		
1 Ei					
Zweites Frühstück			**Abendessen**		
100 g Apfel oder entsprechend anderes Obst+	12	1	50 g Brot	24	2
			5 g Streichfett		
			40 g sehr magerer Aufschnitt		
Mittagessen			150–200 g Gemüse, als Salat zubereitet		
150 g mageres Fleisch (Rohgewicht)			5 g Öl		
10 g Kochfett					
200 g Brechbohnen+			**Spätmahlzeit**		
65 g Kartoffeln	12	1	110 g Pfirsiche oder entsprechend anderes Obst+	12	1
90 g Kirschen oder entsprechend anderes Obst+	12	1			

+ siehe Kohlenhydrat-Austauschtabelle

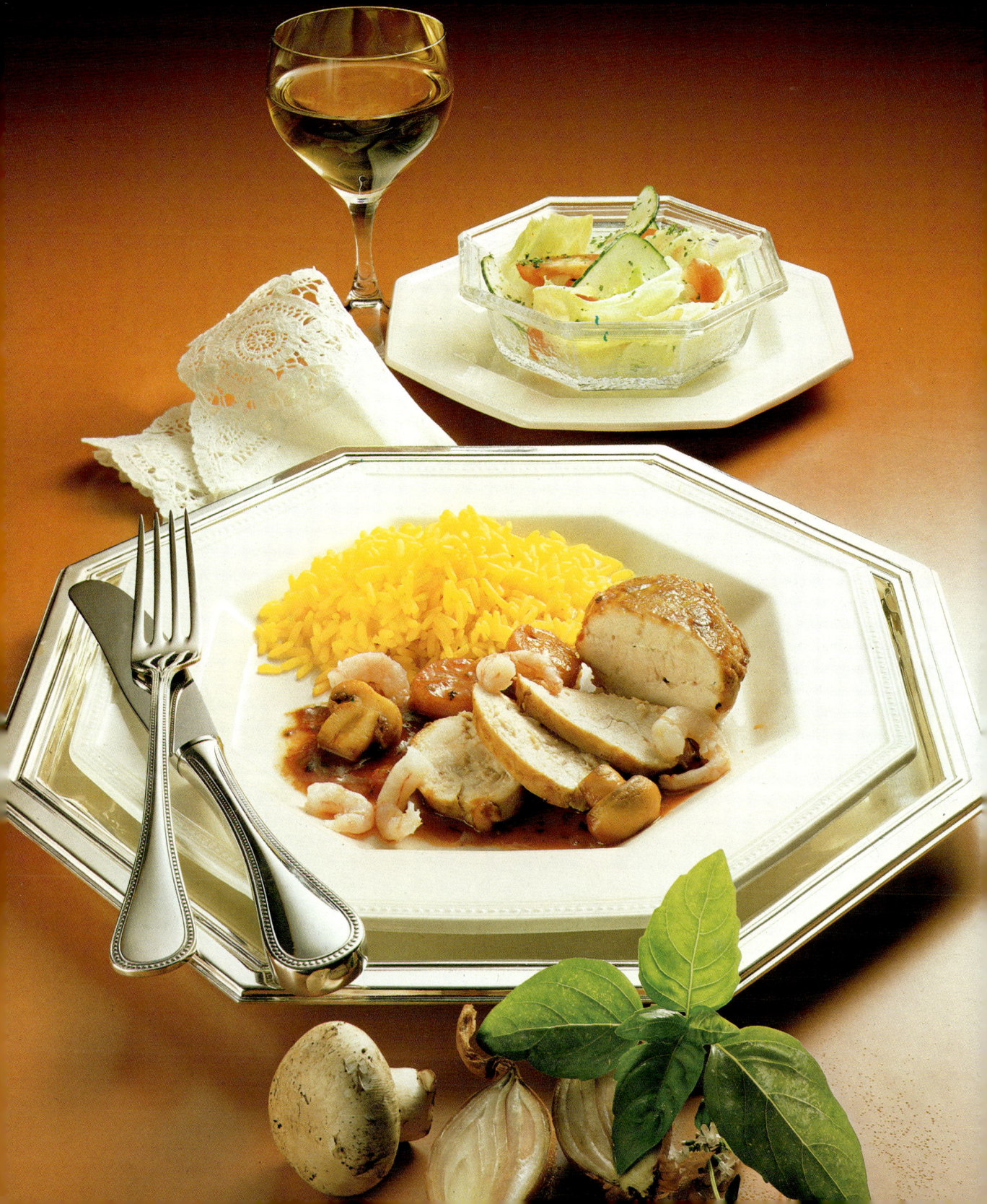

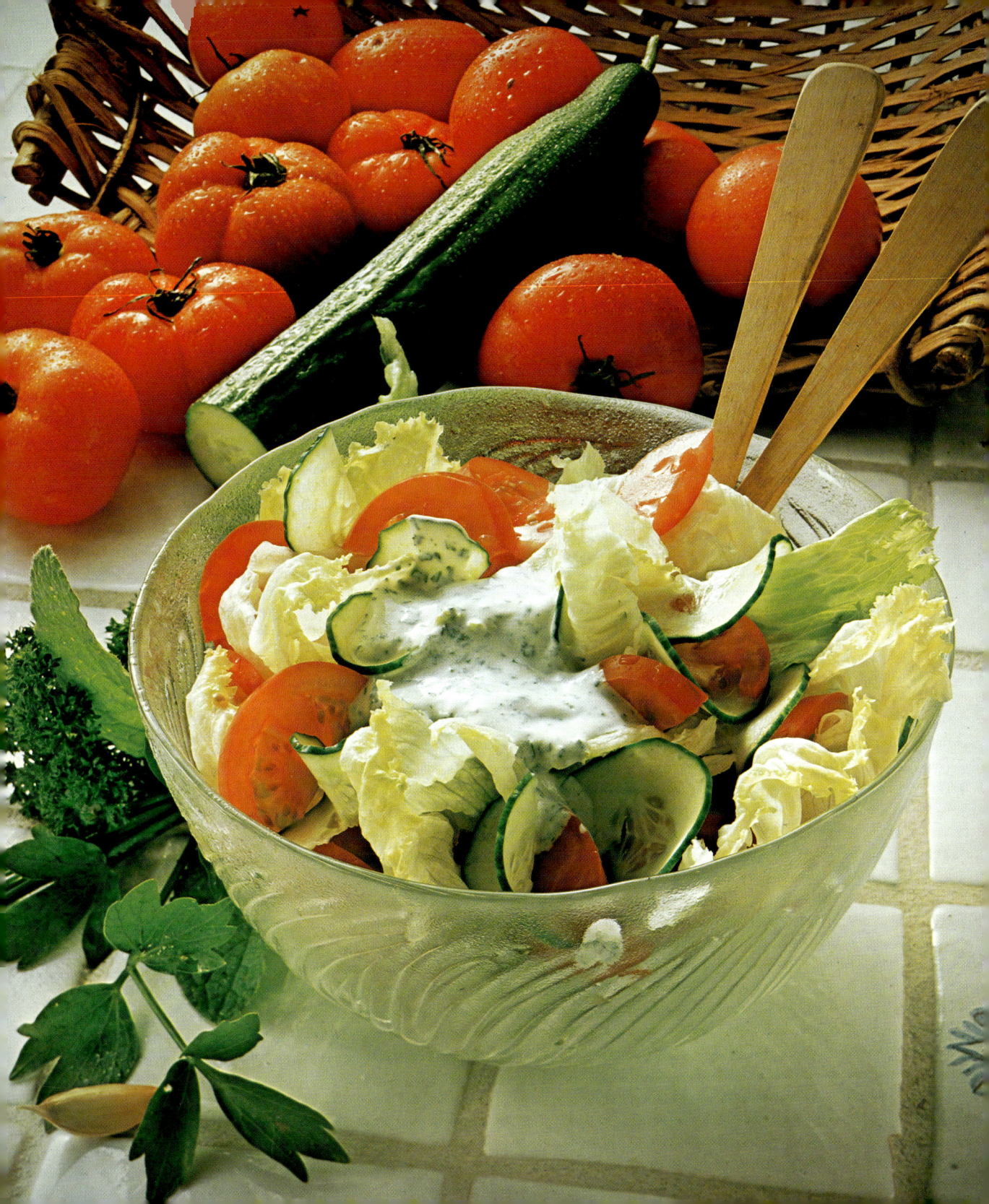

Zum Bild auf Seite 17: Huhn Marengo, die klassische
Geflügelspezialität. Rezept Seite 80
◁ Bild links: Ein vitaminreicher Eissalat mit Gurken und
Tomaten. Rezept Seite 102

7. Beispiel

Haferflockenbrei (Seite 50)	2 BE
Kaffee oder Tee	

8. Beispiel

Fruchtjoghurt (Seite 51)	1 BE
25 g Leinsamenbrot	1 BE
10 g Streichfett	
40 g Putenmortadella	
Kaffee oder Tee	

9. Beispiel

50 g Graubrot, getoastet	2 BE
10 g Streichfett	
1 Ei	
60 g Liptauer Quark	
(Seite 57)	
Kaffee oder Tee	

10. Beispiel

25 g Weißbrot	1 BE
25 g Pumpernickel	1 BE
10 g Streichfett	
30 g Camembert (30%	
Fett i. Tr.)	
40 g Putengrillbraten	
Kaffee oder Tee	

Beispiele für Zwischenmahlzeiten

Die Beispiele enthalten etwa 210–315
Joule/50–75 Kalorien, 1 BE.

1. Beispiel

Fruchtdickmilch	1 BE
(Seite 51) mit	
Himbeeren oder der	
Jahreszeit entsprechend	
mit anderem Obst+	

2. Beispiel

1 Becher Joghurt (1,5%	½ BE
Fett)	
8 g Knäckebrot = 1 dünne	½ BE
Scheibe	

+ siehe Kohlenhydrat-Austauschtabelle

3. Beispiel

Obstsaft ohne Zuckerzu-	1 BE
satz oder Diabetikersaft	
nach Deklaration	

4. Beispiel

25 g Grau- oder Mischbrot	1 BE
60 g Schnittlauchquark	
(Seite 57)	

5. Beispiel

250 ccm Kakao (Seite 123)	1 BE

6. Beispiel

15 g Zwieback = etwa 1½	1 BE
Stück	

7. Beispiel

300 ccm Buttermilch	1 BE

8. Beispiel

Bunter Obstsalat	1 BE
(Seite 51)	

9. Beispiel

Sanddorndickmilch	1 BE
(200 g Dickmilch, 1,5%	
Fett	
20 g ungesüßter	
Sanddornsirup = 1 Eßl.	
evtl. etwas Süßstoff)	

10. Beispiel

Fruchtschaum (Seite 51)	1 BE

Beispiele für Mittagessen

Die Beispiele enthalten etwa
1680–2100 Joule/400–500 Kalorien,
2 BE.

1. Beispiel

Fleischbrühe mit Spargel	
(Seite 60)	
Mexikanisches Hühner-	
ragout (Seite 81)	
Reis	1 BE
Kopfsalat mit Joghurt-	
sauce (Seite 97, 98)	
Rumspeise (Seite 109)	1 BE

2. Beispiel

Selleriesuppe (Seite 60)	
Türkisches Lammfleisch	
im Tontopf (Seite 78)	
Reis	1 BE
Endiviensalat mit pikanter	
Joghurtsauce (Seite 98)	
Vanillecreme mit Obst	1 BE
(Seite 111)	

3. Beispiel

Pikantes Fischfilet im Ton-	½ BE
topf (Seite 67)	
Kartoffelpüree	1 BE
Eissalat mit Kräuter-	
marinade (Seite 98)	
Quark mit Früchten	½ BE
(Seite 112)	

4. Beispiel

Rinderkraftbrühe »milli	
fanti« (Seite 61)	
Hähnchenbrustfilet in Zi-	½ BE
tronensauce (Seite 81)	
Salzkartoffeln	1 BE
Chicorée-Orangen-Salat	½ BE
(Seite 99)	

5. Beispiel

Pichelsteiner Eintopf	1 BE
(Seite 63)	
Ananaspudding (Seite 112)	1 BE

Kostplan 1200 mit Rezeptübersicht

6. Beispiel

1 Paar Wiener Würstchen Weinkraut (Seite 92) Kartoffelpüree oder Salzkartoffeln	2 BE

7. Beispiel

Wirsingeintopf mit Lamm-fleisch und Kartoffeln (Seite 63)	2 BE

8. Beispiel

Hühnersuppentopf mit Nudeln (Seite 64)	1 BE
Vanillecreme mit Obst (Seite 111)	1 BE

9. Beispiel

Sauerbraten nach Haus-frauenart (Seite 70) Bandnudeln	2 BE
Kopfsalat mit Dickmilch-sauce (Seite 97) Rotweingelee (Seite 106)	

10. Beispiel

Minestra (Seite 61) Kohlroulade mit Hack-fleischfüllung (Seite 74) Kartoffelpüree	1 BE
Schokoladendessert (Seite 109) mit Vanillesauce (Seite 110)	1 BE

11. Beispiel

Melonenkaltschale (Seite 65)	½ BE
Deutsches Beefsteak (Seite 75) Chinakohlgemüse (Seite 93) oder Gurken-Tomaten-Gemüse (Seite 88)	
Petersilienkartoffeln	1½ BE

12. Beispiel

Fleischbrühe mit Gemüse (Seite 60) Lammbraten alla Romana (Seite 78) Grüne Bohnen (Seite 88) Salzkartoffeln	2 BE

13. Beispiel

Leber nach Berliner Art (Seite 77)	½ BE
Apfelrotkohl (Seite 93)	½ BE
Kartoffelpüree	1 BE

14. Beispiel

Rindergulasch im Tontopf (Seite 74)	
Spätzle	1 BE
Buttermilchgelee (Seite 106)	1 BE

15. Beispiel

Rinderhuft mit Bouillon-kartoffeln (Seite 75) Wirsinggemüse (Seite 92)	2 BE

16. Beispiel

Spaghetti mit Tomaten und Basilikum (Seite 86)	2 BE
Bauernsalat nach griechi-scher Art (Seite 101)	

17. Beispiel

Chop Suey (Seite 76) Reis	1 BE
Birne Helene (Seite 111)	1 BE

18. Beispiel

Rehragout Hubertus (Seite 83)	
Teigwaren	1 BE
Radicchio mit süßer Joghurtsauce (Seite 97)	
Weißweindessert (Seite 110)	1 BE

19. Beispiel

Deutsches Beefsteak (Seite 75) Wirsinggemüse (Seite 92) Salzkartoffeln	2 BE
Rhabarbercreme (Seite 111)	

20. Beispiel

Huhn Marengo (Seite 80) Reis	1 BE
Chinakohlsalat mit Kräu-termarinade (Seite 98)	
Zitronenspeise (Seite 109)	1 BE

21. Beispiel

Zürcher Geschnetzeltes (Seite 77) Teigwaren	2 BE
Eissalat mit Gurken und Tomaten (Seite 102) oder Karottenfrischkost (Seite 101)	

22. Beispiel

Hühnerbrühe mit Ei nach griechischer Art (Seite 61)	
Hähnchenkeule mit Sauce Indienne (Seite 80)	¾ BE
Reis	1¼ BE
Tomatensalat mit Sauce Vinaigrette (Seite 98)	

23. Beispiel

Pfeffersteak Madagaskar (Seite 73) Herzoginkartoffeln (Seite 84) oder Gebackene Kartoffeln (Seite 85)	2 BE
Salade Niçoise (Seite 101)	

24. Beispiel

Geflügelbratwurst mit Currysauce (Seite 79)	½ BE
Salzkartoffeln	1½ BE
Bunter Feldsalat (Seite 102)	

25. Beispiel

Heidelbeerkaltschale (Seite 65)	½ BE
Pikantes Fischfilet im Tontopf (Seite 67)	
Salzkartoffeln oder Kartoffelpüree	1½ BE
Rhabarbercreme (Seite 111)	

26. Beispiel

Forelle blau (Seite 67)	
Salzkartoffeln	1 BE
Blattspinat (Seite 91)	
Creme Alexandra (Seite 112) oder	1 BE
Orangencreme (Seite 113)	

27. Beispiel

Gebratenes Rotbarschfilet mit Remoulade (Seite 66)	
Blattsalat	
Salzkartoffeln	1½ BE
Quark mit Früchten (Seite 112)	½ BE

28. Beispiel

Buttermilchkaltschale (Seite 65)	½ BE
Serbischer Fischtopf (Seite 66)	
Risotto (Seite 86)	1½ BE

29. Beispiel

Filetsteak (Seite 73 Variante 1)	
Gebackene Tomaten (Seite 87)	
Petersilienkartoffeln oder	1 BE
Gebackene Kartoffeln (Seite 85)	
Schwarzwälder Creme (Seite 113)	1 BE

30. Beispiel

Deutsches Beefsteak (Seite 75)	
Lauch auf französische Art (Seite 88) oder	
Letschow (Seite 95) oder	
Ratatouille (Seite 94)	
Salzkartoffeln	2 BE

Beispiele für Abendessen

Die Beispiele enthalten etwa 1260 Joule/300 Kalorien, 2 BE.

1. Beispiel

50 g Roggenbrot	2 BE
5 g Streichfett oder	
10 g fettarmes Streichfett	
30 g kalter Schweinebraten, sehr mager	
Dazu paßt: Krautsalat (Seite 103)	

2. Beispiel

50 g Grau- oder Mischbrot	2 BE
100 g Tatar (Seite 56)	
Dazu paßt: Rettichsalat (Seite 97)	

3. Beispiel

1 Portion Zigeunersalat (Seite 103) mit	
50 g Grau- oder Mischbrot, getoastet	2 BE

4. Beispiel

50 g Vollkornbrot	2 BE
10 g Streichfett	
100 g körniger Frischkäse, angemacht mit Salz, Pfeffer und Schnittlauch	
Dazu passen: 1 Stück grüne Gurke und Radieschen	

5. Beispiel

Minestra (Seite 61)	
Nußschinken auf Wassermelone (250 g Wassermelone, 60 g Nußschinken)	1 BE
15 g Knäckebrot	1 BE
10 g Streichfett	

Unser Tip: Die Melonenscheiben in Folie verpacken und etwa 20 Minuten ins Tiefkühlfach legen, bevor sie serviert werden.

6. Beispiel

50 g Grau- oder Mischbrot	2 BE
10 g Streichfett	
40 g Handkäse »mit Musik« (Seite 57)	
Dazu passen: 2 Tomaten	

7. Beispiel

Quarkauflauf mit Äpfeln (Seite 57)	2 BE

8. Beispiel

Krabbensalat (Seite 56)	½ BE
auf 37 g Toastbrot	1½ BE

Unser Tip: Es sieht hübscher aus, wenn der Krabbensalat auf einem Blatt Kopfsalat angerichtet wird.

9. Beispiel

50 g Roggenschrotbrot	2 BE
10 g Streichfett	
40 g Putenmortadella	
Dazu paßt: gemischter Salat (Seite 97).	

10. Beispiel

1 Roggenbrötchen	2 BE
10 g Streichfett	
30 g Edamer Käse (30% Fett i. Tr.)	
Dazu passen: etwa 100 g Mixed Pickles	

Kostplan 1500 mit Rezeptübersicht

Der »Kostplan 1500« ist als Gerüst geeignet, falls Sie abnehmen wollen. Wenn Sie Ihre tägliche Rezeptauswahl nach den Empfehlungen dieses Planes richten, werden Sie sicher nach einiger Zeit an Gewicht verlieren. Bedenken Sie aber bitte, daß Sie bei erfolgreicher Gewichtsabnahme oft auch die bisher benötigten Medikamente zur Behandlung des Diabetes reduzieren müssen (siehe Seite 14).

Das 1. Frühstück im Kostplan 1500 enthält in allen aufgeführten Beispielen jeweils kohlenhydrathaltige Nahrungsmittel in einer Menge von 2 Broteinheiten (BE) und insgesamt etwa 1260 Joule/300 Kalorien.

Die Zwischenmahlzeiten enthalten kohlenhydrathaltige Nahrungsmittel in einer Menge von 2 Broteinheiten (BE) für das 2. Frühstück und für die Nachmittagsmahlzeit, von 1 BE für die Spätmahlzeit. Der Energiegehalt liegt bei etwa 630 Joule/150 Kalorien (2. Frühstück, Nachmittagsmahlzeit) und etwa 210 Joule/50 Kalorien (Spätmahlzeit).

Das Mittagessen enthält – als ganzes Menü – kohlenhydrathaltige Nahrungsmittel in einer Menge von 3 Broteinheiten (BE) und etwa 1680–2100 Joule/400–500 Kalorien. Alle 30 Vorschläge des Kostplans 1500 berücksichtigen diese Mengen.

Das Abendessen enthält kohlenhydrathaltige Nahrungsmittel in einer Menge von 2 Broteinheiten (BE) und etwa 1470 Joule/350 Kalorien; dies gilt für alle 10 Beispiele dieses Kostplans.

Beispiele für das 1. Frühstück

Die Beispiele enthalten etwa 1260 Joule/300 Kalorien, 2 BE.

1. Beispiel

50 g Vierkornbrot	2 BE
10 g Streichfett	
30 g Camembert (30% Fett i. Tr.)	
40 g Putensaftrolle	
Kaffee oder Tee	

2. Beispiel

15 g Knäckebrot	1 BE
10 g Streichfett	
100 g körniger Frischkäse (20% Fett i. Tr.)	
20–25 g Diabetiker-Marmelade	1 BE
Kaffee oder Tee	

3. Beispiel

1 Brötchen	2 BE
10 g Streichfett	
30 g Bierschinken	
20 g Schmelzkäse (20% Fett i. Tr.)	
Kaffee oder Tee	

4. Beispiel

125 ccm fettarme Trinkmilch	½ BE
8 g Knäckebrot	½ BE
25 g Grau- oder Mischbrot	1 BE
10 g Streichfett	
40 g Geflügelleberwurst	
Kaffee oder Tee	

Beispiel für eine Kost mit 6300 Joule/1500 Kalorien

Nährstoffgehalt:	
etwa 70 g Eiweiß	150 g Kohlenhydrate
65 g Fett	144 g anzurechnende
	Kohlenhydrate = 12 BE

Beim Austausch sind die kohlenhydrathaltigen Nahrungsmittel zu berücksichtigen

Kohlenhydrate	g	BE	Kohlenhydrate	g	BE
Erstes Frühstück			**Nachmittagsmahlzeit**		
50 g Brot	24	2	15 g Knäckebrot	12	1
10 g Streichfett			10 g Streichfett		
40 g Schnittkäse (30% Fett i. Tr.)			25 g Diabetiker-Marmelade	12	1
Zweites Frühstück			**Abendessen**		
100 g Orange oder entsprechend anderes Obst+	12	1	50 g Brot	24	2
			10 g Streichfett		
			40 g sehr magerer Aufschnitt		
Drittes Frühstück			150–200 g Gemüse, als Salat zubereitet		
300 ccm Buttermilch	12	1	5 g Öl		
Mittagessen					
150 g mageres Fleisch (Rohgewicht)			**Spätmahlzeit**		
10 g Kochfett			250 g Wassermelone oder entsprechend anderes Obst+	12	1
200 g Möhren					
130 g Kartoffeln	24	2			
160 g Erdbeeren oder entsprechend anderes Obst+	12	1			

+ siehe Kohlenhydrat-Austauschtabelle

5. Beispiel

50 g Vollkornbrot	2 BE
10 g Streichfett	
30 g Truthahnsalami	
60 g Zitronenquark	
(Seite 57)	
Kaffee oder Tee	

6. Beispiel

Überbackener Schinken-	
toast (Seite 55)	2 BE
Kaffee oder Tee	

7. Beispiel

1 Roggenbrötchen	2 BE
10 g Streichfett oder	
20 g fettarmes Streichfett	
40 g Edamer Käse (30%	
Fett i. Tr.)	
(wer mag, kann Kümmel	
über den Käse streuen)	
Kaffee oder Tee	

8. Beispiel

25 g Leinsamenbrot	1 BE
25 g Roggenbrot	1 BE
10 g Streichfett	
30 g Frischkäse	
30 g Corned beef	
Kaffee oder Tee	

9. Beispiel

Rührei mit Schnittlauch	
(Seite 52)	
50 g Grau- oder Misch-	2 BE
brot, getoastet	
1 kleine Tomate	
Kaffee oder Tee	

10. Beispiel

Haferflockenbrei	1½ BE
(Seite 50) mit	
Kompott	½ BE

Beispiele für Zwischenmahlzeiten

Die Beispiele enthalten für das 2. Frühstück und die Nachmittagsmahlzeit etwa 630 Joule/150 Kalorien, 2 BE – für die Spätmahlzeit etwa 210 Joule/50 Kalorien, 1 BE (Obst oder Kompott).

1. Beispiel

Dickmilch mit Erdbeeren	1 BE
(Seite 51)	
15 g Knäckebrot	1 BE

2. Beispiel

1 Becher Trinkmilch-	½ BE
joghurt mit	
10 g Diabetiker-	½ BE
Marmelade	
15 g Zwieback	1 BE

3. Beispiel

300 ccm Tomatensaft	1 BE
25 g Roggenbrot	1 BE
20 g Schmelzkäse (20%	
Fett i. Tr.)	

4. Beispiel

50 g Vollkornbrot	2 BE
60 g Kräuterquark	
(Seite 57)	

5. Beispiel

Bananenmilch (Seite 123)	2 BE

6. Beispiel

Tomatenbrot	2 BE
(50 g Grau- oder	
Mischbrot	
5 g Streichfett oder	
10 g fettarmes Streichfett	
1 Blatt Kopfsalat	
1 Tomate	
Salz, Pfeffer, Zwiebel-	
würfel)	

7. Beispiel

Diabetikersaft nach	1 BE
Deklaration	
25 g Weizenschrotbrot	1 BE
5 g Streichfett oder	
10 g fettarmes Streichfett	

8. Beispiel

Bunter Obstsalat	2 BE
(Seite 51) mit	
geraspelten Mandeln	

9. Beispiel

15 g Knäckebrot	1 BE
50 g körniger Frischkäse	
(20% Fett)	
20–25 g Diabetiker-	1 BE
Marmelade	

10. Beispiel

Diabetikerkuchen	2 BE
zum Beispiel 2 Stück	
Apfelkuchen vom Blech	
(Seite 116)	

Beispiele für Mittagessen

Die Beispiele enthalten etwa 1680–2100 Joule/400–500 Kalorien, 3 BE.

1. Beispiel

Fleischbrühe mit Spargel	
(Seite 60)	
Mexikanisches Hühner-	
ragout (Seite 81)	
Reis	2 BE
Kopfsalat mit Joghurt-	
sauce (Seite 97, 98)	
Rumspeise (Seite 109)	1 BE

Kostplan 1500 mit Rezeptübersicht

2. Beispiel

Selleriesuppe (Seite 60)
Türkisches Lammfleisch im
  Tontopf (Seite 78)
Reis   2 BE
Endiviensalat mit pikanter
  Joghurtsauce (Seite 98)
Vanillecreme mit Obst   1 BE
  (Seite 111)

3. Beispiel

Pikantes Fischfilet im   ½ BE
  Tontopf (Seite 67)
Kartoffelpüree   2 BE
Eissalat mit Kräuter-
  marinade (Seite 98)
Quark mit Früchten   ½ BE
  (Seite 112)

4. Beispiel

Rinderkraftbrühe »milli
  fanti« (Seite 61)
Hähnchenbrustfilet in Zi-
  tronensauce (Seite 81)   ½ BE
Salzkartoffeln   2 BE
Chicorée-Orangen-Salat   ½ BE
  (Seite 99)

5. Beispiel

Pichelsteiner Eintopf   2 BE
  (Seite 63)
Ananaspudding (Seite 112)   1 BE

6. Beispiel

1 Paar Wiener Würstchen
Weinkraut (Seite 92)
Kartoffelpüree oder Salz-   2 BE
  kartoffeln
Pfirsich Melba (Seite 110)   1 BE

7. Beispiel

Wirsingeintopf mit Lamm-
  fleisch und Kartoffeln   3 BE
  (Seite 63)

8. Beispiel

Hühnersuppentopf mit
  Nudeln (Seite 64)   2 BE
Vanillecreme mit Obst   1 BE
  (Seite 111)

9. Beispiel

Sauerbraten nach Haus-
  frauenart (Seite 70)
Bandnudeln   3 BE
Kopfsalat mit Dickmilch-
  sauce (Seite 97)
Rotweingelee (Seite 106)

10. Beispiel

Minestra (Seite 61)
Kohlroulade mit Hack-
  fleischfüllung (Seite 74)
Kartoffelpüree   2 BE
Schokoladendessert   1 BE
  (Seite 109) mit
Vanillesauce (Seite 110)

11. Beispiel

Melonenkaltschale   ½ BE
  (Seite 65)
Deutsches Beefsteak
  (Seite 75)
Chinakohlgemüse
  (Seite 93) oder
Gurken-Tomaten-Gemüse
  (Seite 88)
Petersilienkartoffeln   2½ BE

12. Beispiel

Fleischbrühe mit Gemüse
  (Seite 60)
Lammbraten alla Romana
  (Seite 78)
Grüne Bohnen (Seite 88)
Salzkartoffeln   3 BE

13. Beispiel

Leber nach Berliner Art   ½ BE
  (Seite 77)
Apfelrotkohl (Seite 93)   ½ BE
Kartoffelpüree   2 BE

14. Beispiel

Rindergulasch im Tontopf
  (Seite 74)
Spätzle   2 BE
Buttermilchgelee   1 BE
  (Seite 106)

15. Beispiel

Rinderhuft mit Bouillon-
  kartoffeln (Seite 75)   3 BE
Wirsinggemüse (Seite 92)

16. Beispiel

Spaghetti mit Tomaten   3 BE
  und Basilikum
  (Seite 86)
Bauernsalat nach griechi-
  scher Art (Seite 101)

17. Beispiel

Chop Suey (Seite 76)
Reis   2 BE
Birne Helene (Seite 111)   1 BE

18. Beispiel

Rehragout Hubertus
  (Seite 83)
Teigwaren   2 BE
Radicchio mit süßer
  Joghurtsauce (Seite 97)
Weißweindessert   1 BE
  (Seite 110)

19. Beispiel

Deutsches Beefsteak
  (Seite 75)
Wirsinggemüse (Seite 92)
Salzkartoffeln   3 BE
Rhabarbercreme (Seite 111)

20. Beispiel

Huhn Marengo (Seite 80)
Reis   2 BE
Chinakohlsalat mit Kräu-
  termarinade (Seite 98)
Zitronenspeise (Seite 109)   1 BE

Kostplan 1500 mit Rezeptübersicht

21. Beispiel

Zürcher Geschnetzeltes
(Seite 77)
Teigwaren   3 BE
Eissalat mit Gurken und
    Tomaten (Seite 102) oder
Karottenfrischkost
    (Seite 101)

22. Beispiel

Hühnerbrühe mit Ei nach
    griechischer Art
    (Seite 61)
Hähnchenkeule mit Sauce
    Indienne (Seite 80)   ³/₄ BE
Reis   2¹/₄ BE
Tomatensalat mit Sauce
    Vinaigrette (Seite 98)

23. Beispiel

Pfeffersteak Madagaskar
    (Seite 73)
Herzoginkartoffeln   3 BE
    (Seite 84) oder
Gebackene Kartoffeln
    (Seite 85)
Salade Niçoise (Seite 101)

24. Beispiel

Geflügelbratwurst mit
    Currysauce (Seite 79)   ½ BE
Salzkartoffeln   2½ BE
Bunter Feldsalat
    (Seite 102)

25. Beispiel

Heidelbeerkaltschale   ½ BE
    (Seite 65)
Pikantes Fischfilet im Ton-
topf (Seite 67)
Salzkartoffeln oder   2½ BE
Kartoffelpüree
Rhabarbercreme (Seite 111)

26. Beispiel

Forelle blau (Seite 67)
Salzkartoffeln   2 BE
Blattspinat (Seite 91)
Creme Alexandra   1 BE
    (Seite 112) oder
Orangencreme (Seite 113)

27. Beispiel

Gebratenes Rotbarschfilet
    mit Remoulade
    (Seite 66)
Blattsalat
Salzkartoffeln   2½ BE
Quark mit Früchten   ½ BE
    (Seite 112)

28. Beispiel

Buttermilchkaltschale   ½ BE
    (Seite 65)
Serbischer Fischtopf
    (Seite 66)
Risotto (Seite 86)   2½ BE

29. Beispiel

Filetsteak (Seite 73
    Variante 1)
Gebackene Tomaten
    (Seite 87)
Petersilienkartoffeln oder   2 BE
Gebackene Kartoffeln
    (Seite 85)
Schwarzwälder Creme   1 BE
    (Seite 113)

30. Beispiel

Deutsches Beefsteak
    (Seite 75)
Lauch auf französische Art
    (Seite 88) oder
Letschow (Seite 95) oder
Ratatouille (Seite 94)
Salzkartoffeln   3 BE

Beispiele für Abendessen

Die Beispiele enthalten etwa 1470
Joule/350 Kalorien, 2 BE.

1. Beispiel

50 g Roggenschrotbrot   2 BE
10 g Streichfett
30 g Nußschinken
30 g Edamer Käse (30%
    Fett i. Tr.)
Dazu paßt: Wachsboh-
    nensalat (Seite 97)

2. Beispiel

100 g geräuchertes See-
    lachsfilet (ohne Gräten)
50 g Graubrot   2 BE
10 g Streichfett
Dazu passen: Radieschen
    oder Selleriesalat
    (Seite 97)

3. Beispiel

Geflügelsalat (Seite 56)
    mit
50 g Toast   2 BE
10 g Streichfett
Unser Tip: Den Geflügelsalat auf
einem Salatblatt anrichten und mit
1 Tomatenachtel und Petersilie verzieren.

4. Beispiel

Salatplatte
    (30 g Kopfsalat
    1 kleine Tomate
    50 g Möhren, geraspelt
    50 g grüne Gurke
    in feinen Scheiben
    50 g grüne Paprikaschote
    in Streifen
    Kresse
    Marinade mit vielen
    frischen Kräutern,
    Seite 98)
40 g Roastbeef mit
    Remouladensauce
    (Seite 98)
50 g Graubrot   2 BE

Kostplan 1500 mit Rezeptübersicht

5. Beispiel

25 g Graubrot	1 BE
25 g Pumpernickel	1 BE
10 g Streichfett	
40 g Putengelbwurst	
30 g Camembert (30% Fett i. Tr.)	
Dazu passen: 2 Radieschen und 2–3 kleine Gewürzgurken	

6. Beispiel

Gratinierter Bleichsellerie (Seite 94) mit Stangenweißbrot oder Graubrot, getoastet	2 BE

7. Beispiel

25 g Leinsamenbrot	1 BE
25 g Roggenbrot	1 BE
10 g Streichfett	
60 g Liptauer Quark (Seite 57)	
50 g Putensülze	
Dazu paßt: Feldsalat mit Zwiebelmarinade (Seite 98)	

8. Beispiel

Schinkenrolle mit Spargel (40 g gekochter Schinken = 1 Scheibe 4–5 Spargelabschnitte aus der Dose, in den gekochten Schinken eingerollt)	
50 g Vierkornbrot	2 BE
10 g Streichfett	
20 g Schmelzkäse (20% Fett i. Tr.)	
Dazu passen: 2–3 Tomaten	

9. Beispiel

Kräuterfisch in Folie (Seite 68) mit Kopfsalat (Seite 97)	
Dazu passen: 130 g Salzkartoffeln oder	2 BE
30 g Reis (roh gewogen) oder	
50 g Graubrot	

10. Beispiel

50 g Vollkornbrot	2 BE
10 g Streichfett	
30 g Geflügelgutsherrenwurst	
30 g Romadur (20% Fett i. Tr.)	
Dazu paßt: Krautsalat (Seite 103)	

Kostplan 1800 mit Rezeptübersicht

Nach dem »Kostplan 1800« können sich sehr viele Diabetiker (und sicherlich auch viele Nichtdiabetiker) gut und sättigend ernähren, ohne daß es zu erheblichen Gewichtsschwankungen kommt. Die Rezepte in diesem Plan enthalten Nahrungsmittel in einer Menge, die für eine gesunde und schmackhafte Ernährung gut ausreichen. Der Kostplan 1800 kann als Standardplan für den größten Teil der Diabetiker mit Sollgewicht und leichter körperlicher Arbeit gelten.

Das 1. Frühstück im Kostplan 1800 enthält in allen aufgeführten Beispielen kohlenhydrathaltige Nahrungsmittel in einer Menge von 3 Broteinheiten (BE) und insgesamt etwa 1470 Joule/350 Kalorien.
Die Zwischenmahlzeiten enthalten in allen Beispielen unterschiedliche Mengen an kohlenhydrathaltigen Nahrungsmitteln, und zwar enthalten das 2. und 3. Frühstück zusammen 3 Broteinheiten (2 BE für das 2. Frühstück, 1 BE für das 3. Frühstück) und eine Energiemenge von etwa 1050 Joule/250 Kalorien; sie gehören zusammen und werden bei allen Beispielen auch zusammen genannt. Die Nachmittagsmahlzeit enthält 2 BE und etwa 840 Joule/200 Kalorien; Nachmittagsmahlzeiten finden Sie als Beispiele 8–10. Die Spätmahlzeit bietet 1 BE mit 200 Joule/50 Kalorien.
Das Mittagessen enthält – als ganzes Menü – kohlenhydrathaltige Nahrungsmittel in einer Menge von 3 Broteinheiten (BE) und etwa 1680–2310 Joule/400–550 Kalorien. Alle 30 Vorschläge des Kostplans 1800 berücksichtigen diese Mengen.
Das Abendessen enthält kohlenhydrathaltige Nahrungsmittel in einer Menge von 3 Broteinheiten (BE) und etwa 1890 Joule/450 Kalorien; dies gilt für alle 10 Beispiele dieses Kostplans.

Beispiel für eine Kost mit 7560 Joule/1800 Kalorien

Nährstoffgehalt:					
etwa 85 g Eiweiß			180 g Kohlenhydrate		
75 g Fett			180 g anzurechnende Kohlenhydrate = 15 BE		

Beim Austausch sind die kohlenhydrathaltigen Nahrungsmittel zu berücksichtigen

Kohlenhydrate	g	BE	Kohlenhydrate	g	BE
Erstes Frühstück			**Nachmittagsmahlzeit**		
50 g Brot	24	2	50 g Brot	24	2
10 g Streichfett			5 g Streichfett		
25 g Diabetiker-Marmelade	12	1	30 g Schmelzkäse (30% Fett i. Tr.)		
30 g Schnittkäse (30% Fett i. Tr.)					
			Abendessen		
Zweites Frühstück			75 g Brot	36	3
50 g Brot	24	2	10 g Streichfett		
5 g Streichfett			30 g magerer Aufschnitt		
30 g magerer Aufschnitt			1 Ei		
			150–200 g Gemüse, als Salat zubereitet		
Drittes Frühstück			5 g Öl		
100 g Apfel oder entsprechend anderes Obst+	12	1			
			Spätmahlzeit		
			100 g Birne oder entsprechend anderes Obst+	12	1
Mittagessen					
150 g mageres Fleisch (Rohgewicht)					
10 g Kochfett					
200 g Blumenkohl+					
130 g Kartoffeln	24	2			
140 g Stachelbeeren oder entsprechend anderes Obst+	12	1			

+ siehe Kohlenhydrat-Austauschtabelle

Beispiele für das 1. Frühstück

Die Beispiele enthalten etwa 1470 Joule/350 Kalorien, 3 BE.

1. Beispiel

190 g Pampelmuse oder entsprechend anderes Obst+	1 BE
25 g Grau- oder Mischbrot	1 BE
25 g Grahambrot	1 BE
10 g Streichfett	
30 g Putenbierschinken	
30 g Camembert (30% Fett i. Tr.)	
Kaffee oder Tee	

2. Beispiel

1 Brötchen	2 BE
15 g Streichfett	
1 gekochtes Ei	
20–25 g Diabetiker-Marmelade	1 BE
Kaffee oder Tee	

Kostplan 1800 mit Rezeptübersicht

3. Beispiel

110 ccm Orangensaft oder entsprechend anderer Saft nach Deklaration	1 BE
50 g Vollkornbrot	2 BE
10 g Streichfett	
40 g Kasseler Fleisch, mager	
Kaffee oder Tee	

4. Beispiel

250 ccm Kakao (Seite 123)	1 BE
25 g Weißbrot	1 BE
25 g Pumpernickel	1 BE
5 g Streichfett oder	
10 g fettarmes Streichfett	
30 g Schmelzkäse (30% Fett i. Tr.)	
Kaffee oder Tee	

5. Beispiel

50 g Weizenschrotbrot	2 BE
10 g Streichfett	
100 g körniger Frischkäse (20% Fett i. Tr.)	
20–25 g Diabetiker-Marmelade	1 BE
Kaffee oder Tee	

6. Beispiel

Spiegelei auf Tomatentoast (Seite 55)	2 BE
150 g Erdbeeren oder entsprechend anderes Obst[+]	1 BE

7. Beispiel

50 g Sesambrot	2 BE
25 g Weißbrot	1 BE
10 g Streichfett oder	
20 g fettarmes Streichfett	
30 g Corned beef	
60 g Paprikaquark (Seite 57)	
Kaffee oder Tee	

[+] siehe Kohlenhydrat-Austauschtabelle

8. Beispiel

1 Becher Trinkmilchjoghurt	½ BE
10 g Diabetiker-Marmelade	½ BE
1 Roggenbrötchen	2 BE
10 g Streichfett	
40 g Lachsschinken	
Kaffee oder Tee	

9. Beispiel

Müsli mit Obst (Seite 50)	2 BE
25 g Grau- oder Mischbrot	1 BE
30 g Schinkenpastete	
Kaffee oder Tee	

10. Beispiel

50 g Leinsamenbrot	2 BE
25 g Vollkornbrot	1 BE
10 g Streichfett oder	
20 g fettarmes Streichfett	
30 g Hähnchenbrust	
30 g Edamer Käse (30% Fett i. Tr.)	
Kaffee oder Tee	

Beispiele für Zwischenmahlzeiten

Die Beispiele enthalten für das 2. und 3. Frühstück zusammen etwa 1050 Joule/250 Kalorien, 3 BE. Die Nachmittagsmahlzeit enthält etwa 840 Joule/200 Kalorien, 2 BE, die Spätmahlzeit 200 Joule/50 Kalorien, 1 BE.

1. Beispiel

2. Frühstück

250 ccm Kefir (1,5% Fett)	1 BE
15 g Knäckebrot	1 BE

3. Frühstück

100 g Apfel oder entsprechend anderes Obst[+]	1 BE

2. Beispiel

2. Frühstück

50 g Vollkornbrot	2 BE
5 g Streichfett	
30 g Schinkenpastete	

3. Frühstück

100 g Birne oder entsprechend anderes Obst[+]	1 BE

3. Beispiel

2. Frühstück

1 Tasse fettarme Brühe	
1 Roggenbrötchen	2 BE
30 g Geflügelleberwurst	

3. Frühstück

170 g Pampelmuse oder entsprechend anderes Obst[+]	1 BE

4. Beispiel

2. Frühstück

50 g Roggenbrot	2 BE
5 g Streichfett oder	
10 g fettarmes Streichfett	
30 g Romadurkäse (20% Fett i. Tr.)	

3. Frühstück

150 g Erdbeeren oder entsprechend anderes Obst[+]	1 BE

5. Beispiel

2. Frühstück

125 ccm fettarme Dickmilch	½ BE
50 g Kirschen	½ BE
15 g Cornflakes	1 BE

3. Frühstück

25 g Graubrot	1 BE
20 g Schmelzkäse (30% Fett i. Tr.)	

6. Beispiel

2. Frühstück

Bunter Obstsalat (Seite 51)	1 BE
15 g Zwieback	1 BE

3. Frühstück

25 g Leinsamenbrot	1 BE
30 g Putensaftrolle	

7. Beispiel

2. Frühstück

1 Brötchen	2 BE
10 g Streichfett oder	
1 Karlsbader Hörnchen (2 BE) ohne Streichfett	

3. Frühstück

125 g Joghurt (1,5% Fett)	½ BE
8 g Knäckebrot	½ BE

Kostplan 1800 mit Rezeptübersicht

8. Beispiel

Nachmittagsmahlzeit

15 g Knäckebrot	1 BE
10 g Streichfett	
20–25 g Diabetiker-Marmelade	1 BE

9. Beispiel

Nachmittagsmahlzeit

Selbstgebackener Kuchen zum Beispiel 2 Stück Rhabarbertorte mit Schneehaube (Seite 117)	2 BE

10. Beispiel

Nachmittagsmahlzeit

Gekauftes Diabetikergebäck nach Deklaration oder selbstgebackener Kuchen (2 BE)	2 BE

Beispiele für Mittagessen

Die Beispiele enthalten etwa 1680–2310 Joule/400–550 Kalorien, 3 BE.

1. Beispiel

Selleriesuppe (Seite 60)	
Türkisches Lammfleisch im Tontopf (Seite 78)	
Reis	2 BE
Endiviensalat mit pikanter Joghurtsauce (Seite 98)	
Vanillecreme mit Obst (Seite 111)	1 BE

2. Beispiel

Tomatensuppe (Seite 60)	
Pikantes Fischfilet im Tontopf (Seite 67)	½ BE
Kartoffelpüree	2 BE
Eissalat mit Kräutermarinade (Seite 98)	
Quark mit Früchten (Seite 112)	½ BE

3. Beispiel

Rinderkraftbrühe »milli fanti« (Seite 61)	
Hähnchenbrustfilet in Zitronensauce (Seite 81)	½ BE
Salzkartoffeln	2 BE
Chicorée-Orangen-Salat (Seite 99)	½ BE

4. Beispiel

Kasseler mit Kraut im Tontopf (Seite 76)	¼ BE
Kümmelkartoffeln (Seite 84)	2¾ BE
Rhabarbercreme (Seite 111)	

5. Beispiel

Pichelsteiner Eintopf (Seite 63) mit Kartoffeln	2 BE
Ananaspudding (Seite 112)	1 BE

6. Beispiel

1 Paar Wiener Würstchen	
Weinkraut (Seite 92)	
Kartoffelpüree	2 BE
Pfirsich Melba (Seite 110)	1 BE

7. Beispiel

Wirsingeintopf mit Lammfleisch (Seite 63)	
Kartoffeln	2 BE
Geleespeise mit Kirschen (Seite 106)	1 BE

8. Beispiel

Hühnersuppentopf mit Nudeln (Seite 64)	2 BE
Vanillecreme mit Obst (Seite 111)	1 BE

9. Beispiel

Blumenkohlsuppe (Seite 62)	
Sauerbraten nach Hausfrauenart (Seite 70)	
Bandnudeln	3 BE
Kopfsalat mit Dickmilchsauce (Seite 97)	
Rotweingelee (Seite 106)	

10. Beispiel

Minestra (Seite 61)	
Kohlroulade mit Hackfleischfüllung (Seite 74)	
Kartoffelpüree	2 BE
Schokoladendessert (Seite 109) mit Vanillesauce (Seite 110)	1 BE

11. Beispiel

Melonenkaltschale (Seite 65)	½ BE
Deutsches Beefsteak (Seite 75)	
Chinakohlgemüse (Seite 93) oder Gurken-Tomaten-Gemüse (Seite 88)	
Petersilienkartoffeln	2½ BE

12. Beispiel

Fleischbrühe mit Gemüse (Seite 60)	
Lammbraten alla Romana (Seite 78)	
Grüne Bohnen (Seite 88)	
Salzkartoffeln	3 BE

13. Beispiel

Leber nach Berliner Art (Seite 77)	½ BE
Apfelrotkohl (Seite 93)	½ BE
Kartoffelpüree	2 BE

14. Beispiel

Rindergulasch im Tontopf (Seite 74)	
Spätzle	2 BE
Buttermilchgelee (Seite 106)	1 BE

15. Beispiel

Tomatensaft	½ BE
Rinderhuft mit Bouillonkartoffeln (Seite 75)	2½ BE
Wirsinggemüse (Seite 92)	

Kostplan 1800 mit Rezeptübersicht

16. Beispiel

Spaghetti mit Tomaten und Basilikum (Seite 86)	2 BE
Bauernsalat nach griechischer Art (Seite 101)	
Vanillecreme (Seite 109)	1 BE

17. Beispiel

Hasenpfeffer (Seite 82)	1 BE
Spätzle	2 BE
Rosenkohl (Seite 87)	

18. Beispiel

Chop Suey (Seite 76)	
Reis	2 BE
Birne Helene (Seite 111)	1 BE

19. Beispiel

Rehragout Hubertus (Seite 83)	
Teigwaren	2 BE
Radicchio mit süßer Joghurtsauce (Seite 97)	
Weißweindessert (Seite 110)	1 BE

20. Beispiel

Huhn Marengo (Seite 80)	
Reis	2 BE
Chinakohlsalat mit Kräutermarinade (Seite 98)	
Zitronenspeise (Seite 109)	1 BE

21. Beispiel

Zürcher Geschnetzeltes (Seite 77)	
Teigwaren oder	3 BE
Herzoginkartoffeln (Seite 84)	
Eissalat mit Gurken und Tomaten (Seite 102) oder Karottenfrischkost (Seite 101)	

22. Beispiel

Hühnerbrühe mit Ei nach griechischer Art (Seite 61)	
Hähnchenkeule mit Sauce Indienne (Seite 80)	¾ BE
Reis	2¼ BE
Tomatensalat mit Sauce Vinaigrette (Seite 98)	

23. Beispiel

Erdbeerkaltschale (Seite 64)	½ BE
Rinderroulade bürgerlich (Seite 73)	
Kartoffelpüree	2½ BE
Broccoli (Seite 91)	

24. Beispiel

Pfeffersteak Madagaskar (Seite 73)	
Herzoginkartoffeln (Seite 84) oder	3 BE
Gebackene Kartoffeln (Seite 85)	
Salade Niçoise (Seite 101)	

25. Beispiel

Heidelbeerkaltschale (Seite 65)	½ BE
Pikantes Fischfilet im Tontopf (Seite 67)	½ BE
Salzkartoffeln oder Kartoffelpüree	2 BE
Rhabarbercreme (Seite 111)	

26. Beispiel

Forelle blau (Seite 67)	
Salzkartoffeln	2 BE
Blattspinat (Seite 91)	
Creme Alexandra (Seite 112) oder Orangencreme (Seite 113)	1 BE

27. Beispiel

Gebratenes Rotbarschfilet mit Remoulade (Seite 66)	
Blattsalat	
Salzkartoffeln	2½ BE
Quark mit Früchten (Seite 112)	½ BE

28. Beispiel

Buttermilchkaltschale (Seite 65)	½ BE
Serbischer Fischtopf (Seite 66)	
Risotto (Seite 86)	2½ BE

29. Beispiel

Filetsteak (Seite 73 Variante 2) mit Kräutercreme (Seite 99)	
Gebackene Tomaten (Seite 87)	
Gebackene Kartoffeln (Seite 85)	2 BE
Schwarzwälder Creme (Seite 113)	1 BE

30. Beispiel

Deutsches Beefsteak (Seite 75)	
Lauch auf französische Art (Seite 88) oder Letschow (Seite 95) oder Ratatouille (Seite 94)	
Salzkartoffeln	3 BE

Beispiele für Abendessen

Die Beispiele enthalten etwa 1890 Joule/450 Kalorien, 3 BE.

1. Beispiel

50 g Vollkornbrot	2 BE
25 g Leinsamenbrot	1 BE
10 g Streichfett	
40 g Mortadella	
60 g Schnittlauchquark (Seite 57)	
Dazu passen: Tomaten	

2. Beispiel

50 g Roggenbrot	2 BE
25 g Weizenschrotbrot	1 BE
10 g Streichfett oder	
20 g fettarmes Streichfett	
40 g gekochte Zunge	
30 g Camembert (30% Fett i. Tr.)	

Dazu paßt: Broccolisalat
   mit Sauce Vinaigrette
   (Seite 98)

3. Beispiel

Fischsülze mit Kräuter-
   remoulade (Seite 69)

50 g Roggenbrot	2 BE
25 g Grau- oder Mischbrot	1 BE
10 g Streichfett	
30 g Bierschinken	

Dazu passen: 1 Stück grüne
Gurke oder Radieschen

4. Beispiel

50 g Sesambrot	2 BE
25 g Graubrot	1 BE
15 g Streichfett	
40 g Putenjagdwurst	
40 g Corned beef	

Dazu paßt: Bleichsellerie-
   salat (Seite 100)

5. Beispiel

50 g Vierkornbrot	2 BE
25 g Grau- oder Mischbrot	1 BE
10 g Streichfett	
30 g Kasseler Fleisch, mager	
30 g Geflügelleberwurst	

Dazu passen: etwa 100 g
Mixed Pickles

6. Beispiel

Nudelauflauf mit Schinken (Seite 58)	1½ BE
Kopfsalat mit Kräuter-marinade (Seite 98)	
37 g Vollkornbrot	1½ BE
5 g Streichfett oder	
10 g fettarmes Streichfett	
20 g Schmelzkäse (30% Fett i. Tr.)	

7. Beispiel

25 g Vollkornbrot	1 BE
25 g Pumpernickel	1 BE
25 g Weißbrot	1 BE
10 g Streichfett	
30 g Tilsiter Käse (30% Fett i. Tr.)	
30 g Romadurkäse (20% Fett i. Tr.)	

Dazu passen: Radieschen

8. Beispiel

50 g Vollkornbrot	2 BE
25 g Graubrot	1 BE
15 g Streichfett	
40 g Puten-Delikateß-rotwurst	
40 g Handkäse »mit Musik« (Seite 57)	

Dazu paßt: geriebener
   Rettich

9. Beispiel

50 g Roggenbrot	2 BE
8 g Knäckebrot	½ BE
10 g Streichfett	
40 g gekochter Schinken	
30 g Schmelzkäse (45% Fett i. Tr.)	
Dazu paßt: Chicorée-Orangen-Salat (Seite 99)	½ BE

10. Beispiel

Fleischbrühe mit Spargel (Seite 60)	
Bunter Kartoffelsalat (Seite 85) mit	3 BE
kaltem Braten (70 g magerer Schweinebraten)	

Eine große Zahl von Diabetikern kann sich nach dem »Kostplan 2200« schmackhaft und sättigend ernähren, ohne an Gewicht zuzunehmen. Dies sind insbesondere Diabetiker mit Sollgewicht und einer leichten bis mittelschweren Arbeit. Für übergewichtige Diabetiker, die abnehmen wollen, und für Diabetiker, deren Energiebedarf unter 2200 Kalorien liegt, empfehlen wir die Kostpläne 1200, 1500 oder 1800.

Das 1. Frühstück im Kostplan 2200 enthält in allen aufgeführten Beispielen kohlenhydrathaltige Nahrungsmittel in einer Menge von 4 Broteinheiten (BE) und insgesamt etwa 2100 Joule/500 Kalorien.

Die Zwischenmahlzeiten enthalten unterschiedliche Mengen an kohlenhydrathaltigen Nahrungsmitteln, und zwar bieten 2. und 3. Frühstück zusammen 3 Broteinheiten (2 BE für das 2. Frühstück, 1 BE für das 3. Frühstück) und eine Energiemenge von etwa 1260 Joule/300 Kalorien; sie gehören zusammen und werden bei allen Beispielen auch zusammen genannt. Die Nachmittagsmahlzeit enthält 2 BE und etwa 840–1050 Joule/200–250 Kalorien; Nachmittagsmahlzeiten finden Sie als Beispiele 8–10. Für die Spätmahlzeit sind ebenfalls jeweils 2 BE und etwa 840–1050 Joule/200–250 Kalorien anzusetzen.

Das Mittagessen enthält – als ganzes Menü – kohlenhydrathaltige Nahrungsmittel in einer Menge von 3 Broteinheiten (BE) und etwa 1680–2310 Joule/400–550 Kalorien. Alle 30 Beispiele des Kostplans 2200 berücksichtigen diese Mengen.

Das Abendessen enthält kohlenhydrathaltige Nahrungsmittel in einer Menge von 4 Broteinheiten (BE) und etwa 2310 Joule/550 Kalorien; dies gilt für alle 10 Beispiele dieses Kostplans.

Beispiel für eine Kost mit 9240 Joule/2200 Kalorien

Nährstoffgehalt:
etwa 100 g Eiweiß
95 g Fett

220 g Kohlenhydrate
216 g anzurechnende
Kohlenhydrate = 18 BE

Beim Austausch sind die kohlenhydrathaltigen Nahrungsmittel zu berücksichtigen:

Kohlenhydrate	g	BE	Kohlenhydrate	g	BE
Erstes Frühstück			**Nachmittagsmahlzeit**		
75 g Brot	36	3	50 g Brot	24	2
15 g Streichfett			5 g Streichfett		
40 g magerer Aufschnitt			30 g Schnittkäse (30% Fett i. Tr.)		
1 Ei					
25 g Diabetiker-Marmelade	12	1	**Abendessen**		
			100 g Brot	48	4
Zweites Frühstück			15 g Streichfett		
50 g Brot	24	2	40 g magerer Aufschnitt		
5 g Streichfett			30 g Camembert (30% Fett i. Tr.)		
30 g Schmelzkäse (30% Fett i. Tr.)			150–200 g Gemüse*, als Salat zubereitet		
			5 g Öl		
Drittes Frühstück					
8 g Knäckebrot = 1 dünne Scheibe	6	1/2	**Spätmahlzeit**		
1 Becher Joghurt (1,5% Fett)	6	1/2	180 g Kirschen oder entsprechend anderes Obst*	24	2
Mittagessen					
150 g mageres Fleisch (Rohgewicht)					
10 g Kochfett					
200 g Blumenkohl*					
130 g Kartoffeln	24	2			
90 g Ananas oder entsprechend anderes Obst*	12	1			

* siehe Kohlenhydrat-Austauschtabelle

Beispiele für das 1. Frühstück

Die Beispiele enthalten insgesamt etwa 2100 Joule/500 Kalorien, 4 BE.

1. Beispiel

1 Brötchen	2 BE
25 g Leinsamenbrot	1 BE
15 g Streichfett	
20–25 g Diabetiker-Marmelade	1 BE
40 g Putenmortadella	
30 g Edamer Käse (30% Fett i. Tr.)	
Kaffee oder Tee	

2. Beispiel

250 ccm fettarme Milch	1 BE
50 g Grau- oder Mischbrot	2 BE
25 g Vierkornbrot	1 BE
10 g Streichfett oder	
20 g fettarmes Streichfett	
30 g Kasseler, mager	
30 g Gutsherrenwurst	
Kaffee oder Tee	

Kostplan 2200 mit Rezeptübersicht

3. Beispiel

190 g Pampelmuse[+] oder entsprechend anderes Obst[+]	1 BE
50 g Vollkornbrot	2 BE
25 g Kümmelbrot	1 BE
15 g Streichfett	
30 g Truthahnsalami	
40 g Camembert (30% Fett i. Tr.)	
Kaffee oder Tee	

4. Beispiel

50 g Leinsamenbrot	2 BE
1 Roggenbrötchen	2 BE
10 g Streichfett oder	
20 g fettarmes Streichfett	
100 g körniger Frischkäse (20% Fett)	
40 g Bierschinken	
Kaffee oder Tee	

5. Beispiel

110 ccm Orangensaft oder entsprechend anderer Saft nach Deklaration[+]	1 BE
50 g Grahambrot	2 BE
25 g Pumpernickel	1 BE
15 g Streichfett	
40 g Geflügelleberwurst	
30 g Tilsiter Käse (30% Fett i. Tr.)	
Kaffee oder Tee	

6. Beispiel

Überbackener Schinkentoast (Seite 55)	2 BE
15 g Knäckebrot	1 BE
5 g Streichfett oder	
10 g fettarmes Streichfett	
20–25 g Diabetiker-Marmelade	1 BE
Kaffee oder Tee	

7. Beispiel

1 Sesamroggenbrötchen	2 BE
50 g Vierkornbrot	2 BE
15 g Streichfett	
30 g Mortadella	
50 g Handkäse	
Kaffee oder Tee	

8. Beispiel

Fruchtmilch (200 ccm fettarme Milch, 1,5% Fett 20 g Sanddorndicksaft, ungesüßt)	1 BE
50 g Vollkornbrot	2 BE
25 g Grau- oder Mischbrot	1 BE
10 g Streichfett oder	
20 g fettarmes Streichfett	
40 g Putenkräuterlyoner	
30 g Frischkäse	
Kaffee oder Tee	

9. Beispiel

Müsli mit Obst (Seite 50)	2 BE
50 g Roggenbrot	2 BE
10 g Streichfett	
40 g Nußschinken	
Kaffee oder Tee	

10. Beispiel

250 ccm Dickmilch (3,5% Fett)	1 BE
15 g Cornflakes	1 BE
50 g Grau- oder Mischbrot	2 BE
10 g Streichfett	
40 g Geflügeljagdwurst	
Kaffee oder Tee	

+ siehe Kohlenhydrat-Austauschtabelle

Beispiele für Zwischenmahlzeiten

Die Beispiele enthalten beim 2. Frühstück 2 BE und beim 3. Frühstück 1 BE und insgesamt etwa 1260 Joule/300 Kalorien; die Nachmittagsmahlzeiten entsprechen 2 BE und etwa 840–1050 Joule/200–250 Kalorien.

1. Beispiel

2. Frühstück	
1 Kümmelbrötchen	2 BE
10 g Streichfett	
40 g Lachsschinken	
3. Frühstück	
Diabetiker-Saft nach Deklaration	1 BE

2. Beispiel

2. Frühstück	
25 g Pumpernickel	1 BE
25 g Weizenbrot	1 BE
30 g Schmelzkäse (30% Fett i. Tr.)	
3. Frühstück	
250 ccm Kakao (Seite 123)	1 BE

3. Beispiel

2. Frühstück	
50 g Roggenbrot	2 BE
10 g Streichfett	
40 g Corned beef	
Radieschen	
3. Frühstück	
140 g Brombeeren oder entsprechend anderes Obst[+]	1 BE

4. Beispiel

2. Frühstück	
1 Laugenbrezel	2 BE
15 g Butter	
3. Frühstück	
300 ccm Tomatensaft	1 BE

5. Beispiel

2. Frühstück

Erdbeermilch (Seite 123)	2 BE

3. Frühstück

15 g Knäckebrot	1 BE
5 g Streichfett oder	
10 g fettarmes Streichfett	
40 g Putengrillbraten	

6. Beispiel

2. Frühstück

25 g Graubrot	1 BE
10 g Streichfett	
100 g Apfel oder entsprechend anderes Obst+	1 BE

3. Frühstück

1 Becher Trinkmilchjoghurt	1/2 BE
8 g Knäckebrot = 1 dünne Scheibe	1/2 BE

7. Beispiel

2. Frühstück

Illustriertes Brot	2 BE
(50 g Grau- oder Mischbrot	
1 Blatt Kopfsalat	
1 Ei, hartgekocht	
1 kleine Tomate	
Salz, Pfeffer, Schnittlauch	
5 g Streichfett oder	
10 g fettarmes Streichfett)	

3. Frühstück

170 g Mandarinen oder entsprechend anderes Obst+	1 BE

8. Beispiel

Nachmittagsmahlzeit

1 Brötchen	2 BE
10 g Streichfett	
30 g Schmelzkäse (30% Fett i. Tr.) oder	
1 Karlsbader Hörnchen (2 BE)	
10 g Streichfett	

+ siehe Kohlenhydrat-Austauschtabelle

9. Beispiel

Nachmittagsmahlzeit

Diabetikerkuchen, selbstgebacken	2 BE
zum Beispiel 1 Stück Biskuitrolle (2 BE, Seite 121) oder:	
1 Stück Biskuittorte mit Quarkfüllung (1 BE, Seite 121) und 1 Stück Apfelkuchen vom Blech (1 BE, Seite 116)	

10. Beispiel

Nachmittagsmahlzeit

Gekauftes Diabetikergebäck nach Deklaration oder	2 BE
1 Stück Käsetorte (1/2 BE, Seite 117) und 1 Tortelett (1 BE, Seite 119) mit 1/2 BE Obst	

Beispiele für Mittagessen

Die Beispiele enthalten 1680–2310 Joule/400–550 Kalorien, 3 BE.

1. Beispiel

Selleriesuppe (Seite 60)	
Türkisches Lammfleisch im Tontopf (Seite 78)	
Reis	2 BE
Endiviensalat mit pikanter Joghurtsauce (Seite 98)	
Vanillecreme mit Obst (Seite 111)	1 BE

2. Beispiel

Tomatensuppe (Seite 60)	
Pikantes Fischfilet im Tontopf (Seite 67)	1/2 BE
Kartoffelpüree	2 BE
Eissalat mit Kräutermarinade (Seite 98)	
Quark mit Früchten (Seite 112)	1/2 BE

3. Beispiel

Rinderkraftbrühe »milli fanti« (Seite 61)	
Hähnchenbrustfilet in Zitronensauce (Seite 81)	1/2 BE
Salzkartoffeln	1 BE
Chicorée-Orangen-Salat (Seite 99)	1/2 BE
Creme Alexandra (Seite 112)	1 BE

4. Beispiel

Kasseler mit Kraut im Tontopf (Seite 76)	1/4 BE
Kümmelkartoffeln (Seite 84)	2 3/4 BE
Rhabarbercreme (Seite 111)	

5. Beispiel

Pichelsteiner Eintopf (Seite 63)	2 BE
Ananaspudding (Seite 112)	1 BE

6. Beispiel

1 Paar Wiener Würstchen	
Weinkraut (Seite 92)	
Kartoffelpüree oder Salzkartoffeln	2 BE
Pfirsich Melba (Seite 110)	1 BE

7. Beispiel

Wirsingeintopf mit Lammfleisch (Seite 63)	
Kartoffeln	2 BE
Geleespeise mit Kirschen (Seite 106)	1 BE

8. Beispiel

Hühnersuppentopf mit Nudeln (Seite 64)	2 BE
Vanillecreme mit Obst (Seite 111)	1 BE

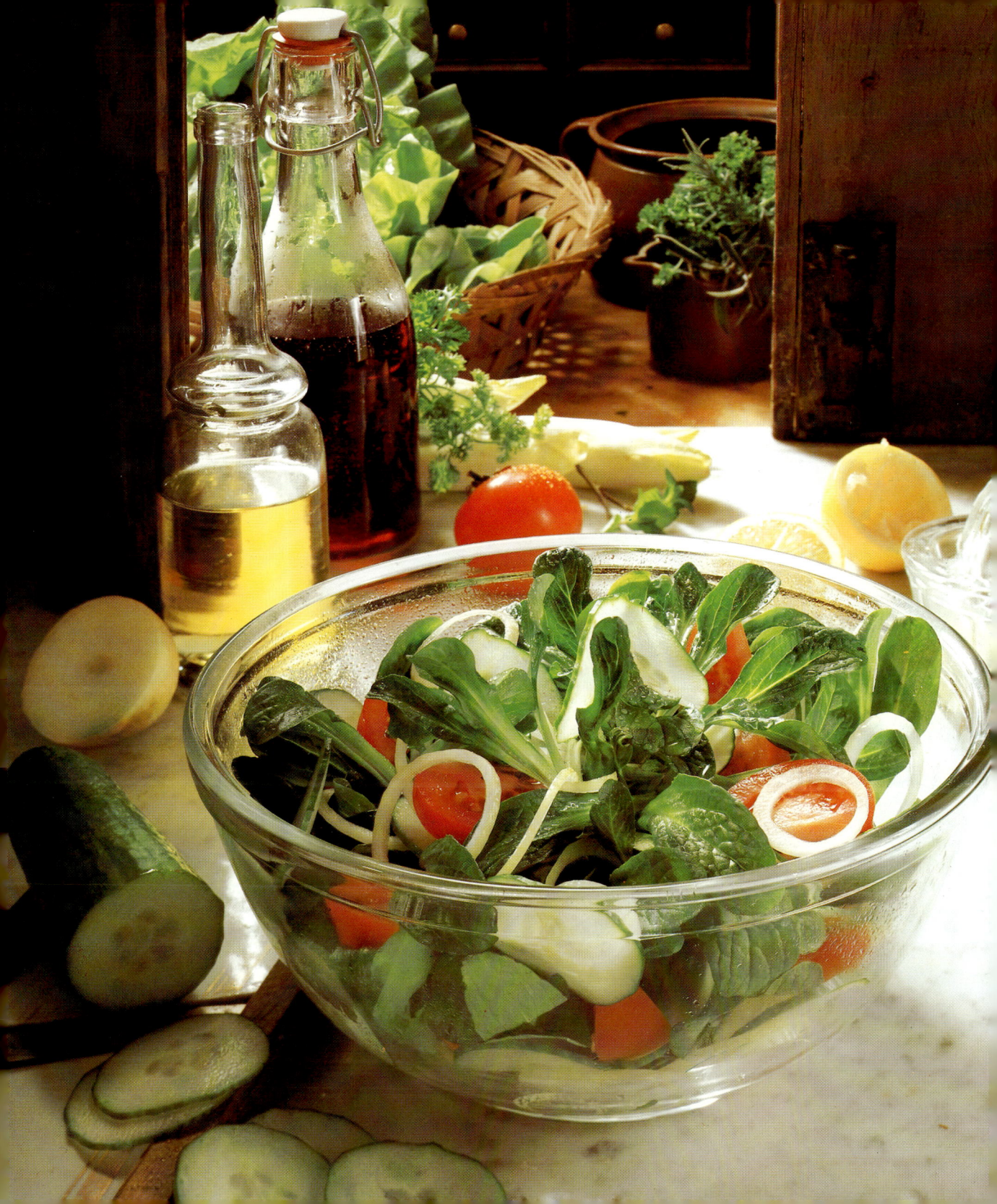

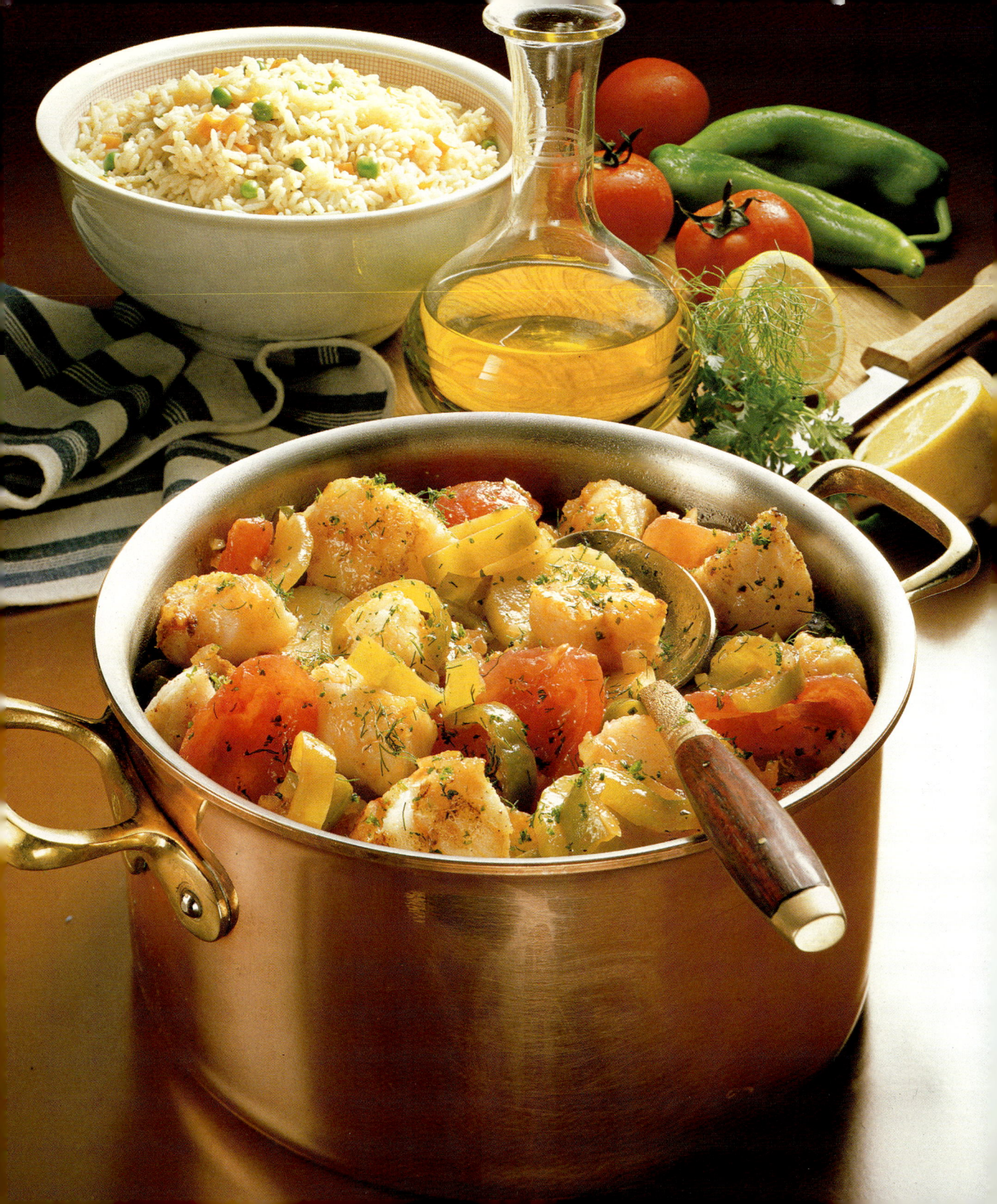

◁ Fisch ist sehr bekömmlich und schmeckt ausgezeichnet. Probieren Sie einmal den Serbischen Fischtopf. Rezept Seite 66

9. Beispiel	
Sauerbraten nach Hausfrauenart (Seite 70)	
Bandnudeln	3 BE
Kopfsalat mit Dickmilchsauce (Seite 97)	
Rotweingelee (Seite 106)	

10. Beispiel	
Minestra (Seite 61)	
Kohlroulade mit Hackfleischfüllung (Seite 74)	
Kartoffelpüree	2 BE
Schokoladendessert (Seite 109) mit Vanillesauce (Seite 110)	1 BE

11. Beispiel	
Melonenkaltschale (Seite 65)	$^1/_2$ BE
Deutsches Beefsteak (Seite 75)	
Chinakohlgemüse (Seite 93) oder Ratatouille (Seite 94)	
Petersilienkartoffeln	$2^1/_2$ BE

12. Beispiel	
Fleischbrühe mit Gemüse (Seite 60)	
Lammbraten alla Romana (Seite 78)	
Grüne Bohnen (Seite 88)	
Salzkartoffeln	3 BE

13. Beispiel	
Leber nach Berliner Art (Seite 77)	$^1/_2$ BE
Apfelrotkohl (Seite 93)	$^1/_2$ BE
Kartoffelpüree	2 BE

14. Beispiel	
Rindergulasch im Tontopf (Seite 74)	
Spätzle	2 BE
Buttermilchgelee (Seite 106)	1 BE

15. Beispiel	
Tomatensaft	$^1/_2$ BE
Rinderhuft mit Bouillonkartoffeln (Seite 75)	$2^1/_2$ BE
Wirsinggemüse (Seite 92)	

16. Beispiel	
Spaghetti mit Tomaten und Basilikum (Seite 86)	2 BE
Bauernsalat nach griechischer Art (Seite 101)	
Vanillecreme (Seite 109)	1 BE

17. Beispiel	
Hasenpfeffer (Seite 82)	1 BE
Spätzle	2 BE
Rosenkohl (Seite 87)	

18. Beispiel	
Chop Suey (Seite 76)	
Reis	2 BE
Birne Helene (Seite 111)	1 BE

19. Beispiel	
Rehragout Hubertus (Seite 83)	
Teigwaren	2 BE
Radicchio mit süßer Joghurtsauce (Seite 97)	
Weißweindessert (Seite 110)	1 BE

20. Beispiel	
Huhn Marengo (Seite 80)	
Reis	2 BE
Chinakohlsalat mit Kräutermarinade (Seite 98)	
Pfirsichpudding (Seite 112)	1 BE

21. Beispiel	
Zürcher Geschnetzeltes (Seite 77)	
Teigwaren	2 BE
Eissalat mit Gurken und Tomaten (Seite 102)	
Birne Helene (Seite 111)	1 BE

22. Beispiel	
Hühnerbrühe mit Ei nach griechischer Art (Seite 61)	
Hähnchenkeule mit Sauce Indienne (Seite 80)	$^3/_4$ BE
Reis	$1^1/_4$ BE
Tomatensalat mit Sauce Vinaigrette (Seite 98)	
Himbeercreme (Seite 114)	1 BE

23. Beispiel	
Erdbeerkaltschale (Seite 64)	$^1/_2$ BE
Rinderroulade bürgerlich (Seite 73)	
Kartoffelpüree	$2^1/_2$ BE
Broccoli (Seite 91)	

24. Beispiel	
Pfeffersteak Madagaskar (Seite 73)	
Gebackene Kartoffeln (Seite 85)	3 BE
Salade Niçoise (Seite 101)	

25. Beispiel	
Geflügelbratwurst mit Currysauce (Seite 79)	$^1/_2$ BE
Salzkartoffeln	$2^1/_2$ BE
Bunter Feldsalat (Seite 102)	

26. Beispiel	
Heidelbeerkaltschale (Seite 65)	$^1/_2$ BE
Pikantes Fischfilet im Tontopf (Seite 67)	$^1/_2$ BE
Kartoffelpüree	2 BE
Rhabarbercreme (Seite 111)	

27. Beispiel	
Forelle blau (Seite 67)	
Salzkartoffeln	2 BE
Blattspinat (Seite 91)	
Orangencreme (Seite 113)	1 BE

28. Beispiel

Gebratenes Rotbarschfilet mit Remoulade (Seite 66)	
Salzkartoffeln	2½ BE
Blattsalat	
Quark mit Früchten (Seite 112)	½ BE

29. Beispiel

Buttermilchkaltschale (Seite 65)	½ BE
Serbischer Fischtopf (Seite 66)	
Risotto (Seite 86)	2½ BE

30. Beispiel

Filetsteak (Seite 73 Variante 2) mit Kräutercreme (Seite 99)	
Gebackene Tomaten (Seite 87)	
Petersilienkartoffeln oder Gebackene Kartoffeln (Seite 85)	2 BE
Schwarzwälder Creme (Seite 113)	1 BE

Beispiele für Abendessen

Die Beispiele enthalten 2310 Joule/550 Kalorien, 4 BE.

1. Beispiel

50 g Roggenbrot	2 BE
50 g Leinsamenbrot	2 BE
15 g Streichfett	
40 g Putendelikateßrotwurst	
40 g Goudakäse (30% Fett i. Tr.)	
Dazu paßt: Tomatensalat (Seite 97)	

2. Beispiel

1 Roggenbrötchen	2 BE
50 g Vollkornbrot	2 BE
10 g Streichfett oder	
20 g fettarmes Streichfett	
30 g Mortadella	
40 g Kochkäse (20% Fett i. Tr.)	
Dazu paßt: Blumenkohlsalat mit Sauce Vinaigrette (Seite 98)	

3. Beispiel

Krabbensuppe mit Eierstich (Seite 62)	½ BE
37 g Stangenweißbrot	1½ BE
50 g Vierkornbrot	2 BE
10 g Streichfett	
40 g Putensaftrolle	
Dazu passen: Radieschen	

4. Beispiel

Eissalat mit Thunfisch (Seite 104)	
50 g Grau- oder Mischbrot, getoastet	2 BE
50 g Roggenschrotbrot	2 BE
10 g Streichfett	
40 g Nußschinken	

5. Beispiel

Omelette mit Blattspinat (Seite 52)	
195 g Petersilienkartoffeln	3 BE
110 g Pfirsiche+	1 BE

6. Beispiel

50 g Vollkornbrot	2 BE
50 g Grau- oder Mischbrot	2 BE
10 g Streichfett oder	
20 g fettarmes Streichfett	
40 g Putenleberkäse	
40 g Camembert (30% Fett i. Tr.)	
Dazu paßt: grüner Bohnensalat mit Zwiebelmarinade und Petersilie (Seite 98)	

7. Beispiel

50 g Roggenschrotbrot	2 BE
25 g Sesambrot	1 BE
15 g Knäckebrot	1 BE
15 g Streichfett oder	
30 g fettarmes Streichfett	
40 g Putenjagdwurst	
30 g Zungenwurst	
30 g Tilsiter Käse (30% Fett i. Tr.)	
Dazu passen: 2 Tomaten	

8. Beispiel

50 g Vierkornbrot	2 BE
50 g Grau- oder Mischbrot	2 BE
15 g Streichfett	
30 g Putensalami	
1 Ei, hartgekocht, mit	
1 Teel. Sardellenpaste	
Dazu passen: 2 mittelgroße Gewürzgurken und Tomatenpaprika aus dem Glas (etwa 100 g)	

9. Beispiel

50 g Vollkornbrot	2 BE
50 g Weizenschrotbrot	2 BE
10 g Streichfett oder	
20 g fettarmes Streichfett	
40 g Bierschinken	
30 g Schinkenpastete	
40 g Harzer Käse	
Dazu paßt: Gurkensalat mit pikanter Joghurtsauce und frischem Dill (Seite 98)	

10. Beispiel

Tomatensuppe (Seite 60)	
Frankfurter grüne Sauce mit Eiern (Seite 55)	½ BE
Dazu passen: 225 g frische Pellkartoffeln	3½ BE
Rhabarberkompott (Seite 114)	

+ siehe Kohlenhydrat-Austauschtabelle

Der »Kostplan 2500« stellt das Gerüst für die Ernährung eines Diabetikers dar, der einen relativ hohen Energiebedarf hat. Wenn Sie diesen Bedarf für sich errechnet haben, werden Sie sich mit dem Kostplan 2500 gut und reichlich ernähren können, ohne an Gewicht zuzunehmen. Sollte Ihr Bedarf noch wesentlich über 2500 Kalorien liegen, dann können Sie diesen Plan ebenfalls als Gerüst verwenden, sollten aber noch fett- und eiweißhaltige Nahrungsmittel zu den verschiedenen Mahlzeiten zusätzlich zu sich nehmen. Der Kostplan 2500 ist besonders geeignet für jüngere Diabetiker mit schwerer körperlicher Arbeit oder auch regelmäßiger sportlicher Belastung.

Das 1. Frühstück im Kostplan 2500 enthält in allen aufgeführten Beispielen kohlenhydrathaltige Nahrungsmittel in einer Menge von 4 Broteinheiten (BE) und insgesamt etwa 2310 Joule/550 Kalorien.

Die Zwischenmahlzeiten enthalten unterschiedliche Mengen an kohlenhydrathaltigen Nahrungsmitteln, und zwar bieten 2. und 3. Frühstück zusammen 4 Broteinheiten (2 BE für das 2. Frühstück, 2 BE für das 3. Frühstück) und eine Energiemenge von etwa 1680 Joule/400 Kalorien; sie gehören zusammen und werden bei den Vorschlägen auch zusammen genannt. Die Nachmittagsmahlzeit enthält 3 BE und etwa 1260 Joule/300 Kalorien; Nachmittagsmahlzeiten finden Sie als Beispiele 8–10. Für die Spätmahlzeit sind jeweils 2 Broteinheiten (BE) und etwa 840 Joule/200 Kalorien anzusetzen.

Das Mittagessen enthält – als ganzes Menü – kohlenhydrathaltige Nahrungsmittel in einer Menge von 3 Broteinheiten (BE) und etwa 1680–2310 Joule/400–550 Kalorien. Alle 30 Beispiele des Kostplans 2500 berücksichtigen diese Mengen.

Das Abendessen enthält kohlenhydrathaltige Nahrungsmittel in einer Menge von 4 Broteinheiten (BE) und etwa 2310 Joule/550 Kalorien; dies gilt für alle 10 Beispiele dieses Kostplans.

Beispiel für eine Kost mit 10500 Joule/2500 Kalorien

Nährstoffgehalt:

etwa 115 g Eiweiß	250 g Kohlenhydrate
110 g Fett	240 g anzurechnende Kohlenhydrate = 20 BE

Beim Austausch sind die kohlenhydrathaltigen Nahrungsmittel zu berücksichtigen

Kohlenhydrate	g	BE	Kohlenhydrate	g	BE
Erstes Frühstück			**Nachmittagsmahlzeit**		
75 g Brot	36	3	50 g Brot	24	2
15 g Streichfett			10 g Streichfett		
40 g magerer Aufschnitt			60 g Magerquark		
1 Ei			150 g Himbeeren oder	12	1
25 g Diabetiker-Marmelade	12	1	entsprechend anderes Obst+		
Zweites Frühstück			**Abendessen**		
50 g Brot	24	2	100 g Brot	48	4
5 g Streichfett			15 g Streichfett		
30 g Schmelzkäse (30% Fett i. Tr.)			40 g magerer Aufschnitt		
			30 g Camembert (30% Fett i. Tr.)		
Drittes Frühstück			150–200 g Gemüse+, als Salat zubereitet		
250 ccm Trinkmilch (1,5% Fett)	12	1	5 g Öl		
90 g Blaubeeren oder entsprechend anderes Obst+	12	1			
			Spätmahlzeit		
Mittagessen			15 g Knäckebrot	12	1
150 g mageres Fleisch (Rohgewicht)			10 g Streichfett		
10 g Kochfett			100 g Aprikosen oder entsprechend anderes Obst+	12	1
200 g Kohlrabi+					
130 g Kartoffeln	24	2			
90 g Mirabellen oder entsprechend anderes Obst+	12	1			

+ siehe Kohlenhydrat-Austauschtabelle

Beispiele für das 1. Frühstück

Die Beispiele enthalten etwa 2310 Joule/550 Kalorien, 4 BE.

1. Beispiel

1 Mohnbrötchen	2 BE
25 g Vierkornbrot	1 BE
20 g Streichfett	
20–25 g Diabetiker-Marmelade	1 BE
100 g körniger Frischkäse (20% Fett)	
30 g Bierschinken	
Kaffee oder Tee	

Kostplan 2500 mit Rezeptübersicht

2. Beispiel

250 ccm Kakao	1 BE
(Seite 123)	
50 g Vollkornbrot	2 BE
25 g Weizenbrot	1 BE
15 g Streichfett	
30 g Schinkenpastete	
30 g Tilsiter Käse (30%	
Fett i. Tr.)	
Kaffee oder Tee	

3. Beispiel

50 g Grau- oder Misch-	2 BE
brot	
25 g Grahambrot	1 BE
20 g Streichfett	
15 g Diabetiker-Honig	1 BE
60 g Magerquark	
40 g Fleischwurst	
Kaffee oder Tee	

4. Beispiel

140 g Orange oder ent-	
sprechend anderes Obst[+]	
1 Roggenbrötchen	2 BE
25 g Vollkornbrot	1 BE
15 g Streichfett	
30 g roher Schinken	
30 g Camembert (40%	
Fett i. Tr.)	
Kaffee oder Tee	

5. Beispiel

Fruchtdickmilch	1 BE
(Seite 51)	
50 g Leinsamenbrot	2 BE
25 g Graubrot	1 BE
15 g Streichfett	
30 g Kasseler Fleisch,	
mager	
30 g Zungenwurst	
Kaffee oder Tee	

6. Beispiel

Überbackener Schinken-	2 BE
toast (Seite 55)	
50 g Roggenbrot	2 BE
30 g Schmelzkäse (30%	
Fett i. Tr.)	
Kaffee oder Tee	

7. Beispiel

Rührei mit Schnittlauch	
(Seite 52) auf	
Grau- oder Misch-	2 BE
brot, getoastet	
50 g Weizenschrotbrot	2 BE
10 g Streichfett	
40 g Putenfleischwurst	
Kaffee oder Tee	

8. Beispiel

1 Becher Trinkmilch-	½ BE
joghurt mit	
15 g Cornflakes	1 BE
25 g Sesambrot	1 BE
15 g Knäckebrot	1 BE
20 g Streichfett	
10 g Diabetiker-Marme-	½ BE
lade	
30 g Edamer Käse (40%	
Fett i. Tr.)	
Kaffee oder Tee	

9. Beispiel

Müsli mit Obst (Seite 50)	2 BE
50 g Roggenbrot	2 BE
10 g Streichfett	
40 g Gutsherrenwurst	
30 g Putenpastete	
Kaffee oder Tee	

10. Beispiel

Haferflockenbrei	2 BE
(Seite 50)	
50 g Graubrot	2 BE
10 g Streichfett	
30 g Mortadella	
Kaffee oder Tee	

Beispiele für Zwischenmahlzeiten

Die Beispiele enthalten für das 2. und 3. Frühstück zusammen etwa 1680 Joule/400 Kalorien, 4 BE. Die Nachmittagsmahlzeit enthält etwa 840 Joule/300 Kalorien, 3 BE. Die Spätmahlzeit enthält etwa 840 Joule/200 Kalorien, 2 BE.

1. Beispiel

2. Frühstück	
50 g Leinsamenbrot	2 BE
5 g Streichfett oder	
10 g fettarmes Streichfett	
30 g Camembert (40%	
Fett i. Tr.)	
3. Frühstück	
1 Becher Trinkmilch-	½ BE
joghurt	
150 g Apfel oder ent-	
sprechend anderes Obst[+]	

2. Beispiel

2. Frühstück	
1 Roggenbrötchen	2 BE
1 Paar Wiener Würstchen	
(etwa 70 g)	
3. Frühstück	
240 g rote Johannisbee-	2 BE
ren oder entsprechend	
anderes Obst[+]	

3. Beispiel

2. Frühstück	
50 g Grau- oder Mischbrot	2 BE
30 g Geflügelleberwurst	
1 Gewürzgurke	
3. Frühstück	
250 ccm Trinkmilch	1 BE
110 g Pfirsiche oder ent-	1 BE
sprechend anderes Obst[+]	

4. Beispiel

2. Frühstück	
50 g Vollkornbrot	2 BE
10 g Streichfett	
30 g Tilsiter Käse (30%	
Fett i. Tr.)	
3. Frühstück	
Bunter Obstsalat	2 BE
(Seite 51)	

5. Beispiel

2. Frühstück	
50 g Vierkornbrot	2 BE
10 g Streichfett	
40 g Putenfleischkäse	

[+] siehe Kohlenhydrat-Austauschtabelle

Kostplan 2500 mit Rezeptübersicht

3. Frühstück
90 g Pflaumen oder entsprechend anderes Obst+	1 BE
15 g Zwieback	1 BE

6. Beispiel

2. Frühstück
1 Brötchen	2 BE
10 g Streichfett	
30 g Geflügelzungenwurst	

3. Frühstück
Fruchtmilch (Seite 123)	2 BE

7. Beispiel

2. Frühstück
50 g Steinmetzbrot	2 BE
10 g Streichfett	
30 g gekochter Schinken	

3. Frühstück
1 Laugenbrezel	2 BE

8. Beispiel

Nachmittagsmahlzeit
15 g Knäckebrot	1 BE
10 g Streichfett	
20 g Diabetiker-Marmelade	1 BE
Diabetiker-Kekse nach Deklaration oder selbstgebackenes Gebäck zum Beispiel Vanillemonde (1 BE, Seite 119)	1 BE

9. Beispiel

Nachmittagsmahlzeit
1 Karlsbader Hörnchen	2 BE
10 g Streichfett	
250 g Wassermelone oder entsprechend anderes Obst+ oder	1 BE
1 Stück Käsetorte (½ BE, Seite 117) und	
1 Tortelett mit Obst (1½ BE, Seite 119) und 160 g Erdbeeren oder entsprechend anderes Obst+ (1 BE)	

+ siehe Kohlenhydrat-Austauschtabelle

10. Beispiel

Nachmittagsmahlzeit
Selbstgebackener Kuchen	2 BE
90 g Sauerkirschen oder entsprechend anderes Obst+ oder	1 BE
zum Beispiel 1 Stück Biskuitrolle (2 BE, Seite 121) und	
150 g Himbeeren oder entsprechend anderes Obst+ (1 BE)	

Beispiele für Mittagessen

Die Beispiele enthalten etwa 1680 bis 2310 Joule/400–550 Kalorien, 3 BE.

1. Beispiel
Selleriesuppe (Seite 60)	
Türkisches Lammfleisch im Tontopf (Seite 78)	
Reis	2 BE
Endiviensalat mit pikanter Joghurtsauce (Seite 98)	
Vanillecreme mit Obst (Seite 111)	1 BE

2. Beispiel
Tomatensuppe (Seite 60)	
Pikantes Fischfilet im Tontopf (Seite 67)	½ BE
Kartoffelpüree	2 BE
Eissalat mit Kräutermarinade (Seite 98)	
Quark mit Früchten (Seite 112)	½ BE

3. Beispiel
Rinderkraftbrühe »milli fanti« (Seite 61)	
Hähnchenbrustfilet in Zitronensauce (Seite 81)	½ BE
Salzkartoffeln	1 BE
Chicorée-Orangen-Salat (Seite 99)	½ BE
Creme Alexandra (Seite 112)	1 BE

4. Beispiel
Kasseler mit Kraut im Tontopf (Seite 76)	¼ BE
Kümmelkartoffeln (Seite 84)	2¾ BE
Rhabarbercreme (Seite 111)	

5. Beispiel
Pichelsteiner Eintopf (Seite 63) mit Kartoffeln	2 BE
Ananaspudding (Seite 112)	1 BE

6. Beispiel
1 Paar Wiener Würstchen Weinkraut (Seite 92) Kartoffelpüree oder Salzkartoffeln	2 BE
Pfirsich Melba (Seite 110)	1 BE

7. Beispiel
Wirsingeintopf mit Lammfleisch (Seite 63) und Kartoffeln	2 BE
Geleespeise mit Kirschen (Seite 106)	1 BE

8. Beispiel
Hühnersuppentopf mit Nudeln (Seite 64)	2 BE
Vanillecreme mit Obst (Seite 111)	1 BE

9. Beispiel
Sauerbraten nach Hausfrauenart (Seite 70)	
Bandnudeln	3 BE
Kopfsalat mit Dickmilchsauce (Seite 97)	
Rotweingelee (Seite 106)	

10. Beispiel
Minestra (Seite 61)	
Kohlroulade mit Hackfleischfüllung (Seite 74)	
Kartoffelpüree	2 BE
Schokoladendessert (Seite 109) mit	1 BE
Vanillesauce (Seite 110)	

11. Beispiel

Melonenkaltschale	½ BE
(Seite 65)	
Deutsches Beefsteak	
(Seite 75)	
Chinakohlgemüse	
(Seite 93) oder	
Gurken-Tomaten-Gemüse	
(Seite 88) oder	
Ratatouille (Seite 94)	
Petersilienkartoffeln	2½ BE

12. Beispiel

Fleischbrühe mit Gemüse	
(Seite 60)	
Lammbraten alla Romana	
(Seite 78)	
Grüne Bohnen (Seite 88)	
Salzkartoffeln	3 BE

13. Beispiel

Leber nach Berliner Art	½ BE
(Seite 77)	
Apfelrotkohl (Seite 93)	½ BE
Kartoffelpüree	2 BE

14. Beispiel

Rindergulasch im Tontopf	
(Seite 74)	
Spätzle	2 BE
Buttermilchgelee	1 BE
(Seite 106)	

15. Beispiel

Tomatensaft	½ BE
Rinderhuft mit Bouillon-	
kartoffeln (Seite 75)	2½ BE
Wirsinggemüse (Seite 92)	

16. Beispiel

Spaghetti mit Tomaten	2 BE
und Basilikum (Seite 86)	
Bauernsalat nach griechi-	
scher Art (Seite 101)	
Vanillecreme (Seite 109)	1 BE

17. Beispiel

Hasenpfeffer (Seite 82)	1 BE
Spätzle	2 BE
Rosenkohl (Seite 87)	

18. Beispiel

Chop Suey (Seite 76)	
Reis	2 BE
Birne Helene (Seite 111)	1 BE

19. Beispiel

Rehragout Hubertus	
(Seite 83)	
Teigwaren	2 BE
Radicchio mit süßer	
Joghurtsauce (Seite 97)	
Weißweindessert	1 BE
(Seite 110)	

20. Beispiel

Huhn Marengo (Seite 80)	
Reis	2 BE
Chinakohlsalat mit Kräu-	
termarinade (Seite 98)	
Zitronenspeise (Seite 109)	1 BE

21. Beispiel

Zürcher Geschnetzeltes	
(Seite 77)	
Teigwaren	2 BE
Eissalat mit Gurken und	
Tomaten (Seite 102) oder	
Karottenfrischkost	
(Seite 101)	
Pfirsichpudding (Seite 112)	1 BE

22. Beispiel

Hühnerbrühe mit Ei nach	
griechischer Art	
(Seite 61)	
Hähnchenkeule mit Sauce	
Indienne (Seite 80)	¾ BE
Reis	1¼ BE
Tomatensalat mit Sauce	
Vinaigrette (Seite 98)	
Vanillecreme mit Obst	1 BE
(Seite 111)	

23. Beispiel

Erdbeerkaltschale	½ BE
(Seite 64)	
Rinderroulade bürgerlich	
(Seite 73)	
Kartoffelpüree	2½ BE
Broccoli (Seite 91)	

24. Beispiel

Pfeffersteak Madagaskar	
(Seite 73)	
Herzoginkartoffeln	3 BE
(Seite 84) oder	
Gebackene Kartoffeln	
(Seite 85)	
Salade Niçoise (Seite 101)	

25. Beispiel

Geflügelbratwurst mit	
Currysauce (Seite 79)	½ BE
Salzkartoffeln	2½ BE
Bunter Feldsalat (Seite 102)	

26. Beispiel

Heidelbeerkaltschale	½ BE
(Seite 65)	
Pikantes Fischfilet im Ton-	½ BE
topf (Seite 67)	
Salzkartoffeln oder	2 BE
Kartoffelpüree	
Rhabarbercreme (Seite 111)	

27. Beispiel

Forelle blau (Seite 67)	
Salzkartoffeln	2 BE
Blattspinat (Seite 91)	
Creme Alexandra	1 BE
(Seite 112) oder	
Orangencreme (Seite 113)	

28. Beispiel

Gebratenes Rotbarschfilet	
mit Remoulade	
(Seite 66)	
Blattsalat	
Salzkartoffeln	2½ BE
Quark mit Früchten	½ BE
(Seite 112)	

29. Beispiel

Buttermilchkaltschale (Seite 65)	½ BE
Serbischer Fischtopf (Seite 66)	
Risotto (Seite 86)	2½ BE

30. Beispiel

Filetsteak (Seite 73 Variante) mit Kräutercreme (Seite 99)	
Gebackene Tomaten (Seite 87)	
Petersilienkartoffeln oder Gebackene Kartoffeln (Seite 85)	2 BE
Schwarzwälder Creme (Seite 113)	1 BE

Beispiele für Abendessen

Die Beispiele enthalten etwa 2310 Joule/550 Kalorien, 4 BE.

1. Beispiel

50 g Roggenbrot	2 BE
50 g Leinsamenbrot	2 BE
15 g Streichfett	
40 g Bierschinken	
40 g Limburger Käse (20% Fett i. Tr.)	
Dazu passen: Puztasalat oder Mixed Pickles aus dem Glas (etwa 100 g)	

2. Beispiel

50 g Grau- oder Mischbrot	2 BE
37 g Pumpernickel	1½ BE
10 g Streichfett oder	
20 g fettarmes Streichfett	
30 g Kasseler Fleisch, mager	
30 g Frischkäse (30% Fett i. Tr.)	
Dazu paßt: Sellerierohkost (Seite 100)	½ BE

3. Beispiel

Putenspieß (Seite 82)	
Dazu passen: gemischter Blattsalat (Seite 97) und	
45 g Curryreis	3 BE
ein Dessert mit einem Energiegehalt bis 360 Joule/85 Kalorien (siehe Desserts Seite 106 ff.)	1 BE

4. Beispiel

50 g Vollkornbrot	2 BE
50 g Grau- oder Mischbrot	2 BE
10 g Streichfett	
40 g Jagdwurst	
40 g Corned beef	
60 g Liptauer Quark (Seite 57)	
Dazu passen: Radieschen und grüne Gurke	

5. Beispiel

50 g Roggenschrotbrot	2 BE
25 g Grau- oder Mischbrot	1 BE
25 g Weißbrot	1 BE
15 g Streichfett	
50 g Gutsherrenwurst	
40 g Edamer Käse (30% Fett i. Tr.)	
Dazu passen: Gewürzgurken	

6. Beispiel

Italienische Sauce (Seite 58) mit	
45 g Nudeln (roh gewogen)	3 BE
Dazu passen: gemischter Feldsalat und Radicchiosalat mit Zwiebelmarinade (Seite 98) und	
ein Dessert mit einem Energiegehalt bis 420 Joule/100 Kalorien (siehe Desserts Seite 106 ff.) oder statt des Desserts frisches Obst[+]	1 BE

7. Beispiel

50 g Grau- oder Mischbrot	2 BE
50 g Sesambrot	2 BE
15 g Streichfett	
50 g Putengrillbraten	
30 g Camembert (40% Fett i. Tr.)	
Dazu paßt: Spargelsalat mit pikanter Joghurtsauce und Kräutern (Seite 98)	

8. Beispiel

50 g Vollkornbrot	2 BE
50 g Vierkornbrot	2 BE
10 g Streichfett oder	
20 g fettarmes Streichfett	
30 g Putenkräuterlyoner	
30 g roher Schinken	
30 g Schmelzkäse (30% Fett i. Tr.)	
Dazu paßt: geraspelter Rettich	

9. Beispiel

1 Roggenbrötchen	2 BE
50 g Roggenschrotbrot	2 BE
10 g Streichfett oder	
20 g fettarmes Streichfett	
100 g Tatar, angemacht (Seite 56)	
30 g Romadurkäse (30% Fett i. Tr.)	
Dazu paßt: Feldsalat mit Tomaten und Zwiebelmarinade (Seite 98)	

10. Beispiel

Heringstopf nach Hausfrauenart (Seite 69)	
Dazu passen: 195 g frische Pellkartoffeln und	3 BE
als Dessert 160 g frische Erdbeeren oder entsprechend anderes Obst[+]	1 BE

[+] siehe Kohlenhydrat-Austauschtabelle

Was Sie noch wissen sollten

Hinter den Kostplänen und Rezepten steht unsere Erfahrung aus der Praxis, die wir beim Planen, Probieren und Schreiben dieses Buches zugrunde gelegt haben, ohne daß diese Voraussetzungen immer genannt werden. Zwei Ziele wurden bei der Zusammenstellung dieses Buches verfolgt: die Erkenntnisse der Ernährungslehre über eine richtige und gesunde Ernährung, wonach sich jeder nach seinem persönlichen Bedarf ernähren kann; der Wunsch nach geeigneten, im Alltag leicht realisierbaren Rezepten auch für Diabetiker.

Beide Ziele können nicht vollständig erreicht werden, da manchmal Widersprüche unvermeidbar sind. Die reine Ernährungslehre fordert im Extrem eine genaue Mengenabmessung und eine tagtäglich gleichbleibende Nährstoff- und Energiezufuhr zu allen Mahlzeiten. Dagegen führt der Wunsch nach einfach und rasch verwendbaren Rezepten zur Großzügigkeit, zur Vernachlässigung genauer Mengenabmessungen und zu einer mehr an der Küchentechnik als an den Forderungen der Diabetesbehandlung orientierten Ernährung. Die Lösung kann nur ein Kompromiß zwischen den Forderungen der Ernährungsmedizin und den Wünschen nach Zweckmäßigkeit im Alltag sein; eine solche Lösung wird weder Vertreter der reinen Ernährungslehre noch großzügige Praktiker voll befriedigen. In diesem Buch haben wir versucht, beiden Forderungen möglichst weitgehend gerecht zu werden. Als Benutzer dieses Buches können Sie sicher sein, daß Sie eine nach den Forderungen der Ernährungslehre gesunderhaltende und richtige Diät bekommen, die ohne besonderen Aufwand einfach und rasch zusammengestellt werden kann.

»Hinter« diesem Buch steht also eine große Zahl von allgemeingültigen Erkenntnissen, die die Ernährungslehre einerseits und die praktische Erfahrung aus der Küche andererseits geliefert haben. Die wichtigsten dieser Erkenntnisse wollen wir Ihnen stichwortartig – gewissermaßen als Informationsgrundlage für das Verstehen und Durchführen der Rezepte – erläutern:

● Der Diabetiker benötigt eine seinem Körpergewicht entsprechende tägliche Energiezufuhr. Wählen Sie nach Bestimmung Ihres persönlichen Energiebedarfs (Seite 13) den für Sie besten Kostplan!

● Bei allen Kostplänen wurde eine gesunde Zusammensetzung der Grundnährstoffe beachtet. Die sogenannten Nährstoffrelationen, die wir zugrunde gelegt haben, hatten zum Ziel, täglich 15–20% des Energiebedarfs durch Eiweiß, 35–40% durch Fett und etwa 40–45% durch Kohlenhydrate zu decken.

● Übermäßige Fettzufuhr fördert die Gewichtszunahme und sollte vermieden werden. Dies wurde bei der Zusammenstellung der Kostpläne und Rezepte berücksichtigt. Deshalb sollten Sie auch verschiedene Wurst- und Käsesorten wegen der großen Menge an verstecktem Fett meiden (siehe Seite 127). Die Verwendung von Fetten und Ölen mit mehrfach ungesättigten Fettsäuren ist daneben sicherlich nicht schädlich und möglicherweise nützlich, kann also auch empfohlen werden (zum Beispiel Sonnenblumenöl, Maiskeimöl, Safloröl und daraus hergestellte Margarine).

● Ballaststoffe, wie zum Beispiel in frischem Obst und Gemüse oder in Vollkornprodukten, sind wichtige Nahrungsbestandteile, die die Darmtätigkeit anregen. Die Rezepte sind möglichst ballaststoffreich gehalten.

● Die exakte Verteilung der Kohlenhydrate über mehrere Mahlzeiten ist auch das Grundprinzip dieses Buches, das Sie jederzeit beachten sollten. Die Kohlenhydrate werden in der Bundesrepublik Deutschland und in Österreich nach Broteinheiten (BE) berechnet; die Angabe der Kohlenhydratmenge in Gramm macht die Benutzung der Rezepte auch für Leser mit anderen Gewohnheiten, zum Beispiel in der Schweiz, möglich. Die Menge an Kohlenhydraten – also die Zahl der Broteinheiten – einer jeden Mahlzeit und eines jeden Gerichtes werden immer angegeben. Eine Definition der Broteinheit und vieler anderer Begriffe aus Ernährungslehre und Diätetik soll Ihnen beim Verständnis helfen.

Begriffe aus der Ernährungslehre und Diätetik

Ballaststoffe: unverdauliche Nahrungsbestandteile, die die Darmtätigkeit anregen und außerdem eine günstige Wirkung auf den Blutzuckerverlauf haben können.

Broteinheit: = BE, die Menge eines Nahrungsmittels, in der 12 Gramm Kohlenhydrate enthalten sind.

Was Sie noch wissen sollten

Diät: richtige und vollwertige, durch die Bedingungen einer Stoffwechselerkrankung geregelte Ernährung.

Eiweiß: Grundnährstoff, wichtiger Baustein für die Neubildung körpereigener Substanzen.

Energie: »Brennstoff« im Stoffwechsel, aus den Grundnährstoffen und aus Alkohol, gemessen in Joule oder Kalorien.

Fett: Grundnährstoff, wichtiger Energielieferant aus der Nahrung.

Fett i. Tr.: Fettgehalt in der Trockenmasse bei verschiedenen Käsesorten.

Grundnährstoffe: Eiweiß, Fett und Kohlenhydrate als Bestandteile der Nahrungsmittel.

Joule: im amtlichen Sprachverkehr vorgeschriebenes Maß für die Energie, genaue Bezeichnung Kilojoule (kJ).

Kalorie: seit Jahrzehnten gebräuchliches Maß für die Energie, genaue Bezeichnung Kilokalorie (kcal). 1 Kilokalorie entspricht etwa 4,2 Kilojoule.

Kohlenhydrate: Grundnährstoffe, wichtige Energieträger, für Diabetiker besonders wesentlicher Anteil in den Nahrungsmitteln, gemessen in Gramm oder in Broteinheiten (BE).

Mineralstoffe und Spurenelemente: Stoffe der Nahrung, ohne Energiegehalt, unter anderem Bausteine für Gerüstsubstanzen und Zellstrukturen.

Stoffwechsel: Umwandlung (Wechsel) von Nahrungsstoffen zu körpereigenen Substanzen und zu Energie.

Vitamine: Wirkstoffe, die der Organismus benötigt, aber nicht selbst herstellen kann.

● In den Rezepten werden die »anzurechnenden Kohlenhydrate« angegeben. Darüber hinaus enthalten einzelne Mahlzeiten noch weitere geringe Kohlenhydratmengen, die wir bei der Berechnung der Broteinheiten nicht berücksichtigt haben, zum Beispiel aus Gemüsesorten mit geringem Kohlenhydratanteil, aus Kohlenhydraten, die bei der Zubereitung der Rezepte hinzukommen, und aus nicht verdaulichen Kohlenhydraten.

● Der Energiegehalt (Joule oder Kalorien) kann auch innerhalb eines Kostplanes in geringen Grenzen schwanken, wenn Sie die zahlreichen genannten Beispiele für einen Mahlzeitenaustausch benutzen. Diese Schwankungen im Energiegehalt werden insbesondere erfahrenen Diabetikern auffallen, die eine sehr genaue Diabetesdiät kennen. Wir haben diese Differenzen bewußt in Kauf genommen, um unsere Rezepte praktikabel zu gestalten. Aber das soll Sie nicht irritieren: Auch bei unterschiedlicher Energiezufuhr durch die verschiedenen Beispiele für eine Mahlzeit kommt es – über längere Zeit bei wechselnder Auswahl aus dem Angebot – zu einer durchschnittlichen täglichen Energiezufuhr.

● Ein wichtiges Prinzip jeder Ernährungsberatung auch für Diabetiker ist der Hinweis darauf, daß man sich bei seiner Ernährung zwar nach einem Grundplan richten muß, daß man aber innerhalb dieses Planes gut variieren, das heißt austauschen kann. Dies ist auch ein Prinzip unseres Buches und war Grund für die zahlreichen Menüvorschläge und Rezepte.

● Die Rezepte wurden für 2 Personen zusammengestellt. Wenn Sie als Alleinstehender für sich kochen wollen, müssen Sie lediglich die Mengen in den Rezepten halbieren. Wenn Sie für eine größere Zahl von Personen kochen, läßt sich die Menge der einzelnen Zutaten in den Rezepten mühelos entsprechend umrechnen. Gewürze sollten Sie dann allerdings nicht einfach verdoppeln, sondern nach Geschmack zufügen.

● Viele Diabetiker wollen und sollen an Gewicht abnehmen, sie müssen auf manche Gerichte und Rezepte in diesem Buch verzichten; das ist dann bei den Rezepten besonders vermerkt. Andererseits können viele Mahlzeiten und Rezepte gerade für Diabetiker, die abnehmen wollen, empfohlen werden, auch dafür finden sich Hinweise bei den Rezepten. Die Kostpläne 1200 und 1500 sind speziell zur Gewichtsabnahme geeignet.

● Alle Mahlzeiten und Rezepte sind genau auf ihren Nährstoff- und Energiegehalt abgestimmt und ausprobiert worden. Deshalb ist eine nachträgliche Variation innerhalb eines Rezeptes meist nicht sehr günstig. Nur wenige Nahrungsmittel können ohne Schwierigkeit noch innerhalb eines Rezeptes gegeneinander ausgetauscht werden, zum Beispiel Brot gegen Knäckebrot.

● Die umfangreiche Rezeptauswahl (S. 50 ff.) bietet hauptsächlich Vorschläge für das Mittag- und das Abendessen. Für den Diabetiker sind aber auch das 1. Frühstück und alle Zwischenmahlzeiten wichtig.

Diese meist »kalten« und »trockenen« Gerichte finden Sie als Übersicht bei den einzelnen Kostplänen.
• Bei den Rezepten werden Hinweise auf den entsprechenden Kostplan und das gesamte Menü gegeben.
• Innerhalb der Rezepte werden neben genauen Maßangaben oft auch Küchenmaße wie Eßlöffel und Teelöffel verwendet. Die annähernde Größe dieser Maße sollten Sie kennen (Seite 49).
• Viele Tips bei den Rezepten sollen Ihnen zusätzlich bei der Zubereitung helfen oder zu einer Abwechslung anregen.
• Bedenken Sie, daß Salzen und Würzen eine individuelle Sache ist. Deshalb können Sie von den angegebenen Gewürzen zunächst stets etwas weniger nehmen und dann nach Geschmack leicht nachwürzen. Salz sollten Sie überhaupt nur sehr sparsam verwenden. Im Übermaß führt es bei vielen Menschen zum Bluthochdruck. Bei vorhandenem Bluthochdruck sollten Sie besonders salzarm essen.
• Zum Süßen haben wir jeweils für Diabetiker – und für das Rezept – geeignete Süßungsmittel (Zuckeraustauschstoffe, Süßstoffe oder Mischungen aus beidem) empfohlen. Eine Übersicht finden Sie auf Seite 115.
• Bei den einzelnen Rezepten haben wir nur selten einmal Hinweise auf ein passendes Getränk gegeben. Als Diabetiker sollten Sie wissen, welche Getränke für Sie ohne oder mit Anrechnung erlaubt und welche verboten sind (Seite 48). Rezepte für einige besondere Getränke haben wir Ihnen auf Seite 123 ff. zusammengestellt.
• In die Küche des Diabetikers gehört eine gewisse Grundausstattung:

Was in die Küche des Diabetikers gehört

Unbedingt sollten vorhanden sein:
• der Diätplan,
• eine exakte Waage, die das Gewicht von Nahrungsmitteln auf 5 Gramm genau bestimmt,
• mehrere Meßbecher, die mit einer Einteilung für Gramm (g), Kubikzentimeter (ccm) oder Milliliter (ml) versehen sind,

• weitere übliche Küchengeräte, deren Fassungsvermögen Sie abgemessen beziehungsweise abgewogen haben und dann genau kennen (Löffel, Kelle, Tasse, Becher und so weiter).

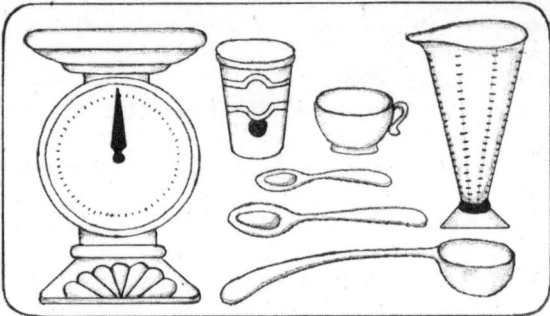

Eine exakte Waage, verschiedene Meßbecher und Maßgefäße, deren Fassungsvermögen Sie genau kennen, sind unerläßlich.

Empfehlenswert sind außerdem:
• kunststoffbeschichtete Pfannen und Töpfe, Tontopf (Römertopf),
• Aluminiumfolie (Alufolie), Backfolie, Bratbeutel,
• Dampfdrucktopf (Schnellkochtopf), Grillgerät.
• Edelstahltöpfe mit Akkutherm-Compact-Böden, in denen man ohne Zusatz von Wasser und Fett garen kann.

Tips für die Küche des Diabetikers

Die Diät des Diabetikers ist eine gesunde und richtige Ernährung, aber auch eine einfache und normale Aufgabe in der Küche. Diabetiker müssen nicht anders kochen, sie brauchen sich ihre Mahlzeiten auch nicht abgesondert von ihren Familienangehörigen zuzubereiten.

In einigen Situationen muß der Diabetiker aber ganz besonders aufmerksam sein und sich vielleicht anders verhalten als ein Nichtdiabetiker. Grundsätzlich gelten auch in diesen Situationen die Diätregeln für Diabetiker (Seite 13).

Die Ernährung bei wechselnder körperlicher Belastung

Körperliche Belastungen kommen auf den Diabetiker bei sportlicher Aktivität oder im Alltag, zum Beispiel beim Hausputz und bei saisonbedingter größerer Gartenarbeit, zu. Solche körperlichen Belastungen können aber die sonst erreichte Abstimmung von Nahrungszufuhr, Medikamentenwirkung und Muskelarbeit stören (siehe Seite 11 ff.). Deshalb müssen Sie dann für einen Ausgleich sorgen.

Ein solcher Ausgleich bei unerwarteter körperlicher Mehrbelastung ist besonders wichtig für insulinspritzende Diabetiker. Sie sollten vorsorglich vor Beginn der körperlichen Mehrbelastung zusätzlich kohlenhydrathaltige Nahrungsmittel zu sich nehmen. Geübte Diabetiker nennen diese zusätzliche Kohlenhydratzufuhr etwas ungenau »Sport-BE« (siehe Seite 44 zu BE = Broteinheit). Sollten danach dennoch Zeichen einer Unterzuckerung (siehe Seite 11) auftreten – das kommt ohne zusätzliche Kohlenhydratzufuhr sehr viel leichter einmal vor –, dann können Sie sich durch die Aufnahme von reinem Zucker (Haushaltszucker oder Traubenzucker, etwa 2–4 Stücke) helfen. Sonst ist Zucker für Diabetiker tabu.

Ein genereller Mehrbedarf an kohlenhydrathaltigen Nahrungsmitteln kann auch nötig werden, wenn der Diabetiker regelmäßig zu einer bestimmten Zeit des Tages zu Unterzuckerungsreaktionen neigt, zum Beispiel gegen Mittag, wenn der zeitliche Abstand zwischen dem 2. Frühstück und dem Mittagessen zu groß wird. Die Einführung eines 3. Frühstücks kann in einer solchen Situation helfen.

Diese manchmal notwendigen Änderungen Ihres Kostplanes können Sie sicher selbst gut beurteilen. Besprechen Sie Änderungen aber mit dem Arzt, der die Weiterbehandlung Ihres Diabetes steuert.

Wie verhält man sich, wenn andere Krankheiten dazukommen?

Viele Diabetiker haben noch weitere, oft chronische Krankheiten, zum Beispiel einen erhöhten Blutdruck, eine Herzschwäche oder erhöhte Blutfette. Diese Krankheiten erfordern eine dauernde Kontrolle und vielfach eine medikamentöse Behandlung, manchmal aber auch die Beachtung zusätzlicher Ernährungsempfehlungen. Bei Bluthochdruck oder Herzschwäche ist die Einschränkung der Salzzufuhr wichtig. Sind die Blutfettwerte erhöht, dann sollte immer für eine gute Diabeteseinstellung gesorgt werden, bevor man zusätzliche Medikamente nimmt.

Was ist zu tun, wenn man nichts essen kann?

Hohes Fieber, Magen-Darm-Verstimmungen mit Übelkeit und Erbrechen oder eine Appetitlosigkeit können dazu führen, daß man nichts essen kann. Der Diabetiker, der Insulin benötigt, muß auch in dieser Situation weiterhin Insulin spritzen. Für die notwendige Zufuhr von Kohlenhydraten (siehe Seite 45) gibt es einige Möglichkeiten: Man kann kleine Flüssigkeitsmengen mit darin gelöstem Zucker, zum Beispiel Tee oder Wasser, trinken oder versuchen, Haferbrei oder Haferschleim zu essen.

Wenn also eine Nahrungszufuhr nicht mehr möglich erscheint, weiterhin aber Insulin gespritzt werden muß, ist alles, was der Diabetiker tut, nur Erste Hilfe, bis der Arzt kommt. Ärztliche Entscheidung und Versorgung sind in dieser Situation immer erforderlich.

Tips für die Küche des Diabetikers

Ratschläge für das Essen außer Haus

Beim Essen außer Haus sollten Sie wissen, was und wieviel Sie nach Ihrem Kostplan essen und trinken dürfen. Dann können Sie zum Beispiel im Restaurant ohne große Schwierigkeit die richtige Auswahl aus dem Angebot treffen. Bei Einladungen erkennen Sie ungeeignete Nahrungsmittel und Speisen, auf die Sie sicher auch ohne Kränkung des Gastgebers gut verzichten können. Ausnahmen nach dem Motto »einmal ist keinmal« sollte der Diabetiker auch außer Haus unbedingt vermeiden.

Bei der Planung des Urlaubs sind Orte zu empfehlen, deren Pensionen oder Hotels eine Diätküche für Diabetiker haben. Alle Häuser, die eine einwandfreie Diätverpflegung anbieten, führen das Gütezeichen »Diätverpflegung (RAL)«.

Beim Essen auf Reisen kann man die Diabetesdiät leichter einhalten, wenn man die Mahlzeiten nach der Speisekarte auswählt und keine »Vollpension« bucht. Besonders leicht wird die konsequente Weiterführung der Diät aber bei Ferien mit eigener Kochgelegenheit sein.

Im Ausland ist das Nahrungsmittelangebot dem Diabetiker oft fremd, er kann die angebotenen Nahrungsmittel nicht gut nach ihrer Menge abschätzen. Am besten informieren Sie sich vor einer geplanten Reise ins Ausland über die dortigen Ernährungsgewohnheiten, um sich so gezielt auf die unbekannte Ernährung vorzubereiten. Damit Sie auch zu Hause einige ausländische Spezialitäten, abgestimmt auf die Diabeteskost, genießen können, haben wir besonders beliebte Rezepte in dieses Kochbuch aufgenommen.

Getränke für Diabetiker

Bei der Auswahl seiner Getränke kann sich der Diabetiker nach den gleichen Regeln richten, die auch für die Wahl der festen Nahrungsmittel gelten (Seite 13). Energie-(joule-/kalorien-)freie Getränke können Sie in unbegrenzten Mengen trinken, sie enthalten keine Nährstoffe. Für Diabetiker »unter Anrechnung begrenzt erlaubte« Getränke enthalten Kohlenhydrate und zum Teil auch Fett und Eiweiß und damit Energie. Die Milch ist ein besonderes Beispiel für diese Gruppe von Getränken.

Limonaden, Cola-Getränke und andere mit Zuckerzusatz hergestellte Getränke (Fruchtsaftgetränke) sind für Diabetiker ebenso ungeeignet wie Obstsirupe und sogenannte Obstdicksäfte mit einem hohen Anteil an Kohlenhydraten. Dagegen kann man selbstgepreßte Obstsäfte ohne Zuckerzusatz in kleinen, berechneten Mengen trinken – Berechnung bedeutet in diesem Fall, daß Sie den darin enthaltenen Kohlenhydratanteil im Rahmen Ihres Kostplans berücksichtigen.

Bei der Alkoholauswahl spielt der Gehalt an Kohlenhydraten und an Energie eine wichtige Rolle. Für Diabetiker geeignet ist eine ganze Reihe von alkoholhaltigen Getränken (Seite 128). Im Kapitel »Köstliche Getränke« auf Seite 123 haben wir auch einige Rezepte für alkoholische Getränke zusammengestellt. Bedenken Sie aber beim Genuß, ob Sie nicht – wegen einer eventuell bestehenden Lebererkrankung – jeden Alkohol zu Ihrem eigenen Nutzen vermeiden sollten.

So kaufen Sie günstig ein

Der Zuckerkranke lebt sicher etwas teurer als der Nichtdiabetiker. Die Mehrkosten für Ihre Diät können aber oft gesenkt werden, wenn Sie geschickt einkaufen. So sind die erhöhten Kosten für magere Fleischsorten, die teurer sind als fette Stücke, leicht auszugleichen, wenn Sie immer auf Sonderangebote achten. Sie können auch im großen einkaufen und das Fleisch im Gefriergerät, in Portionen zerteilt, lagern. Ebenso sollten Sie sich beim Gemüseeinkauf an die günstigeren Angebote halten, die gerade der Jahreszeit entsprechen. Wenn Sie außerdem preiswerte magere Käsesorten, die ohnehin für Diabetiker günstiger sind, anstelle eines teuren Käses (der auch noch zu fetthaltig sein mag) kaufen, dann gleicht auch dies wieder unvermeidbare Mehrausgaben aus. – Über einige »besondere Zutaten« für Diabetiker, die wir in unseren Rezepten verwendet haben, können Sie Näheres auf Seite 125 f. nachlesen.

Tips für die Küche des Diabetikers

Vor dem Start zu lesen

Nach den folgenden Rezepten können Sie sofort kochen, auch wenn Sie keine großen küchentechnischen Vorkenntnisse haben. Dabei sollten Sie aber auf einige Punkte besonders achten, damit Sie einerseits Freude am Kochen und am Essen haben und andererseits auch das Richtige für Ihre Ernährung, Ihre Diät, tun.

• Beachten Sie immer, daß das von Ihnen gewählte Rezept auch in Ihren persönlichen täglichen Kostplan paßt. Schlagen Sie im Zweifelsfall lieber noch einmal an Ort und Stelle nach (Kostpläne, Mahlzeitenverteilung und Rezeptvorschläge auf den Seiten 15 bis 43).

• Nehmen Sie sich ausreichend Zeit. Es kann sein, daß Sie ohne Übung beim Zubereiten zunächst etwas langsamer sind, mehr Zeit brauchen, als im Rezept angegeben ist.

• Berechnen Sie, bevor Sie mit der Zubereitung anfangen, die Menge der Zutaten für die Personenzahl, für die Sie kochen wollen.

• Stellen Sie alle Zutaten für das Rezept und für die empfohlenen Beilagen vorher bereit, ebenso alle für den Arbeitsablauf benötigten Küchengeräte.

• Erledigen Sie Punkt für Punkt exakt den dargestellten Rezeptablauf, dann gelingt das Rezept sicher.

• Beachten Sie die im Rezept angegebenen Herdtemperaturen.

• Sie finden in den Rezepten einige weniger bekannte Zutaten und küchentechnische Begriffe mit einem * versehen. Hierzu lesen Sie die Erklärung unter »Küchenwissen im Überblick« auf Seite 125.

• Wer noch wenig Erfahrung hat, der sollte vor Kochbeginn das gewählte Rezept ganz lesen und sich nötige Zusatz-Informationen schon vorher in den Sachkapiteln holen. Der Kochvorgang wird dann nicht unterbrochen.

• Kochen Sie so oft wie möglich, denn je mehr Sie kochen, um so mehr wachsen Ihre Fertigkeiten. Und je mehr Sie darüber verfügen, desto größer wird auch Ihr Koch-Vergnügen!

Maße und Gewichte

In jeden Diabetiker-Haushalt gehört eine Waage zum Abwiegen der festen Nahrungsmittel. Sie sollte das Gewicht auf 5 Gramm genau angeben.

Für Flüssigkeiten wie Öl, Sahne oder Milch verwendet man Meßbecher, die mit Gramm- und Kubikzentimetereinteilung (ccm) versehen sind.

Auch Löffel und Tassen können als Maß verwendet werden. Sie sollten allerdings zu Anfang die Waage zu Hilfe nehmen, um den Inhalt eines Löffels oder einer Tasse genau festzustellen. Später müssen stets der gleiche Löffel und die gleiche Tasse verwendet werden.

Häufig gebrauchte Mengen

	1 gestr. Teelöffel	1 gestr. Eßlöffel
Backpulver (Päckchen = 18 g)	3 g	–
Butter, Margarine	5 g	15 g
Käse, gerieben	3 g	10 g
Diabetiker-Marmelade oder -Gelee	–	25 g
Meerrettich, gerieben	5 g	15 g
Öl	5 g	10 g
Salz	5 g	15 g
Wasser, Milch, Wein	5 g	15 g
flüssiger Süßstoff	5 g	15 g
Dickmilch (handelsübliche Mengen 250 ccm, 500 ccm)	–	20 g
Joghurt (handelsübliche Mengen 125 ccm, 150 ccm, 175 ccm, 200 ccm, 250 ccm)	–	20 g
saure Sahne (handelsübliche Mengen 200 ccm, 250 ccm)	–	20 g

Backtemperaturen

Grad Celsius entsprechen	Schaltstufe
150–175	1–2
175–200	2–3
200–225	3–4
225–250	4–5

Für morgens und abends

Viele Untersuchungen haben bestätigt, daß wir unsere Frühstücksgewohnheiten nur ungern ändern – aus zeitlichen, praktischen oder geschmacklichen Gründen. Mit Hilfe der 10 Vorschläge in Ihrem Kostplan können Sie Ihr Frühstück und Ihr Abendessen abwechslungsreicher gestalten. Sie können sich aber auch ein oder zwei Frühstücke auswählen und dabei bleiben, was für die Kleinfamilie mit eventuell zwei berufstätigen Personen einfacher ist, da es weniger Zeit kostet. Kohlenhydrathaltige Nahrungsmittel wie Brot, Getreideflocken und Obst sind nicht nur wegen ihres Gehaltes an Vitaminen, Mineralstoffen und Spurenelementen wichtige Bestandteile von Frühstück und Abendessen, sie tragen auf Grund ihres Ballaststoffgehaltes auch zu einer geregelten Verdauung bei. Wegen des hohen Ballaststoffgehaltes sollten Diabetiker möglichst Vollkornbrot bevorzugen. Außerdem kommt es bei manchen Diabetikern nach dem Genuß von Vollkornbrot zu einem geringeren Blutzuckeranstieg als nach dem Genuß von Weißbrot.

Ganz einfach · Vitaminreich

Müsli mit Obst

Zutaten für 2 Personen:
40 g kernige Haferflocken · etwa 100 g Apfel mit Schale · 1–2 Eßl. frisch ausgepreßter Zitronensaft · etwa 1 Becher Trinkmilchjoghurt (125–150 g) · 4 Teel. geriebene Haselnüsse (20 g) · flüssiger Süßstoff*

Nährstoffgehalt für 1 Person: etwa 9 g Eiweiß, 12 g Fett, 27 g Kohlenhydrate, 24 g anzurechnende Kohlenhydrate = 2 BE, 1060 Joule/250 Kalorien
Zubereitungszeit: 10–15 Minuten

So wird's gemacht: Die Haferflocken in eine Schüssel geben. Den Apfel waschen, vierteln, vom Kernhaus befreien, mit der Schale grob raspeln und mit etwas Zitronensaft beträufeln. Zu den Haferflocken geben. Den Joghurt mit dem Zitronensaft und den Nüssen glattrühren und mit einigen Spritzern flüssigem Süßstoff abschmecken. Die Joghurtsauce über die Haferflocken und die geraspelten Äpfel gießen. Leicht vermengen, abschmecken und sofort servieren.
Variante: Statt Apfel kann der Jahreszeit entsprechend anderes Obst verwendet und mit Hilfe der Kohlenhydrat-Austauschtabelle (Seite 127) berechnet werden.

Preiswert · Schnell

Haferflockenbrei

Haferflockenbrei eignet sich gut für Diabetiker mit einer Magen- oder Darmerkrankung oder wenn man, zum Beispiel nach einem Zahnarztbesuch, nicht gut kauen kann.

Zutaten für 2 Personen:
200–250 ccm Wasser · 60 g Haferflocken · 250 ccm Trinkmilch (3,5% Fett) · 20 g Kochfett* · Salz · eventuell flüssiger Süßstoff*

Nährstoffgehalt für 1 Person: etwa 8 g Eiweiß, 15 g Fett, 26 g Kohlenhydrate, 24 g anzurechnende Kohlenhydrate = 2 BE, 1100 Joule/260 Kalorien
Zubereitungszeit: 8–10 Minuten

So wird's gemacht: Das Wasser zum Kochen bringen. Die Haferflocken hineingeben und kurz aufkochen. Die Milch zufügen und die Haferflocken bei milder Hitze gar ziehen lassen. Das Kochfett unterrühren und den Haferflockenbrei mit Salz und nach Belieben mit einigen Spritzern flüssigem Süßstoff abschmecken.

Das paßt dazu: Kompott mit Süßstoff, wenn die vorgeschriebene Kohlenhydratmenge es erlaubt.

Variante: Der Haferflockenbrei kann auch ohne Milch nur in Wasser gekocht werden. Für die 1 BE Milch kann kalorienarme Diabetiker-Marmelade oder Kompott mit Süßstoff zum Brei gegeben werden. Statt 20 g Kochfett können Sie dann 40 g verwenden. So ist der Haferflockenbrei beim 1. Frühstück der 1500-Kalorien-Kost berechnet.

Schnell

Schnell

Fruchtjoghurt oder -dickmilch

Zutaten für 2 Personen:
2 Becher fettarmer Joghurt (etwa 250–300 ccm) oder 250 ccm fettarme Dickmilch · 1 BE frisches Obst, der Jahreszeit entsprechend (siehe Kohlenhydrat-Austauschtabelle Seite 127) oder Kompott, mit Süßstoff gesüßt · je nach Obstsorte eventuell frisch ausgepreßter Zitronensaft und einige Spritzer flüssiger Süßstoff*

Nährstoffgehalt für 1 Person: etwa 5 g Eiweiß, 2 g Fett, 12 g Kohlenhydrate, 12 g anzurechnende Kohlenhydrate = 1 BE, 355 Joule/90 Kalorien
Zubereitungszeit: 5–10 Minuten

So wird's gemacht: Den Joghurt oder die Dickmilch glattrühren, mit frisch gepreßtem Zitronensaft und ein paar Spritzern flüssigem Süßstoff abschmecken. Das Obst waschen, eventuell schälen und kleinschneiden. Das Obst zum Joghurt oder zu der Dickmilch geben, nochmals abschmecken. Die Creme gleichmäßig in zwei Schälchen verteilen.

Varianten: Wer's lieber mag, nimmt Joghurt oder Dickmilch aus dem Becher (nicht verrühren) und gibt das Obst obenauf.
Das I-Tüpfelchen bei Fruchtjoghurt oder -dickmilch bilden 2 Teelöffel Rum oder Kirschwasser – allerdings bedeutet das zusätzlich 70 Joule/20 Kalorien pro Person.

Ganz einfach

Fruchtschaum

Zutaten für 2 Personen:
2 Blatt Gelatine oder 4 g gemahlene Gelatine* · 200 ccm roter Johannisbeersaft (ohne Zuckerzusatz) · flüssiger Süßstoff* · 1 Eiklar

Nährstoffgehalt für 1 Person: etwa 3 g Eiweiß, kein Fett, 12 g Kohlenhydrate, 12 g anzurechnende Kohlenhydrate = 1 BE, 270 Joule/65 Kalorien
Zubereitungszeit: 15 Minuten
Gelierzeit: 3–4 Stunden

So wird's gemacht: Die Gelatine 3–4 Minuten in wenig kaltem Wasser einweichen, dann im Wasserbad erhitzen und auflösen. Den Johannisbeersaft mit flüssigem Süßstoff abschmecken. Den Fruchtsaft langsam in die aufgelöste Gelatine geben, gut durchrühren und kalt stellen. Wenn das Gelee zu stocken beginnt, das Eiklar zu steifem Schnee schlagen, unterheben und den Fruchtschaum gleichmäßig in zwei Schälchen verteilen.

Unser Tip: Das Eigelb kann zum Beispiel zur Zubereitung von Tatar, Quarkmayonnaise oder als Einlage für eine Brühe verwendet werden. Es hält sich zugedeckt 2–3 Tage im Kühlschrank frisch. Eigelb kann man auch einfrieren; es wird verquirlt, bevor man es ins Gefriergerät gibt.

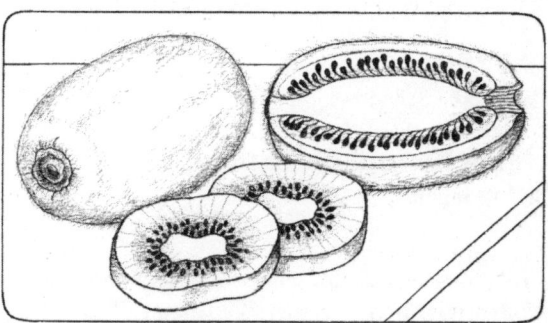

Kiwis schmecken süßsäuerlich, fast wie Stachelbeeren. Sie sind sehr vitaminreich. Die kleinen schwarzen Kerne kann man mitessen.

Vitaminreich · Sehr festlich

Bunter Obstsalat

Zutaten für 2 Personen:
90 g frische Ananas · 55 g Kiwi · 80 g Erdbeeren · 1 Teel. frisch ausgepreßter Zitronensaft · einige Spritzer flüssiger Süßstoff*

Feinschmecker lieben Blattspinat. In eine lockere Omelette ▷
gefüllt, paßt er vorzüglich als Abendmahlzeit. Rezept
unten

Nährstoffgehalt für 1 Person: etwa 1 g Eiweiß,
kein Fett, 12 g Kohlenhydrate, 12 g anzurechnende
Kohlenhydrate = 1 BE, 250 Joule/60 Kalorien
Zubereitungszeit: 10–15 Minuten

So wird's gemacht: Die Ananas waschen, schälen
und in feine Stifte schneiden. Die Kiwi waschen,
schälen und in Scheiben schneiden. Die Erdbeeren
vorsichtig waschen, entstielen und je nach Größe
zerkleinern. Den Zitronensaft mit 1–2 Spritzern flüssigem Süßstoff über das Obst geben und leicht
vermengen. Den Obstsalat gleichmäßig in zwei
Schälchen verteilen und servieren.

Varianten: 2 Teelöffel Rum, Kirschwasser oder Co-
gnac verfeinern den Obstsalat, erhöhen aber den
Energiegehalt um 70 Joule/20 Kalorien pro Person.
Wird etwa 1 Teelöffel geraspelte Nüsse oder Mandeln über den Obstsalat gestreut, erhöht sich der
Energiegehalt um 140 Joule/30 Kalorien pro Person.

Preiswert · Schnell

Omelette mit Blattspinat
Bild gegenüber

Zutaten für 2 Personen:
2 Teel. feingehackte Zwiebel · 30 g Kochfett* · 450 g
frischer oder tiefgefrorener Blattspinat · Salz · weißer Pfeffer · geriebene Muskatnuß · 4 Eier · 4 Eßl.
Wasser

Nährstoffgehalt für 1 Person: etwa 20 g Eiweiß,
25 g Fett, 6 g Kohlenhydrate, keine anzurechnenden Kohlenhydrate = 0 BE, 1380 Joule/330 Kalorien
Zubereitungszeit: 35–40 Minuten

So wird's gemacht: Die Zwiebeln in 20 g Kochfett
glasig braten. Den frischen oder tiefgefrorenen Spinat dazugeben und bei milder Hitze in etwa 15
Minuten auftauen, anschließend 4–5 Minuten garen.
Das Salz zufügen. Den fertigen Spinat mit frisch
gemahlenem Pfeffer und Muskatnuß abschmecken.

Die Eier aufschlagen, mit dem Wasser und Salz
verquirlen. Die Hälfte der restlichen Fettmenge in
einer kunststoffbeschichteten Pfanne erhitzen, die
Hälfte der Eimasse hineingießen und stocken lassen;
sie muß auf der Unterseite hellbraun und auf der
Oberseite trocken sein. Die Omelette vorsichtig auf
einen vorgewärmten Teller gleiten lassen. Die Hälfte
des Spinates daraufgeben, zuklappen und warm stellen. Die zweite Omelette ebenso backen und füllen. Die Omeletten sofort servieren.

Das paßt dazu: Petersilienkartoffeln und als Nachspeise frisches Obst je nach Jahreszeit – entsprechend der Kohlenhydratverordnung.

Variante: Statt mit Blattspinat kann man die Omelette mit frischem Spargel oder Spargel aus der Dose
füllen.

Preiswert · Ganz einfach

Rührei mit Schnittlauch

Zutaten für 2 Personen:
20 g Kochfett* · 2 Eier · 2 Eßl. Wasser · Salz · Pfeffer · 2 Teel. feingeschnittener Schnittlauch

Nährstoffgehalt für 1 Person: etwa 7 g Eiweiß, 14 g
Fett, keine Kohlenhydrate, keine anzurechnenden
Kohlenhydrate = 0 BE, 650 Joule/150 Kalorien
Zubereitungszeit: 10 Minuten

So wird's gemacht: Das Kochfett in einer Pfanne
erhitzen. Die Eier mit dem Wasser verquirlen und
mit Salz und Pfeffer abschmecken. Die Eimasse in
das siedende Fett geben, bei milder Hitze stocken
lassen und leicht umrühren. Die Rühreier mit dem
Schnittlauch bestreuen und sofort servieren.

Varianten: Das Rührei kann abgewandelt werden,
indem man enthäutete Tomaten* (in Scheiben) oder
Champignonscheiben – mit oder ohne Zwiebelwürfel – in Fett brät, die Eimasse darübergießt und
stocken läßt.

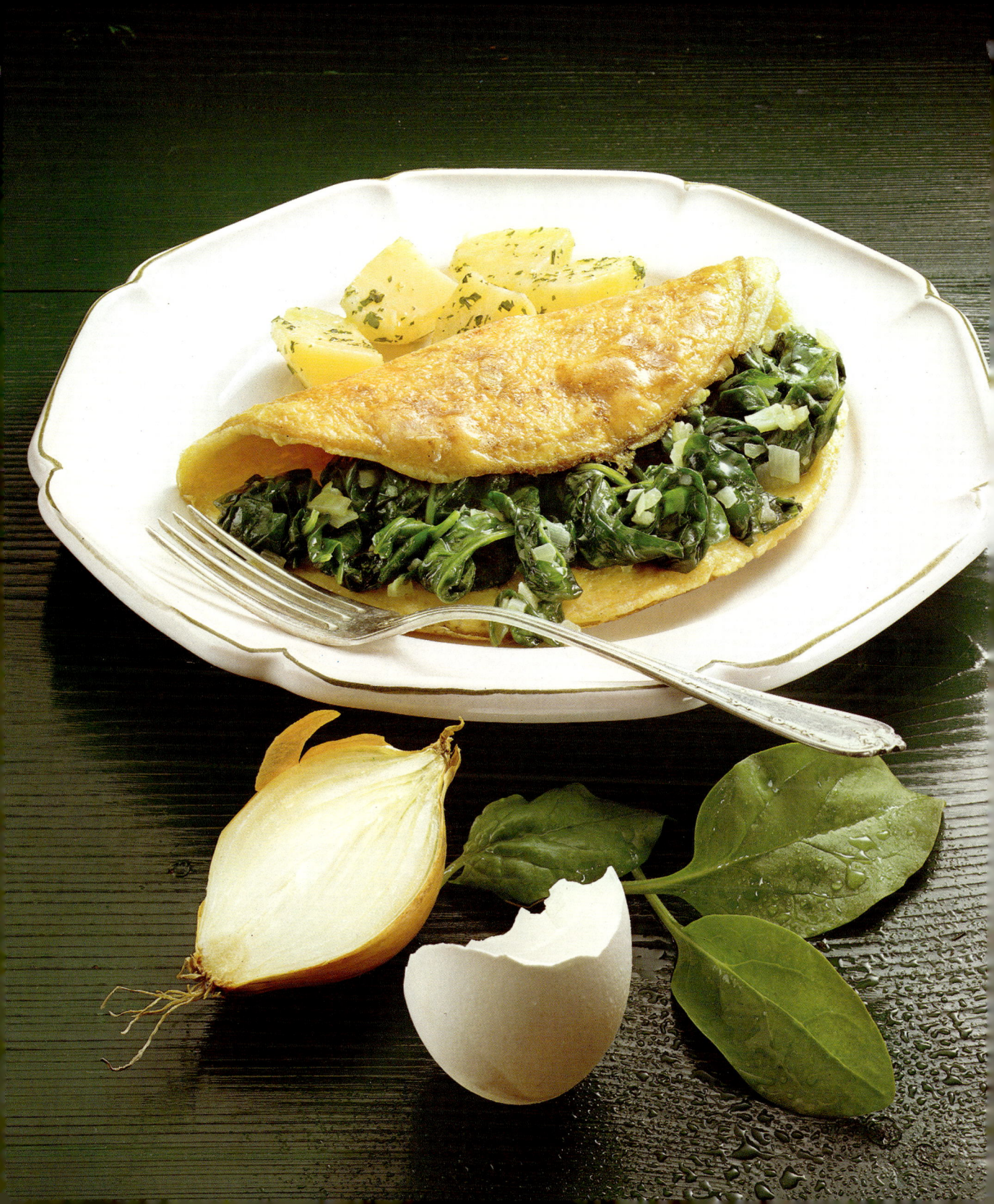

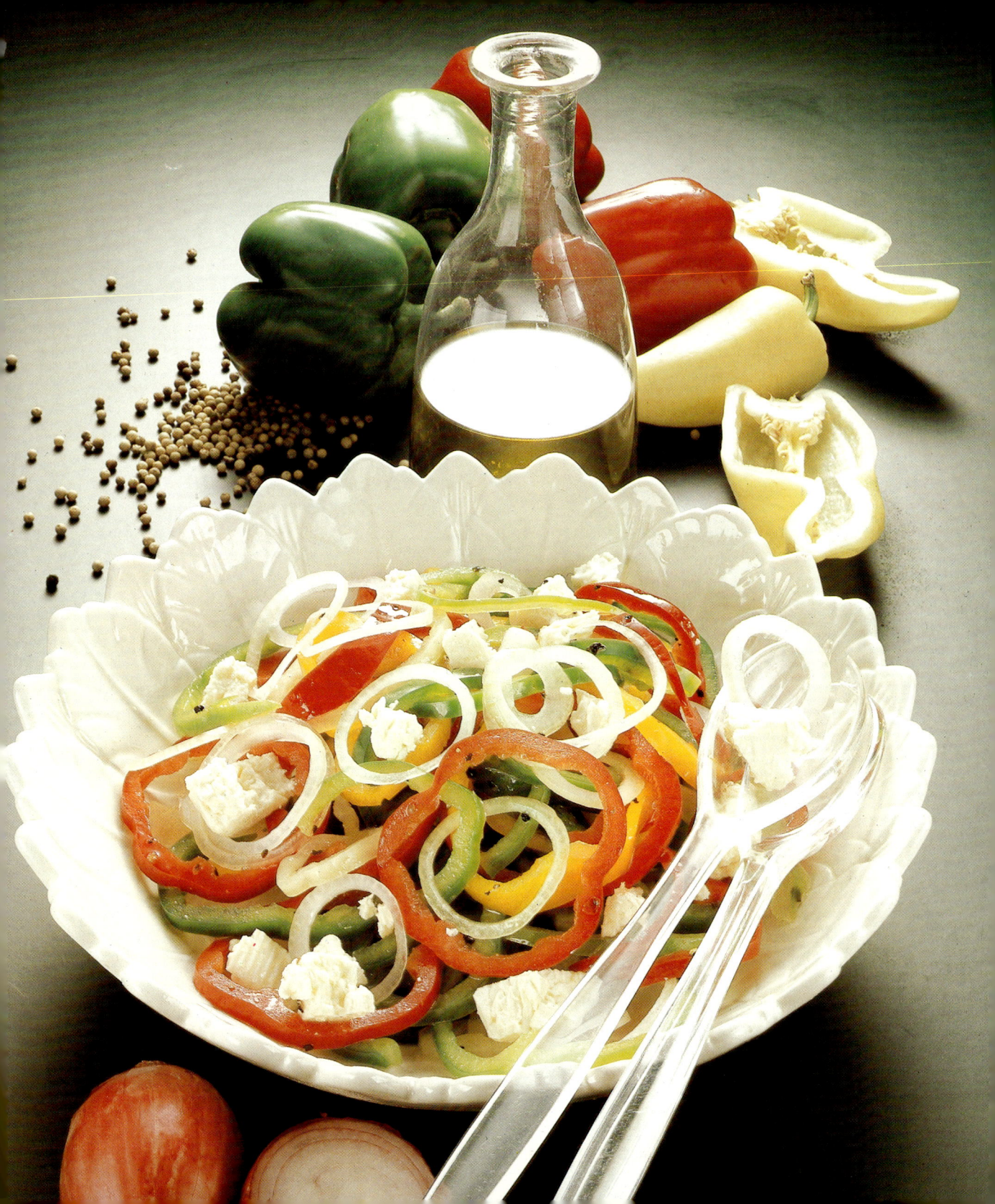

◁ Balkansalat ist ein Genuß für Kenner. Durch den Schafkäse bekommt er seine typische Note. Rezept Seite 104

Schnell · Ganz einfach

Spiegelei auf Tomatentoast

Zutaten für 2 Personen:
2 kleine Tomaten · 2 Blätter Kopfsalat · 2 Scheiben Weizentoastbrot zu je 50 g · 2 Eier · 20 g Kochfett* · Salz · Pfeffer

Nährstoffgehalt für 1 Person: etwa 12 g Eiweiß, 16 g Fett, 27 g Kohlenhydrate, 24 g anzurechnende Kohlenhydrate = 2 BE, 1260 Joule/300 Kalorien
Zubereitungszeit: etwa 10 Minuten

So wird's gemacht: Die Tomaten waschen und in Scheiben schneiden. 2 Blätter Kopfsalat waschen und trocknen. Das Brot toasten, mit je 1 Salatblatt und den Tomatenscheiben belegen. Die Eier in eine Pfanne mit siedendem Fett aufschlagen und bei milder Hitze stocken lassen. Die Spiegeleier salzen, pfeffern und mit einem Pfannenheber auf die Tomatenscheiben gleiten lassen. Sofort servieren.

Für Reduktionskost nicht geeignet

Frankfurter grüne Sauce mit Eiern

Die grüne Sauce schmeckt auch gut zu Rindfleisch.

Zutaten für 2 Personen:
4 Eier · 1 Kräutersträußchen aus Borretsch, Dill, Estragon, Kerbel, Kresse, Schnittlauch, Sauerampfer, Pimpinelle, Petersilie · 250 ccm Trinkmilchjoghurt oder Dickmilch · 3 Eßl. saure Sahne (10% Fett) · Salz · frisch gemahlener weißer Pfeffer · flüssiger Süßstoff*

Nährstoffgehalt für 1 Person: etwa 20 g Eiweiß, 20 g Fett, 7 g Kohlenhydrate, 6 g anzurechnende Kohlenhydrate = ½ BE, 1190 Joule/290 Kalorien
Zubereitungszeit: 35 Minuten

So wird's gemacht: Die Eier in 10 Minuten hart kochen, abschrecken, schälen und abkühlen lassen.

Die Kräuter verlesen, waschen, gut abtropfen lassen. Alle Kräuter feinhacken und den Schnittlauch feinschneiden. Den Joghurt oder die Dickmilch mit der sauren Sahne glattrühren, mit Salz, Pfeffer und Süßstoff abschmecken. 3 Eier halbieren, 1 Ei feinwürfeln. Die Kräuter und das gewürfelte Ei unter die Sauce rühren. Die Sauce kurz durchziehen lassen, nochmals abschmecken. Zu den Eihälften servieren.

Das paßt dazu: frische Pellkartoffeln entsprechend der Kohlenhydratverordnung. Als Dessert paßt im Frühjahr ein Rhabarberkompott (mit Süßstoff gesüßt) ohne Kohlenhydratanrechnung dazu.

Unser Tip: Die grüne Sauce schmeckt auch ohne die gewürfelten Eier und Eihälften; man spart dann 690 Joule/160 Kalorien. Für diese Energiemenge kann man ein Stück mageres gekochtes oder gegrilltes Rindfleisch dazu essen (etwa 80–100 g).
Die Kräuter lassen sich – bis auf den Schnittlauch – mit etwas Joghurt im Mixer zerkleinern.

Schnell · Für das kräftige Frühstück

Überbackener Schinkentoast

Zutaten für 2 Personen:
2 kleine Tomaten · 2 Scheiben Weizentoastbrot zu je 50 g · 80 g gekochter Schinken (etwa 2 Scheiben) · Pfeffer · 2 gehäufte Teel. geriebener Parmesankäse · 10 g Kochfett*

Nährstoffgehalt für 1 Person: etwa 16 g Eiweiß, 16 g Fett, 27 g Kohlenhydrate, 24 g anzurechnende Kohlenhydrate = 2 BE, 1330 Joule/320 Kalorien
Zubereitungszeit: 10–15 Minuten

So wird's gemacht: Die Tomaten waschen und in Scheiben schneiden. Das Brot toasten und mit dem gekochten Schinken belegen. Die Tomatenscheiben darauflegen, pfeffern, mit dem Parmesankäse bestreuen und Fettflöckchen darauf verteilen. Die Toastbrote unter den vorgeheizten Grill geben, bis der Käse schmilzt. Sofort servieren.

Etwas teurer · Braucht etwas Zeit

Krabbensalat

Zutaten für 2 Personen:
150 g Krabben (frisch oder Dose) · 50 g grüne Erbsen (Dose) · 30 g Mais (Dose) · 1 kleine Tomate ·
etwa 1 Eßl. Magerquark (40 g) · 2 Eßl. Joghurt
(1,5% Fett) · 1 Teel. Öl · 2 Teel. frisch ausgepreßter Zitronensaft oder Weinessig · 1 Teel. feingehackte Zwiebel · Salz · weißer Pfeffer · etwas
Senf · 1 Spritzer flüssiger Süßstoff* · eventuell
2 Kopfsalatblätter und 2 Teel. feingehackter Dill
zum Garnieren

Nährstoffgehalt für 1 Person: etwa 19 g Eiweiß, 5 g
Fett, 10 g Kohlenhydrate, 6 g anzurechnende Koh-
lenhydrate = ½ BE, 685 Joule/160 Kalorien
Zubereitungszeit: 25–30 Minuten
Kühlzeit: 1 Stunde

So wird's gemacht: Die Krabben kalt abspülen und
abtropfen lassen. Die grünen Erbsen und den Mais
ebenfalls abtropfen lassen. Die Tomate in kleine
Würfel schneiden. Den Quark mit dem Joghurt, dem
Öl und dem Zitronensaft oder Weinessig glattrühren
und mit der Zwiebel, Salz, Pfeffer, Senf und dem
flüssigen Süßstoff abschmecken. Die Sauce über alle
Salatzutaten geben, leicht vermengen, kühl stellen
und gut durchziehen lassen. Den Krabbensalat vor
dem Anrichten nochmals abschmecken, eventuell
auf Salatblättern anrichten und mit feingehacktem
Dill bestreuen.

Das paßt dazu: Toast oder getoastetes Graubrot
entsprechend der Kohlenhydratverordnung.

Besonders fettarm

Tatar

Zutaten für 2 Personen:
200 g Tatar · 1 Eigelb · Salz · frisch gemahlener
schwarzer Pfeffer · edelsüßes Paprikapulver · eventuell 1 Teel. feingehackte Zwiebel

Nährstoffgehalt für 1 Person: etwa 23 g Eiweiß, 6 g
Fett, keine Kohlenhydrate, keine anzurechnenden
Kohlenhydrate = 0 BE, 620 Joule/150 Kalorien
Zubereitungszeit: etwa 5 Minuten

So wird's gemacht: Das Tatar mit dem Eigelb verkneten, mit Salz, Pfeffer, Paprikapulver und eventuell Zwiebelwürfeln pikant abschmecken und sofort
servieren.

Das paßt dazu: Grau-, Misch- oder Roggenbrot entsprechend der Kohlenhydratverordnung. Auch Ret-
tichsalat schmeckt gut dazu.

*Unser Tip: Das Eiklar kann für eine Nachspeise
verwendet werden; es hält sich zugedeckt einige Tage
im Kühlschrank.*

Besonders energiearm

Geflügelsalat

Zutaten für 2 Personen:
120 g Hühnerfleisch ohne Haut (gekocht oder ge-
grillt, von Brust oder Schlegel) · 50 g Sellerie
(Dose) · 50 g Champignonscheiben (Dose) · etwa
1 Eßl. Magerquark (40 g) · 2 Eßl. saure Sahne
(10% Fett) · 2 Eßl. frisch ausgepreßter Zitronensaft · Salz · weißer Pfeffer · etwas Tomatenmark ·
etwas Senf · flüssiger Süßstoff* · eventuell 2 Blätter Kopfsalat, Petersilie und 2 Tomatenachtel zum
Garnieren

Nährstoffgehalt für 1 Person: etwa 28 g Eiweiß, 4 g
Fett, 4 g Kohlenhydrate, keine anzurechnenden
Kohlenhydrate = 0 BE, 630 Joule/150 Kalorien
Zubereitungszeit: 25–30 Minuten
Kühlzeit: etwa 30 Minuten

So wird's gemacht: Das Hühnerfleisch und den Sellerie in kleine Würfel schneiden. Die Champignonscheiben eventuell – passend zu den Fleischwürfeln –
noch kleiner schneiden. Den Quark, die saure Sahne
und den Zitronensaft glattrühren, mit Salz, Pfeffer,
Tomatenmark, Senf und Süßstoff abschmecken. Die

Sauce über die Salatzutaten geben, leicht vermengen, kühl stellen und durchziehen lassen. Den Geflügelsalat vor dem Servieren nochmals abschmecken, eventuell auf Kopfsalatblättern anrichten. Mit Petersilie und Tomatenachteln garnieren.

Das paßt dazu: Toast oder getoastetes Graubrot entsprechend der Kohlenhydratverordnung.

Unser Tip: Für 1- oder 2-Personen-Haushalte empfiehlt es sich, Geflügel in Portionen (zum Beispiel Brust oder Schlegel) einzukaufen. Ist das Fleischstück noch zu groß, so kann man den Rest gut einfrieren.

Preiswert · Schnell

Quark, pikant oder süß zubereitet

Zutaten für 2 Personen:
125 g Magerquark · Mineralwasser · Salz · Gewürze und Kräuter (siehe Varianten)

Nährstoffgehalt für 1 Person: etwa 10 g Eiweiß, 1 g Fett, keine Kohlenhydrate, keine anzurechnenden Kohlenhydrate = 0 BE, 260 Joule/50 Kalorien
Zubereitungszeit: 3–8 Minuten

So wird's gemacht: Den Magerquark mit Mineralwasser gründlich glattrühren, bis er cremig ist, und mit Kräutern oder Gewürzen nach den folgenden Vorschlägen abschmecken:
1. mit feingeschnittenem Schnittlauch,
2. mit gemischten, feingehackten Kräutern (Petersilie, Dill oder Kresse),
3. mit Paprikapulver,
4. mit gehacktem oder ganzem Kümmel.

Liptauer Quark
Den Quark mit 3 Teelöffeln feingehackter Zwiebel, Gewürzgurken- und Tomatenwürfeln verrühren, mit Salz, Pfeffer und Paprikapulver abschmecken.

Zitronenquark
Den Quark mit frisch ausgepreßtem Zitronensaft und etwas flüssigem Süßstoff* verrühren.

Kann vorbereitet werden

Handkäse »mit Musik«

Zutaten für 2 Personen:
80 g Handkäse (etwa 2 runde Stücke) · 1 Teel. Öl · 1–2 Teel. Weinessig · etwas Wasser · 2 Teel. feingehackte Zwiebel · Kümmel

Nährstoffgehalt für 1 Person: etwa 12 g Eiweiß, 4 g Fett, 2 g Kohlenhydrate, keine anzurechnenden Kohlenhydrate = 0 BE, 390 Joule/90 Kalorien
Zubereitungszeit: 10 Minuten
Kühlzeit: 1 Stunde

So wird's gemacht: Den Handkäse in eine Schüssel legen. Das Öl und den Weinessig mit etwas Wasser in einer zweiten Schüssel verrühren und die feingehackte Zwiebel zufügen. Die Marinade über den Handkäse gießen, zudecken, kühl stellen und mindestens 1 Stunde durchziehen lassen. Vor dem Anrichten über den Handkäse »mit Musik« Kümmel streuen.

Das paßt dazu: Grau- oder Mischbrot mit Butter entsprechend der Kohlenhydratverordnung.

Besonders fettarm

Quarkauflauf mit Äpfeln

Zutaten für 2 Personen:
etwas Fett für die Auflaufform · 1 Zitrone (Schale unbehandelt) · 1 Ei · 400 g Magerquark · 15 g Speisestärke · 1 Prise Salz · 1½ Teel. flüssiger Süßstoff* · 300 g Äpfel, ohne Schale gewogen

Nährstoffgehalt für 1 Person: etwa 38 g Eiweiß, 4 g Fett, 27 g Kohlenhydrate, 24 g anzurechnende Kohlenhydrate = 2 BE, 1330 Joule/320 Kalorien
Zubereitungszeit: etwa 20 Minuten
Backzeit: 25–30 Minuten

So wird's gemacht: Eine Auflaufform leicht ausfetten. Die Schale der Zitrone vorsichtig abreiben und den Saft auspressen – etwas Zitronensaft zurücklassen. Das Ei aufschlagen, in Eigelb und Eiklar trennen. Den Magerquark mit dem Eigelb, dem Zitronensaft und der -schale, der Speisestärke sowie dem Salz glattrühren und mit Süßstoff abschmecken. Das Eiklar steif schlagen und vorsichtig unter die Quarkmasse rühren. Die Äpfel waschen, schälen, vom Kernhaus befreien, in feine Scheiben schneiden und mit Zitronensaft beträufeln. Die Hälfte der Quarkmasse in die Auflaufform füllen, die Apfelscheiben gleichmäßig darüber verteilen, den restlichen Quark daraufgeben und verstreichen. Den Auflauf im vorgeheizten Backofen bei 200° C etwa 25–30 Minuten backen. Warm servieren.

Varianten: Statt der Äpfel können Kirschen, Pfirsiche oder Aprikosen verwendet werden (siehe Kohlenhydrat-Austauschtabelle Seite 127).

Preiswert · Schnell

Italienische Sauce

Zutaten für 2 Personen:
6 kleine Tomaten (300 g) · 200 g Pilze (frisch oder Dose) · 2 Teel. Zwiebelwürfel · 2 Teel. Öl · 200 g Tatar · knapp 1 Tasse Wasser · 1 Lorbeerblatt · Salz · Pfeffer · Paprikapulver · 4 Teel. geriebener Käse (30% Fett i. Tr.)

Nährstoffgehalt für 1 Person: etwa 28 g Eiweiß, 11 g Fett, 10 g Kohlenhydrate, keine anzurechnenden Kohlenhydrate = 0 BE, 1030 Joule/250 Kalorien
Zubereitungszeit: 45 Minuten
Garzeit: etwa 10 Minuten

So wird's gemacht: Die Tomaten* brühen, häuten und vierteln. Die frischen Pilze putzen, waschen – Dosenpilze abtropfen lassen –, je nach Größe in Stückchen schneiden. Die Zwiebelwürfel in dem Öl anbraten. Das Tatar dazugeben und mitbraten. Nach etwa 3 Minuten das Wasser zugießen. Das Lorbeerblatt, Salz, Pfeffer und Paprikapulver zum Fleisch geben; ebenso die Tomaten und die Pilze. Das Hack-fleisch mit dem Gemüse in etwa 10 Minuten gar schmoren. Die Hackfleischsauce pikant abschmekken. Vor dem Servieren die Sauce mit geriebenem Käse überstreuen.

Das paßt dazu: gemischter Salat aus Feldsalat und Radicchio mit Zwiebelmarinade (Rezept Seite 98) und Nudeln entsprechend der Kohlenhydratverordnung.

Für Reduktionskost nur bedingt geeignet

Nudelauflauf mit Schinken

Zutaten für 2 Personen:
40 g Nudeln · Salz · wenig Fett für die Auflaufförmchen · 60 g gekochter Schinken · 100 g Champignonscheiben (Dose) · 125 ccm fettarme Milch (1,5% Fett) · 1 Ei · Salz · weißer Pfeffer · geriebene Muskatnuß · 2 Teel. geriebener Käse (30% Fett i. Tr.)

Nährstoffgehalt für 1 Person: etwa 17 g Eiweiß, 12 g Fett, 19 g Kohlenhydrate, 18 g anzurechnende Kohlenhydrate = 1½ BE, 1040 Joule/250 Kalorien
Zubereitungszeit: 25 Minuten
Backzeit: 20 Minuten

So wird's gemacht: Die Nudeln in kochendes Salzwasser geben und in 15 Minuten bei milder Hitze gar kochen. Zwei Auflaufförmchen ausfetten. Die Nudeln gleichmäßig in die Formen verteilen. Den gekochten Schinken in kleine Würfel schneiden. Mit den abgetropften Champignonscheiben über die Nudeln verteilen und untermischen. Die Milch mit dem Ei verquirlen, mit Salz, frisch gemahlenem Pfeffer und Muskatnuß abschmecken und gleichmäßig über die Nudeln verteilen. Den geriebenen Käse über die Nudeln streuen und den Auflauf im vorgeheizten Backofen bei 220° C etwa 20 Minuten überbacken.

Das paßt dazu: Kopfsalat mit Kräutermarinade (Rezept Seite 98).

Beliebte Suppen und Eintöpfe

Eine feine Suppe, heiß oder kalt, ist heute immer noch, auch für den Diabetiker, der Beginn eines klassischen Menüs. Zu Unrecht wird sie oft als Dickmacher abgetan. Einlagen wie Markklößchen oder Nährmittel aller Art sind wegen ihres hohen Energie- beziehungsweise Kohlenhydratgehaltes allerdings weniger geeignet. Wir haben Suppenrezepte für Sie aufgeschrieben, die Sie mit Genuß in jede Mittagsmahlzeit einbauen können. Außerdem finden Sie in diesem Kapitel einige köstliche Kaltschalen, die an heißen Tagen besonders begehrt sein dürften.

Der Eintopf ist angeblich vor mehr als 1500 Jahren erfunden worden. Ein Gericht also aus der guten alten Zeit, als die ganze Familie um den großen Tisch herumsaß und aus einem Topf aß. Doch der Eintopf von damals hat mit unserem modernen Gericht nur noch gemeinsam, daß alle Zutaten in einem Topf gekocht werden. Nicht ohne Grund sind Eintöpfe auch heute noch beliebt. Sie fordern die Hausfrau geradezu heraus, ihrer Phantasie freien Lauf zu lassen und immer wieder neue Rezepte zu kreieren.

Wenn die Familienmitglieder zu verschiedenen Zeiten zu Tisch kommen, bietet sich ein schmackhafter Eintopf auch für den Diabetiker als guter Ausweg an.

Braucht etwas Zeit

Klare Bouillon

Es ist fast unmöglich, eine kleine Portion gute Bouillon zuzubereiten. Wir empfehlen daher, auch für eine kleine Familie, Bouillon für mehrere Mahlzeiten zu kochen. Bouillon, aus der die Knochen entfernt sind, hält sich im Kühlschrank bis zu 1 Woche, im Gefriergerät 8 Monate. In größeren oder kleineren Portionen eingefrorene Bouillon kann unaufgetaut erhitzt und verwendet werden.

Um eine gute Bouillon zu kochen, benötigt man nicht nur bestes Suppenfleisch, sondern auch Zeit und Sorgfalt. Rinderbouillon schmeckt am besten aus gemischtem Fleisch, zum Beispiel Rippe, Schulter und Bein.

Zutaten für 2½ l Bouillon:
500 g Rindschulter · 500 g Rippenstück vom Rind · 500 g Beinscheibe vom Rind · 2½ l Wasser · 2 gestrichene Teel. Salz · 1 Knoblauchzehe · 1–2 mittelgroße Zwiebeln · 4 mittelgroße Möhren · 4 Petersilienwurzeln · ¼ Sellerieknolle · 1 Stange Lauch (Porree) · ½ Teel. frisch gemahlener Pfeffer · 1 Prise geriebene Muskatnuß · eventuell 1 Messerspitze gemahlener Safran

Zubereitungszeit: 20 Minuten
Garzeit: etwa 2 Stunden

So wird's gemacht: Das Fleisch kurz waschen und in einen ausreichend großen Kochtopf geben. Das Wasser zugießen. Das Salz, die geschälte Knoblauchzehe und die ungeschälten, halbierten Zwiebeln zugeben. Die Möhren waschen, schaben und in den Topf geben. Die Petersilienwurzeln, die Sellerieknolle und Lauchstange waschen und unzerkleinert zufügen. Das Ganze einmal stark aufkochen lassen. Den entstehenden Schaum abschäumen. Bei

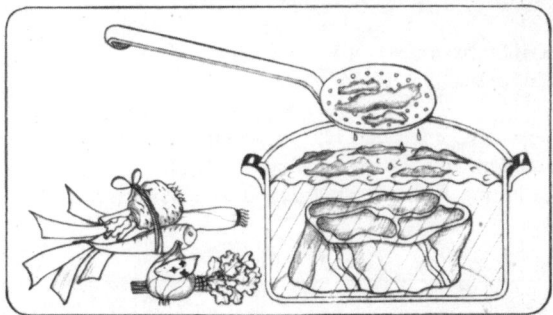

Den Schaum, der sich anfangs beim Kochen bildet, hebt man mit dem Schaumlöffel ab, damit die Bouillon klar wird.

milder Hitze etwa 2 Stunden kochen, bis das Fleisch weich ist. Während des Kochens mehrmals abschäumen. Das Fleisch, wenn es weich ist, herausnehmen. Die Bouillon durch ein Sieb gießen und mit heißem Wasser auf 2½ l auffüllen. Kurz aufkochen lassen. Mit Salz, Pfeffer, Muskatnuß und eventuell mit Safran würzen. Die Bouillon kühl stellen und anschließend die Fettschicht abnehmen. Die Bouillon in gut verschließbare Dosen (große und kleine Portionen) füllen und einfrieren.

Unser Tip: Das Fleisch kann für Salat verwendet werden oder mit Remoulade (Rezept Seite 98) oder Sauce Tatar (Rezept Seite 99) kalt serviert werden. Statt der selbst hergestellten Bouillon können Sie zur Zubereitung von Gemüse oder als Suppengrundlage auch Instant-Fleischbrühe verwenden.

Preiswert · Ganz einfach

Selleriesuppe

Zutaten für 2 Personen:
1 kleine Sellerieknolle oder 100 g eingelegter Sellerie · 400 ccm entfettete Fleisch- oder Knochenbrühe* · Salz · 1 Messerspitze weißer Pfeffer · ½ Eßl. feingehacktes Selleriekraut oder Petersilie

Nährstoffgehalt für 1 Person: etwa 2 g Eiweiß, 2 g Fett, 4 g Kohlenhydrate, keine anzurechnenden Kohlenhydrate = 0 BE, 170 Joule/40 Kalorien
Zubereitungszeit: 45 Minuten

So wird's gemacht: Die Sellerieknolle waschen und schälen – eingelegten Sellerie abtropfen lassen – und in kleine Würfel schneiden. Rohe Selleriewürfel in

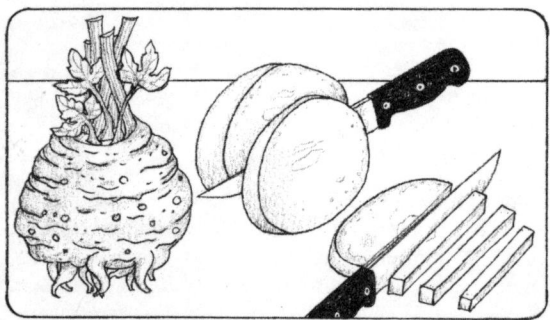

Achten Sie bei frischem Sellerie darauf, daß die Knolle rundherum fest ist; unter weichen Stellen ist sie meist hohl.

die Brühe geben und bei milder Hitze in etwa 15–20 Minuten weich kochen. Eingelegten Sellerie nur erhitzen. Die Selleriewürfel aus der Brühe nehmen, mit dem Mixstab zerkleinern und wieder in die Suppe geben. Mit Salz und Pfeffer abschmecken, feingehacktes Selleriekraut oder Petersilie zufügen und sofort servieren.

Schnell

Fleischbrühe mit Spargel oder anderem Gemüse

Zutaten für 2 Personen:
400 ccm entfettete Fleisch- oder Knochenbrühe* · 100 g Suppenspargel (Dose) oder anderes Gemüse · Salz · weißer Pfeffer · 2 Eßl. trockener Weißwein · 1 Teel. feingehackte Petersilie

Nährstoffgehalt für 1 Person: etwa 2 g Eiweiß, 1 g Fett, 2 g Kohlenhydrate, keine anzurechnenden Kohlenhydrate = 0 BE, 105 Joule/25 Kalorien
Zubereitungszeit: 15 Minuten

So wird's gemacht: Die Brühe erhitzen, die Spargelstücke oder das andere Gemüse hineingeben und 3 Minuten ziehen lassen. Die Suppe mit Salz und Pfeffer abschmecken und mit dem Weißwein verfeinern. Die Petersilie in die Suppe geben und sofort servieren.

Für Reduktionskost weniger geeignet

Tomatensuppe mit Parmesan
Bild auf dem Einband

Zutaten für 2 Personen:
500 g Tomaten · 1 mittelgroße Zwiebel (50 g) · ½ Knoblauchzehe · 1 Teel. Öl · Salz · schwarzer Pfeffer · Paprikapulver · 1 Prise getrockneter Oregano · 1 Prise getrockneter Thymian · 1 Prise getrockneter Rosmarin · 1 Prise getrocknetes Basili-

kum · 1 Spritzer flüssiger Süßstoff* · 400 ccm entfettete, heiße Fleisch- oder Knochenbrühe* · 1 Eßl. saure Sahne (10% Fett) · 1 Eßl. geriebener Parmesankäse

Nährstoffgehalt für 1 Person: etwa 5 g Eiweiß, 5 g Fett, 6 g Kohlenhydrate, keine anzurechnenden Kohlenhydrate = 0 BE, 380 Joule/90 Kalorien
Zubereitungszeit: 40–50 Minuten

So wird's gemacht: Die Tomaten in kleine Würfel schneiden, die Zwiebel und die Knoblauchzehe schälen und feinhacken. Das Öl in einer kunststoffbeschichteten Pfanne erhitzen. Zwiebeln und Knoblauch zufügen und unter Rühren glasig braten. Die Tomatenwürfel, Salz, Pfeffer, Paprikapulver, die zerriebenen Kräuter und den Süßstoff dazugeben, durchrühren und etwa 15 Minuten bei geringer Hitze köcheln lassen. Die heiße Brühe angießen und kurz aufkochen lassen. Anschließend die Suppe durch ein Sieb passieren. Die saure Sahne in die heiße Suppe rühren. Mit dem Parmesankäse bestreuen und sofort servieren.

Schnell · Ganz einfach

Hühnerbrühe mit Ei nach griechischer Art

Zutaten für 2 Personen:
400 ccm entfettete, klare Hühnerbrühe oder Instant-Hühnerbrühe · 1 Ei · Saft von ½ Zitrone · Salz · weißer Pfeffer · 1 Teel. feingehackte Petersilie

Nährstoffgehalt für 1 Person: etwa 5 g Eiweiß, 4 g Fett, 3 g Kohlenhydrate, keine anzurechnenden Kohlenhydrate = 0 BE, 290 Joule/70 Kalorien
Zubereitungszeit: 15 Minuten

So wird's gemacht: Die Hühnerbrühe zum Kochen bringen. Das Ei mit dem Zitronensaft gut verquirlen und 1 Suppenkelle voll von der heißen Brühe unter ständigem Schlagen mit dem Schneebesen zugießen. Die Eimischung unter Rühren langsam in die restli-

che Brühe gießen. Die Suppe mit Salz und Pfeffer abschmecken, mit der Petersilie bestreuen und sofort servieren.

Braucht etwas Zeit · Ganz einfach

Minestra

Zutaten für 2 Personen:
1 mittelgroße Tomate · 400 ccm entfettete Fleisch- oder Knochenbrühe* · insgesamt 100 g Weißkohl · Lauch (Porree) · Sellerie · Möhre und Zwiebel · ½ Knoblauchzehe · Salz · weißer Pfeffer · 1 Prise geriebene Muskatnuß · 1 Prise getrocknetes Basilikum · 1 Prise getrockneter Thymian · 1 Teel. feingehackte Petersilie

Nährstoffgehalt für 1 Person: etwa 3 g Eiweiß, 3 g Fett, 6 g Kohlenhydrate, keine anzurechnenden Kohlenhydrate = 0 BE, 270 Joule/65 Kalorien
Zubereitungszeit: etwa 45 Minuten

So wird's gemacht: Die Tomate in kleine Stücke schneiden und mit etwas Brühe in einer Pfanne gar dünsten. Weißkohl, Lauch, Sellerie, Möhre, Zwiebel in feine Streifen schneiden. Die halbe Knoblauchzehe mit etwas Salz zerreiben. Die gedünsteten Tomatenstücke durch ein Sieb passieren und mit den Gemüsestreifen und dem Knoblauchsalz in der Fleisch- beziehungsweise Knochenbrühe etwa 15–20 Minuten garen. Mit Salz, Pfeffer und der Muskatnuß sowie den getrockneten Kräutern abschmecken. Vor dem Servieren mit der gehackten Petersilie bestreuen.

Schnell · Ganz einfach

Rinderkraftbrühe »milli fanti«

Zutaten für 2 Personen:
400 ccm entfettete Fleisch- oder Knochenbrühe* · Salz · 1 Prise Cayennepfeffer · ½ Glas trockener

Weißwein (50 ccm) · ½ Ei · 1 Teel. feingehackte Petersilie

Nährstoffgehalt für 1 Person: etwa 4 g Eiweiß, 4 g Fett, 2 g Kohlenhydrate, keine anzurechnenden Kohlenhydrate = 0 BE, 250 Joule/60 Kalorien
Zubereitungszeit: 15 Minuten

So wird's gemacht: Die Brühe erhitzen. Mit Salz, dem Cayennepfeffer und dem Weißwein abschmecken. Das halbe Ei mit ½ Eischale Wasser verquirlen und in die heiße, von der Kochstelle genommene Brühe einlaufen lassen. Nicht mehr kochen! Die Petersilie darüberstreuen und die Suppe sofort servieren.

Etwas teurer · Kann vorbereitet werden

Krabbensuppe mit Eierstich

Sie können den Eierstich am Vortag zubereiten, dann brauchen Sie für die Suppe weniger Zeit.

Zutaten für 2 Personen:
1 Ei · 2 Eßl. fettarme Milch (1,5% Fett) · Salz · Pfeffer · geriebene Muskatnuß · etwas Fett zum Ausfetten der Tasse · 1–3 kleine Tomaten · 400–500 ccm entfettete Fleisch- oder Knochenbrühe* · 100 g Erbsen (Dose) · 160 g Krabben (Dose) · 2 Teel. feingehackter Dill

Nährstoffgehalt für 1 Person: etwa 20 g Eiweiß, 6 g Fett, 8 g Kohlenhydrate, 6 g anzurechnende Kohlenhydrate = ½ BE, 710 Joule/170 Kalorien
Vorbereitungszeit: 35 Minuten
Zubereitungszeit: 20 Minuten

So wird's gemacht: Das Ei und die Milch verquirlen, mit Salz, Pfeffer und frisch geriebener Muskatnuß abschmecken. Eine Tasse leicht ausfetten und die Eimasse hineingeben. Die Tasse mit Alufolie* verschließen und im Wasserbad bei milder Hitze in etwa 30 Minuten stocken lassen. Den Eierstich stürzen und in Würfel schneiden. Die Tomaten* brühen, häuten und in Würfel schneiden. Die Brühe aufko-

chen und abschmecken. Die Erbsen in die Brühe geben und kurz aufkochen. Anschließend die Krabben, die Tomatenwürfel und den Eierstich dazugeben und nochmals erwärmen. Die Suppe abschmecken, mit dem Dill bestreuen und sofort servieren.

Das paßt dazu: Stangenweißbrot oder Toast entsprechend der Kohlenhydratverordnung.

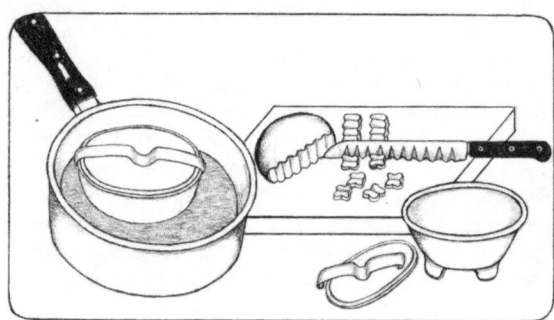

Die Eimasse muß zugedeckt im Wasserbad stocken. Es gibt dafür auch spezielle Eierstichförmchen mit einem Klammerdeckel.

Ganz einfach

Blumenkohlsuppe

Zutaten für 2 Personen:
½ kleiner Blumenkohl oder 100 g Blumenkohlröschen (tiefgefroren) · Salz · 200 ccm entfettete Fleisch- oder Knochenbrühe* · weißer Pfeffer · 2 Teel. feingehackte Petersilie

Nährstoffgehalt für 1 Person: etwa 2 g Eiweiß, 2 g Fett, 2 g Kohlenhydrate, keine anzurechnenden Kohlenhydrate = 0 BE, 145 Joule/35 Kalorien
Zubereitungszeit: etwa 45 Minuten

So wird's gemacht: Den Blumenkohl putzen, waschen, in kleine Röschen zerteilen und in wenig Salzwasser etwa 15–20 Minuten garen. Tiefgefrorene Röschen nach Vorschrift auf der Packung garen. Die Blumenkohlröschen auf ein Sieb schütten und

200 ccm von dem Blumenkohlwasser mit der Fleisch- beziehungsweise Knochenbrühe kurz aufkochen. Den Blumenkohl zufügen und nochmals kurz aufkochen lassen. Mit Salz und Pfeffer abschmecken. Die Petersilie darüberstreuen und die Suppe sofort servieren.

Braucht etwas Zeit

Pichelsteiner Eintopf

Zutaten für 2 Personen:
100 g Rindfleisch (Kamm) · 100 g mageres Schweinefleisch (Schulter) · 1 kleine Stange Lauch (Porree) · 1 kleine Zwiebel · 1 Möhre · 1 Stück Sellerieknolle (etwa 50 g) · 150 g Brechbohnen · 150 g Wirsing oder Weißkohl · 10 g Margarine · Salz · schwarzer Pfeffer · getrockneter Majoran · 1 kleines Lorbeerblatt · ½ l entfettete Fleisch- oder Knochenbrühe* · 1 Teel. feingehackte Petersilie

Nährstoffgehalt für 1 Person: etwa 25 g Eiweiß, 20 g Fett, 15 g Kohlenhydrate, keine anzurechnenden Kohlenhydrate = 0 BE, 1465 Joule/350 Kalorien
Zubereitungszeit: etwa 30 Minuten
Garzeit: 1 Stunde und 30 Minuten

So wird's gemacht: Das Fleisch in große Würfel schneiden. Den Lauch putzen, waschen und in Ringe schneiden. Die Zwiebel schälen und ebenfalls in Ringe schneiden. Die Möhre und den Sellerie schälen und würfeln. Die Bohnen waschen, wenn nötig, abfädeln und in Stücke brechen. Den Wirsing oder Weißkohl putzen, waschen, vom Strunk befreien und hobeln oder grob zerschneiden. Die Margarine in einer Pfanne erhitzen, die Fleischwürfel und die Zwiebelringe darin anbraten. Das Fleisch und das Gemüse lagenweise in einen Topf schichten, jede Schicht leicht salzen, pfeffern und mit etwas Majoran bestreuen. Das Lorbeerblatt darauflegen. Die Brühe darübergießen und das Gericht zum Kochen bringen. Zugedeckt ohne umzurühren bei mäßiger Hitze etwa 1½ Stunden garen.
In der Zwischenzeit die entsprechende Kartoffel-

menge waschen, schälen, in Würfel schneiden und in einem separaten Topf gar kochen. Die verordnete Kartoffelmenge für den Diabetiker nach dem Kochen abwiegen, in einen Suppenteller füllen und die Hälfte des Eintopfes darübergeben. Mit Petersilie bestreuen und servieren.

Unser Tip: Sie können das Fleisch, bevor es mit dem Gemüse eingeschichtet wird, etwa 30 Minuten vorgaren. Die Kochzeit mit dem Gemüse zusammen verkürzt sich dann um 30 Minuten, und das Gemüse wird nicht zu weich. Das Gericht kann auch problemlos im Backofen gegart werden.

Braucht etwas Zeit · Ganz einfach

Wirsingeintopf mit Lammfleisch

Zutaten für 2 Personen:
500 g Wirsing · 1 mittelgroße Zwiebel · 1 Knoblauchzehe · Salz · 200 g mageres Lammfleisch (Keule) · 10 g Margarine · ½ l entfettete Fleisch- oder Knochenbrühe* · Pfeffer · 1 Teel. gehackte Petersilie

Nährstoffgehalt für 1 Person: etwa 25 g Eiweiß, 28 g Fett, 13 g Kohlenhydrate, keine anzurechnenden Kohlenhydrate = 0 BE, 1740 Joule/420 Kalorien
Zubereitungszeit: etwa 30 Minuten
Garzeit: 50 Minuten

So wird's gemacht: Die äußeren grünen Blätter vom Wirsing entfernen, den Kopf vierteln, waschen, vom Strunk befreien und hobeln oder grob zerschneiden. Die Zwiebel schälen und in Würfel schneiden. Die Knoblauchzehe schälen, in Würfel schneiden und mit etwas Salz zerreiben. Das Lammfleisch in Stücke schneiden. Die Margarine in einem Topf erhitzen und das Lammfleisch darin von allen Seiten braun anbraten. Die Zwiebeln und den zerriebenen Knoblauch dazugeben und mitschmoren, bis die Zwiebeln glasig sind. Anschließend die Hälfte der Brühe zugießen und das Fleisch 20–30 Minuten schmoren lassen. Den Wirsing dazugeben und gut mit dem Fleisch vermischen. Mit Salz und Pfeffer würzen und die restliche Brühe dazugießen. Den Eintopf zugedeckt 25 Minuten schmoren lassen.

In der Zwischenzeit die entsprechende Kartoffelmenge waschen, schälen, in Würfel schneiden und in einem separaten Topf gar kochen. Nach dem Kochen die verordnete Kartoffelmenge für den Diabetiker abwiegen und in einen Suppenteller füllen. Den Eintopf vor dem Servieren eventuell noch einmal abschmecken, mit der gehackten Petersilie bestreuen und die Hälfte des Eintopfes über die Kartoffeln geben.

Preiswert · Ganz einfach

Hühnersuppentopf mit Nudeln oder Reis

Zutaten für 2 Personen:
250 g tiefgefrorenes Huhnfleisch (Brust) · ½ l Wasser · 1½ Zwiebeln · Salz · 400 g frisches Gemüse (Mischung aus Möhren, Blumenkohl, grünen Bohnen, Lauch/Porree) oder Tiefkühlgemüse · ½ Knoblauchzehe · 1½ Eßl. Öl · ½ l entfettete Hühnerbrühe · 1 Teel. Tomatenmark · weißer Pfeffer · 1 Eßl. feingehackte Kräuter

Nährstoffgehalt für 1 Person: etwa 30 g Eiweiß, 12 g Fett, 15 g Kohlenhydrate, keine anzurechnenden Kohlenhydrate = 0 BE, 1240 Joule/295 Kalorien
Zubereitungszeit: 30 Minuten
Garzeit: 1 Stunde

So wird's gemacht: Das Huhnfleisch auftauen, waschen und in dem Wasser zum Kochen bringen. 1 Zwiebel schälen und vierteln, mit dem Salz in die Flüssigkeit geben und etwa 30 Minuten kochen lassen. Das Fleisch in Würfel schneiden. Das frische Gemüse putzen, waschen und kleinschneiden, die restliche halbe Zwiebel und die halbe Knoblauchzehe schälen und feinhacken. Das Öl in einen Suppentopf geben. Zwiebel und Knoblauch darin

etwa 1 Minute braten. Das kleingeschnittene Gemüse dazugeben und 15 Minuten mit der Hälfte der entfetteten Hühnerbrühe dünsten. Jetzt die restliche Hühnerbrühe, das Tomatenmark und das gewürfelte Huhnfleisch dazugeben und die Suppe noch etwa 5–10 Minuten kochen. In der Zwischenzeit die entsprechende Reis- oder Nudelmenge in einem separaten Topf gar kochen. Nach dem Kochen die verordnete Reis- oder Nudelmenge für den Diabetiker abwiegen und in einen Suppenteller füllen. Den Eintopf mit Pfeffer und Salz abschmecken. Mit den Kräutern bestreuen. Die Hälfte davon auf den Reis beziehungsweise die Nudeln im Suppenteller füllen.

Ganz einfach · Sehr erfrischend

Erdbeerkaltschale

Zutaten für 2 Personen:
300 ccm Wasser · 20 g Malventee · ¼ Zimtstange · Schale von ½ Zitrone (Schale unbehandelt) · 1 Nelke · 160 g Erdbeeren (frisch oder tiefgefroren ohne Zuckerzusatz) · 1 Eßl. trockener Rotwein · flüssiger Süßstoff*

Nährstoffgehalt für 1 Person: etwa 1 g Eiweiß, kein Fett, 6 g Kohlenhydrate, 6 g anzurechnende Kohlenhydrate = ½ BE, 165 Joule/40 Kalorien
Zubereitungszeit: 30 Minuten
Kühlzeit: mindestens 1 Stunde

So wird's gemacht: Das Wasser zum Kochen bringen und auf den Malventee gießen. Die Zimtstange, die Zitronenschale und die Nelke zufügen und 10–15 Minuten ziehen lassen. Die Erdbeeren waschen, entstielen und in kleine Stücke schneiden. Die Hälfte der Erdbeeren im Mixer pürieren oder mit einer Gabel zerdrücken. Den Tee durch ein Sieb gießen und mit dem Rotwein und Süßstoff abschmecken. Die passierten Erdbeeren und die Erdbeerstückchen in zwei Suppentassen verteilen, die Kaltschale darübergießen und mindestens 1 Stunde in den Kühlschrank stellen.

Preiswert · Ganz einfach

Melonenkaltschale

Zutaten für 2 Personen:
300 ccm Wasser · 20 g Apfeltee · ½ Vanilleschote ·
250 g Wassermelone · 1 Eßl. trockener Weißwein ·
2 Teel. frisch ausgepreßter Zitronensaft · flüssiger
Süßstoff*

Nährstoffgehalt für 1 Person: etwa 1 g Eiweiß,
kein Fett, 6 g Kohlenhydrate, 6 g anzurechnende
Kohlenhydrate = ½ BE, 180 Joule/45 Kalorien
Zubereitungszeit: etwa 30 Minuten
Kühlzeit: mindestens 1 Stunde

So wird's gemacht: Das Wasser zum Kochen bringen
und auf den Apfeltee gießen. Die Vanilleschote
zufügen und 10–15 Minuten ziehen lassen. Die Me-
lone schälen, Kerne entfernen und mit dem Ku-
gelausstecher kleine Kugeln ausstechen (250 g). Den
Tee durch ein Sieb gießen, mit dem Wein, dem
Zitronensaft und Süßstoff abschmecken. Die Melo-
nenstückchen in zwei Suppentassen verteilen, die
Flüssigkeit darübergießen und mindestens 1 Stunde
kalt stellen.

Ganz einfach · Sehr erfrischend

Heidelbeerkaltschale

Zutaten für 2 Personen:
300 ccm Wasser · 20 g Früchtetee · ¼ Zimtstange ·
1 Nelke · 90 g Heidelbeeren/Blaubeeren (frisch
oder tiefgefroren ohne Zuckerzusatz) · 1 Eßl. trok-
kener Rotwein · flüssiger Süßstoff* · ½ Eiklar

Nährstoffgehalt für 1 Person: etwa 1 g Eiweiß,
kein Fett, 7 g Kohlenhydrate, 6 g anzurechnende
Kohlenhydrate = ½ BE, 165 Joule/40 Kalorien
Zubereitungszeit: etwa 30 Minuten
Kühlzeit: mindestens 1 Stunde

So wird's gemacht: Das Wasser zum Kochen bringen
und auf den Früchtetee gießen. Die Zimtstange und
die Nelke dazugeben und 10–15 Minuten ziehen
lassen. Anschließend den Tee durch ein Sieb gießen.
Die Heidelbeeren verlesen und waschen. Die Hälfte
der Beeren durch ein Sieb passieren und mit der
anderen Hälfte in zwei Suppentassen verteilen, den
mit Rotwein und Süßstoff abgeschmeckten Tee zufügen. Mit Süßstoff abschmecken und mindestens
1 Stunde kalt stellen. Kurz vor dem Servieren das
Eiweiß zu steifem Schnee schlagen und mit einem
Teelöffel kleine Eiweißhäufchen auf die Kaltschale
setzen.

Preiswert

Buttermilchkaltschale

Zutaten für 2 Personen:
300 ccm Buttermilch · 2 Teel. frisch ausgepreßter
Zitronensaft · etwas Zimtpulver · flüssiger Süßstoff*

Nährstoffgehalt für 1 Person: etwa 5 g Eiweiß, 1 g
Fett, 6 g Kohlenhydrate, 6 g anzurechnende Koh-
lenhydrate = ½ BE, 230 Joule/55 Kalorien
Zubereitungszeit: 10 Minuten
Kühlzeit: mindestens 1 Stunde

So wird's gemacht: Die Buttermilch mit dem Zitronensaft, dem Zimt und dem Süßstoff abschmecken
und mindestens 1 Stunde kalt stellen. Die Kaltschale
in zwei Suppentassen füllen und gekühlt servieren.

Feines mit Fisch

Fisch gehört nicht nur in die Feinschmeckerküche. Er sollte aufgrund seines Eiweiß- und Mineralstoffgehaltes auch in der Diabetes- und Normalkost entsprechend gewürdigt werden. Wie begehrt er schon zu Zeiten Kaiser Karls des Großen war, dokumentiert eine Verordnung, nach der das Fischereirecht jahrhundertelang ein Privileg der Regierenden war.

Daß der Fisch bei uns immer noch recht stiefmütterlich behandelt wird, ist bei den heutigen Transport- und Kühlmöglichkeiten kaum zu verstehen. Auch das lästige Ausnehmen, Schuppen und Filetieren von frischem Fisch übernimmt meist der Händler. Wenn Fisch riecht, ist er schlecht behandelt worden, und dagegen kann selbst der beste Koch nichts mehr ausrichten.

Fischfleisch enthält wenig Bindegewebe und Sehnen und ist daher schneller und leichter verdaulich als Fleisch von Warmblütern. Von wenigen Ausnahmen abgesehen, sind alle Fischarten für die Diabeteskost geeignet. Sie enthalten in der Regel weniger Fett als das Fleisch von Schlachttieren und Wild. Auch ist Kochen, Dämpfen und Backen von Fisch so einfach, daß selbst der Ungeübte kaum ein Risiko eingeht.

Preiswert · Schnell

Serbischer Fischtopf

Bild Seite 36

Zutaten für 2 Personen:
400 g Schellfisch- oder Lengfischfilet · Saft von ½ Zitrone · ½ Salatgurke · 1 grüne Paprikaschote · 3 Tomaten · 1 Zwiebel · 2 Eßl. Öl · 1 Eßl. Tomatenmark · 100–125 ccm entfettete, heiße Fleisch- oder Knochenbrühe* · Salz · Pfeffer · 1 Eßl. Essig · 1 Spritzer flüssiger Süßstoff* · ½ Teel. edelsüßes Paprikapulver · ½ Bund Petersilie · ½ Teel. feingehackter Dill

Nährstoffgehalt für 1 Person: etwa 39 g Eiweiß, 11 g Fett, 12 g Kohlenhydrate, keine anzurechnenden Kohlenhydrate = 0 BE, 1300 Joule/310 Kalorien

Zubereitungszeit: 40 Minuten

So wird's gemacht: Das Fischfilet waschen, mit Küchenkrepp abtupfen, in Stücke schneiden und mit dem Zitronensaft beträufeln. Die Salatgurke waschen, schälen und in Scheiben schneiden. Die Paprikaschote halbieren, von weißen Rippen und Kernen befreien, waschen und in Streifen schneiden. Die Tomaten* brühen, häuten und achteln. Die Zwiebel schälen und grobhacken. Das Öl in einem Schmortopf erhitzen und die Fischstücke unter vorsichtigem Wenden darin leicht anbraten. Das Gemüse dazugeben und bei kleiner Hitze 5 Minuten mitbraten. Das Tomatenmark mit der heißen Fleisch- oder Knochenbrühe verrühren und zugießen. Das Gericht mit Salz, Pfeffer, dem Essig, dem Süßstoff und dem Paprikapulver würzen und bei geschlossenem Deckel 15 Minuten köcheln lassen. Die Petersilie feinhacken und mit dem Dill über das Gericht streuen.

Das paßt dazu: Salzkartoffeln, Risotto oder bunter Reis entsprechend der Kohlenhydratverordnung.

Unser Tip: Tiefgefrorener Fisch sollte nicht in der Packung auftauen. Fischfilet läßt man am besten bei Zimmertemperatur nur antauen, bis es sich mit scharfem Messer schneiden läßt; dann sofort verarbeiten.

Schnell

Gebratenes Rotbarschfilet mit Remoulade

Zutaten für 2 Personen:
400 g Rotbarschfilet · Saft von ½ Zitrone · Salz · weißer Pfeffer · Remouladensauce (Rezept Seite 98) · 20 g Margarine · Zitronenschnitze und Petersiliensträußchen zum Garnieren

Nährstoffgehalt für 1 Person: etwa 36 g Eiweiß, 15 g Fett, 2 g Kohlenhydrate, keine anzurechnenden Kohlenhydrate = 0 BE, 1230 Joule/295 Kalorien

Zubereitungszeit: 20 Minuten

So wird's gemacht: Die Fischfilets unter fließendem Wasser abspülen und mit Küchenkrepp trockentupfen. Mit dem Zitronensaft beträufeln, salzen und pfeffern. Die Remouladensauce nach dem Rezept auf Seite 98 zubereiten. Die Margarine in einer Pfanne erhitzen. Die Filets in das heiße Fett legen und in 5–7 Minuten auf jeder Seite goldgelb braten. Die fertigen Rotbarschfilets auf eine vorgewärmte Platte legen, mit dem Fett aus der Pfanne beträufeln und mit Zitronenschnitzen sowie Petersiliensträußchen garnieren. Die Remoulade dazu servieren.

Das paßt dazu: Salzkartoffeln oder Petersilienkartoffeln entsprechend der Kohlenhydratverordnung und grüner Salat, Tomatensalat, Eissalat oder bunter Feldsalat (Rezept Seite 102).

Unser Tip: Fisch, der gebraten werden soll, bekommt eine besonders schöne Kruste, wenn Sie ins Bratfett etwas Salz streuen. Durch die Kruste hält das Fischfleisch besser zusammen, und die Stücke lassen sich leichter wenden.

Etwas teurer · Nicht ganz einfach

Forelle blau

Zutaten für 2 Personen:
2 küchenfertige Forellen zu je 250 g · 125 ccm Essig
Für den Sud: 2 l Wasser · 2–3 Nelken · 2 gestrichene Teel. Salz · 15 Pfefferkörner · 1–2 Zweige Petersilie · 1 kleine Stange Lauch (Porree) · 1 große Möhre · 1 Schalotte
Zum Anrichten: 20 g Butter · 2 Zitronenschnitze · 2 Petersiliensträußchen

Nährstoffgehalt für 1 Person: etwa 25 g Eiweiß, 12 g Fett, keine Kohlenhydrate, keine anzurechnenden Kohlenhydrate = 0 BE, 895 Joule/210 Kalorien
Zubereitungszeit: 50 Minuten
Garzeit: etwa 10 Minuten

So wird's gemacht: Die Forellen vorsichtig unter fließendem kaltem Wasser von innen und außen abspülen und in eine tiefe Schüssel legen. Die Fische dürfen sich nicht berühren. Den Essig erhitzen, nicht kochen, und über die Fische gießen. Dann erkalten lassen. In der Zwischenzeit für den Fischsud das Wasser, die Nelken, das Salz und die Pfefferkörner in einen Fischtopf mit Einsatz geben. Die Petersilie waschen. Den Lauch waschen und in Streifen schneiden. Die Möhre waschen, schaben und kleinschneiden. Die Schalotte waschen und ebenfalls kleinschneiden. Alles in das Wasser mit den Gewürzen geben und 20 Minuten sprudelnd kochen lassen. Die Forellen auf den Einsatz legen und mit dem erkalteten Essig in den kochenden Fischsud geben. Bei milder Hitze etwa 10 Minuten gar ziehen lassen. Die Fische dürfen nicht kochen! Wenn sich die Seitenflossen der Fische leicht lösen lassen, sind sie gar. Vorsichtig aus dem Sud nehmen und abtropfen lassen. Die Butter erhitzen und in eine vorgewärmte Sauciere geben. Die Forellen auf eine vorgewärmte Platte oder zwei Teller legen und mit je 1 Zitronenschnitz und Petersiliensträußchen garnieren. Mit der heißen Butter servieren.

Das paßt dazu: Salzkartoffeln entsprechend der Kohlenhydratverordnung und Kopfsalat oder Blattspinat (Rezept Seite 91).

Preiswert · Braucht etwas Zeit

Pikantes Fischfilet im Tontopf

Zutaten für 2 Personen:
400 g Schellfischfilet · Saft von ½ Zitrone · Salz · Zwiebelpulver · 100 g Tomaten · 100 g Zucchini · 100 g säuerliche Äpfel · 1 kleine Gewürzgurke · 1 Speck- oder Schinkenschwarte · ½ Eßl. Kapern · etwa 50 ccm entfettete Fleisch- oder Knochenbrühe* · 10 g Margarine · 20 g geriebener Käse (30% Fett i. Tr.) · 1 Teel. feingehackte Petersilie

Nährstoffgehalt für 1 Person: etwa 40 g Eiweiß, 6 g Fett, 13 g Kohlenhydrate, 6 g anzurechnende Kohlenhydrate = ½ BE, 1140 Joule/270 Kalorien

Zubereitungszeit: 15–20 Minuten
Garzeit: 45–50 Minuten

So wird's gemacht: Den Tontopf mit dem Deckel
15 Minuten in kaltes Wasser legen. Das Schellfischfilet unter fließendem Wasser abspülen und mit
Küchenkrepp trockentupfen. Den Fisch mit dem
Zitronensaft beträufeln und mit Salz und Zwiebelpulver einreiben. Die Tomaten* brühen, häuten und
in Scheiben schneiden. Die Zucchini waschen, schälen und in Stücke schneiden. Die Äpfel waschen,
schälen, vom Kernhaus befreien und in Spalten
schneiden. Die Gewürzgurke würfeln. Die Speck-
oder Schinkenschwarte auf den Boden des Tontop-
fes legen, darauf das Fischfilet, die Tomatenscheiben, Zucchinistücke, Apfelspalten und Gurkenwür-
fel geben. Die Kapern darüberstreuen. Die Fleischbrühe darübergießen. Die Margarine in Flöckchen
daraufsetzen und alles mit dem geriebenen Käse
bestreuen. Den Tontopf schließen und in den kalten
Backofen schieben. Den Fisch 45–50 Minuten bei
200° C garen. Das fertige Fischfilet mit der Petersilie
bestreuen und sofort servieren.

Das paßt dazu: Salzkartoffeln oder Kartoffelpüree
entsprechend der Kohlenhydratverordnung und
eventuell grüner Salat.

Preiswert · Ganz einfach

Kräuterfisch in Folie

Zutaten für 2 Personen:
300 g Kabeljaufilet · Zitronensaft · 2 kleine Tomaten · Salz · 20 g Kochfett* · 3 Teel. feingehackter
Dill

Nährstoffgehalt für 1 Person: etwa 26 g Eiweiß, 8 g
Fett, 2 g Kohlenhydrate, keine anzurechnenden
Kohlenhydrate = 0 BE, 780 Joule/185 Kalorien
Zubereitungszeit: etwa 40 Minuten
Garzeit: 20 Minuten

So wird's gemacht: Das Kabeljaufilet waschen, mit
Küchenkrepp abtrocknen, mit Zitronensaft beträu-

feln und etwa 15 Minuten stehenlassen. Die Tomaten waschen und die Schale oben kreuzweise
einschneiden. Das Fischfilet mit Salz einreiben. Das
Fett in Flöckchen darauf verteilen und 2 Teelöffel
Dill darüberstreuen. Das Fischfilet und die Tomaten
in eine Bratfolie* schieben, verschließen und mit
einem spitzen Gegenstand 2–3 Löcher in die Folie
stechen. Den Beutel mit dem Fischfilet auf den
kalten Rost legen und in den auf 200° C vorgeheizten
Backofen schieben. 20 Minuten garen. Das Fischfilet
mit den Tomaten aus der Folie nehmen, auf eine
vorgewärmte Platte legen, den Fischsaft darübergießen und alles mit dem restlichen frischen Dill
bestreuen.

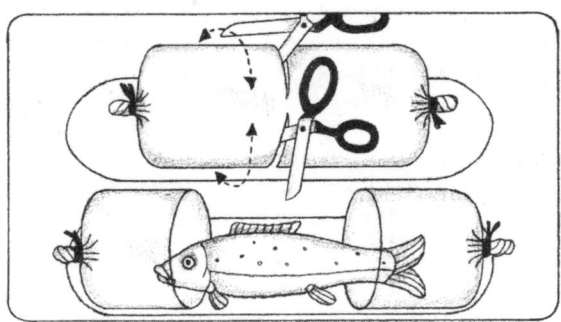

Ob Sie Fischfilet oder einen ganzen Fisch in Bratfolie
gegart haben, mit der Schere wird die Folie am einfachsten
geöffnet.

Das paßt dazu: Blattsalat und Reis oder Kartoffeln
entsprechend der Kohlenhydratverordnung.

Varianten: Die Tomaten können auch, in Scheiben
geschnitten, unter die Fettflöckchen und den gehackten Dill gelegt werden.
Statt Tomaten können Sie auch Champignons, eine
kleine Menge Möhren oder Sellerie verwenden.

Hinweis: Diabetiker mit einer 1200-Kalorien-Kost
können den Kräuterfisch mit Beilagen auch mitessen, wenn statt 20 g Kochfett* nur 10 g verwendet
werden.

Fischsülze mit Kräuterremoulade

Die Zubereitung dieser Fischsülze lohnt sich eher in einer größeren Menge, also vielleicht, wenn Sie Gäste erwarten.

Zutaten für 2 Personen:
Je 1 kleines Stück Sellerie, Möhre und Petersilienwurzel · Essig · Salz · 1 Pimentkorn · 1 Lorbeerblatt · 200 g Kabeljaufilet · 3 Blatt Gelatine* (6 g) · 2 kleine Gewürzgurken · 200 ccm Fischsud · flüssiger Süßstoff*

Nährstoffgehalt für 1 Person: etwa 21 g Eiweiß, kein Fett, 4 g Kohlenhydrate, keine anzurechnenden Kohlenhydrate = 0 BE, 430 Joule/100 Kalorien
Zubereitungszeit: 30 Minuten
Gelierzeit: 2–3 Stunden (möglichst am Tag vorher zubereiten)

So wird's gemacht: Den Sellerie, die Möhre und die Petersilienwurzel putzen und waschen – nicht zerschneiden. Das Gemüse in Wasser mit Essig, Salz, dem Pimentkorn und dem Lorbeerblatt etwa 10 Minuten kochen lassen. Das Fischfilet waschen, in den Sud geben und in 10 Minuten bei milder Hitze gar ziehen lassen. Die Gelatine 4 Minuten in kaltem Wasser einweichen. Das Fischfilet aus dem Sud nehmen und abkühlen lassen. Die Möhre aus dem Sud und die Gewürzgurken in feine Scheiben schneiden. Den abgekühlten Fisch grob zerpflücken, mit Möhren- und Gurkenscheiben mischen und alles in eine ausgespülte, flache Schale legen. Den Fischsud mit Salz, Essig und Süßstoff pikant abschmecken. Die eingeweichte Gelatine ausdrücken und in dem noch warmen Fischsud auflösen. Die Flüssigkeit über die Zutaten gießen und 2–3 Stunden kalt stellen.

Das paßt dazu: Remouladensauce (Rezept Seite 98) und Graubrot entsprechend der Kohlenhydratverordnung.

Heringstopf nach Hausfrauenart

Beim Kauf der Heringsfilets sollten Sie fragen, ob sie gewässert werden müssen, wenn ja – auch wie lange.

Zutaten für 2 Personen:
200 g Heringsfilet (etwa 2 Stück) · 100 g Magerquark · 3 Eßl. Trinkmilchjoghurt · 3 Eßl. Buttermilch oder fettarme Milch (1,5% Fett) · 1 Lorbeerblatt · weißer Pfeffer · flüssiger Süßstoff* · 1 kleine Zwiebel · 2 mittelgroße Gewürzgurken (100 g)

Nährstoffgehalt für 1 Person: etwa 28 g Eiweiß, 18 g Fett, 7 g Kohlenhydrate, keine anzurechnenden Kohlenhydrate = 0 BE, 1280 Joule/300 Kalorien
Zubereitungszeit: 20 Minuten
Marinierzeit: etwa 1 Stunde

So wird's gemacht: Die Heringsfilets je nach Größe 3–4mal durchschneiden und in eine Schüssel legen. Den Quark mit dem Joghurt und der Buttermilch oder Milch glattrühren. Das Lorbeerblatt zufügen und mit etwas weißem Pfeffer und einigen Spritzern flüssigem Süßstoff abschmecken. Die Zwiebel schälen und ebenso wie die Gewürzgurken in feine Scheiben schneiden. Die Zwiebelringe und die Gurkenscheiben über die Heringe verteilen und die Sauce darübergießen. Den Heringstopf zudecken, kühl stellen und mindestens 1 Stunde gut durchziehen lassen.

Das paßt dazu: frische Pellkartoffeln und als Nachtisch frisches Obst entsprechend der Kohlenhydratverordnung.

Von Rind, Schwein, Kalb und Lamm

Zu unseren wichtigsten Nahrungsmitteln gehört das Fleisch, unabhängig davon, ob es sich um Rind-, Schweine- oder Kalbfleisch handelt. Alle drei Fleischsorten sind, sofern wir magere Stücke nehmen, in der Diabeteskost verwendbar.

Von den genannten Fleischsorten ist das Schweinefleisch am preiswertesten, während Kalbfleischgerichte, nicht zuletzt ihres Preises wegen, eher den festlichen Gelegenheiten vorbehalten bleiben. Daß man außer Steaks, viele Möglichkeiten hat, aus Rindfleisch schmackhafte Gerichte mit wenig Fett zuzubereiten, sollen die folgenden Rezepte zeigen. Die französische und die englische Küche sind ohne Lammfleisch nicht vorstellbar, und der gesamte Balkan könnte ohne das Lamm nicht existieren. Nur in der deutschen Küche wird es, zu Unrecht, leider immer noch verschmäht. Lammfleisch eignet sich hervorragend zum Grillen, aber auch zur fettarmen Zubereitung im Tontopf. Die wichtigsten Regeln bei Lammfleisch lauten: großzügig mit Kräutern und Gewürzen umgehen und sehr heiß servieren. Hammelfleisch ist wegen seines höheren Fettgehaltes weniger geeignet. Sollten Sie bis dato eine Aversion gegen Lammfleisch gehabt haben, so hoffen wir, daß Sie mit unseren Rezepten auf den Geschmack kommen.

Braucht etwas Zeit

Sauerbraten nach Hausfrauenart

Zutaten für 2 Personen:
300 g Rinderschulter oder -keule,
Für die Beize*: $^1/_2$ Möhre · $^1/_2$ kleine Zwiebel · 1 Stück Sellerieknolle · 1 Lorbeerblatt · 2–3 Gewürznelken · 2–3 Pimentkörner · 1–2 Pfefferkörner · 250 ccm trockener Rot- oder Weißwein · 100 ccm Wasser
Zum Braten: 10 g geräucherter, durchwachsener Speck · 2 Teel. Öl · Salz · schwarzer Pfeffer · 1 Eßl. Tomatenmark · eventuell $^1/_2$ g Johannisbrotkernmehl* · 2–3 Eßl. saure Sahne (10% Fett)

Nährstoffgehalt für 1 Person: etwa 31 g Eiweiß, 20 g Fett, 6 g Kohlenhydrate, keine anzurechnenden Kohlenhydrate = 0 BE, 1560 Joule/370 Kalorien
Zubereitungszeit: 30 Minuten
Marinierzeit: mindestens 24 Stunden
Garzeit: etwa $1^1/_2$–2 Stunden

So wird's gemacht: Das Fleisch waschen und in ein kleines Gefäß legen. Die Möhre, die Zwiebel und den Sellerie putzen und waschen beziehungsweise schälen, dann kleinschneiden. Mit dem Lorbeerblatt, den Gewürznelken, den Piment- und Pfefferkörnern in einen Topf geben. Mit dem Rot- oder Weißwein und dem Wasser übergießen und alles zusammen 2–3 Minuten kochen lassen. Die kochendheiße Beize über das Fleisch gießen, dabei das Fleisch einmal wenden, damit es von allen Seiten von der Beize berührt wird. Abkühlen lassen und zugedeckt mindestens 24 Stunden kühl stellen. Während dieser Zeit das Fleisch mehrmals wenden.

Den Speck in kleine Würfel schneiden und im Bratentopf zerlassen. Das Öl zufügen. Das Fleisch aus der Beize nehmen, gut abtropfen lassen und ringsum salzen und pfeffern. Dann in das heiße Fett geben und von allen Seiten kräftig anbraten. Das Wurzelwerk und die Gewürze aus der Beize hinzugeben und etwa 2 Minuten mitbraten lassen. Das Tomatenmark einrühren und wenig Beize zugießen. Die restliche Beize nur langsam nachgießen, das Fleisch darf nicht schwimmen. Das Fleisch bei kleiner Hitze zugedeckt etwa 1 Stunde schmoren lassen, dabei mehrmals wenden. Das Fleisch, wenn es weich ist, herausnehmen und warm stellen. Den Bratensaft mit dem Gemüse durch ein Sieb geben und eventuell mit dem Johannisbrotkernmehl binden. Mit Salz, schwarzem Pfeffer und der sauren Sahne abschmecken. Den Sauerbraten aufschneiden, mit etwas Sauce begießen und die restliche Sauce dazu servieren.

Das paßt dazu: Kartoffelknödel, Spätzle oder Bandnudeln entsprechend der Kohlenhydratverordnung und Rotkohl, Rosenkohl oder grüner Salat.

Unser Tip: Sauerbraten sollte in größerer Menge zubereitet werden. Den Rest kann man portionsweise einfrieren.

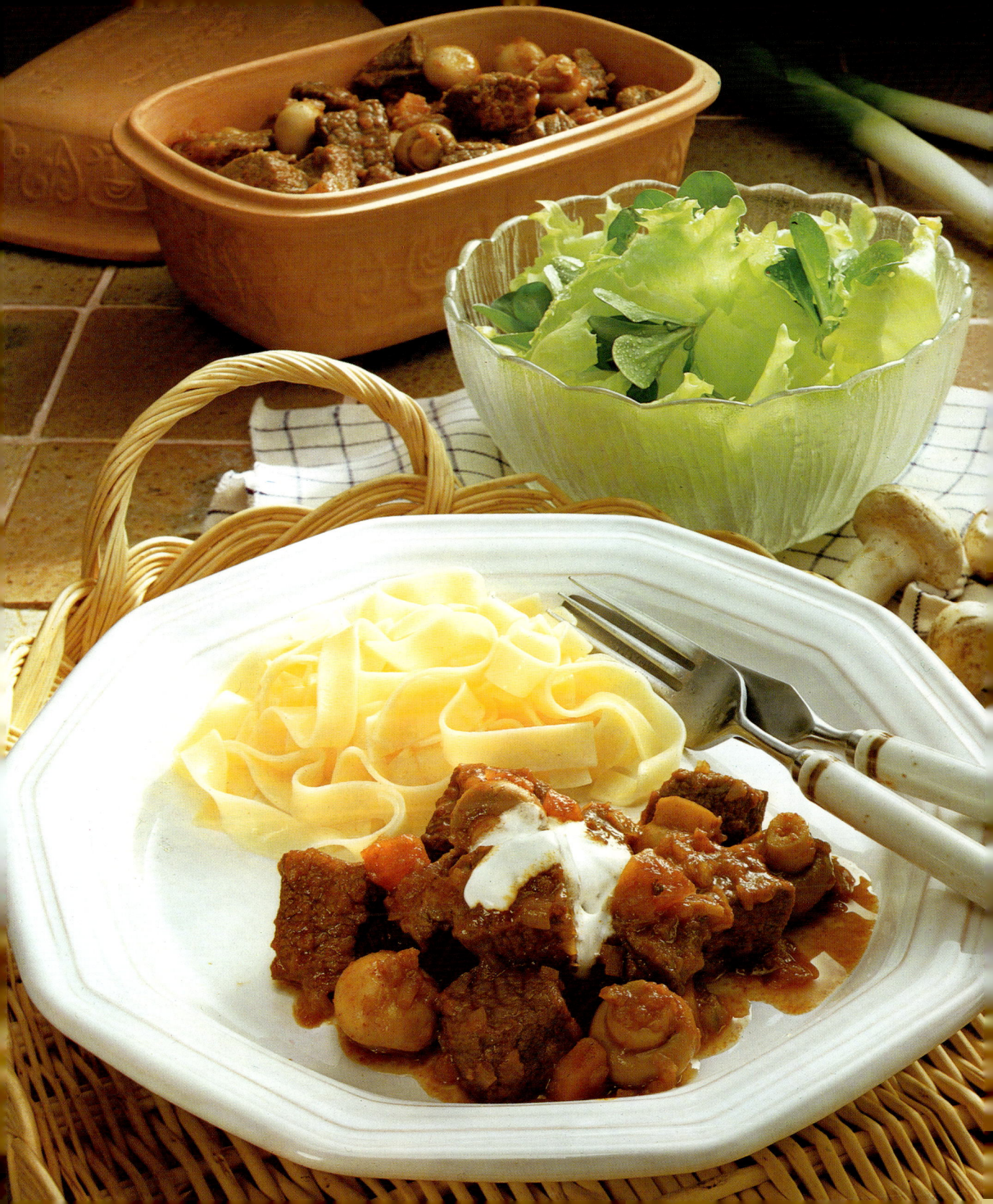

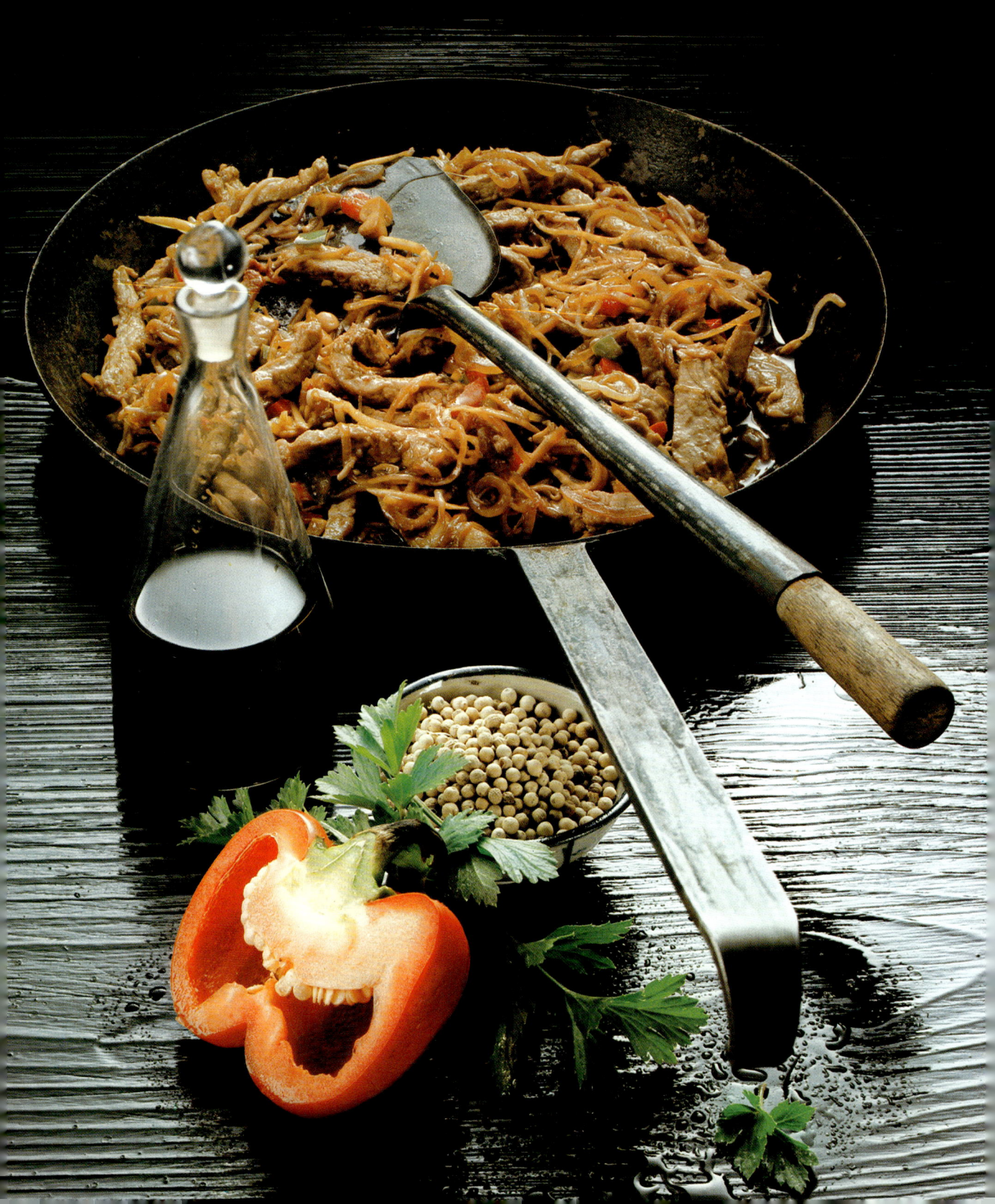

Zum Bild auf Seite 71: Im Tontopf gelingt Rindergulasch besonders saftig. Rezept Seite 74
◁ Bild links: Das exotische Chop Suey wird auch Ihre Gäste begeistern. Rezept Seite 76

Braucht etwas Zeit

Rinderroulade bürgerlich

Zutaten für 2 Personen:
2 Rinderrouladen zu je 120 g · 1 Teel. Senf · Salz · schwarzer Pfeffer · Paprikapulver · 20 g durchwachsener Speck (2 dünne Scheiben) · 1 große Gewürzgurke (60–80 g) · 1 mittelgroße Zwiebel (60–80 g) · 10 g Margarine · ½ Bund Suppengrün · 1 Tomate · ⅛–¼ l entfettete Fleisch- oder Knochenbrühe* · 1 Lorbeerblatt · 2 Eßl. Sahne (30% Fett) · 2 Eßl. trockener Rotwein

Nährstoffgehalt für 1 Person: etwa 27 g Eiweiß, 21 g Fett, 5 g Kohlenhydrate, keine anzurechnenden Kohlenhydrate = 0 BE, 2 g Alkohol, 1420 Joule/340 Kalorien
Zubereitungszeit: 20 Minuten
Garzeit: 1 Stunde

So wird's gemacht: Das Rouladenfleisch abspülen, mit Küchenkrepp abtrocknen und dünn mit Senf bestreichen. Anschließend mit Salz, Pfeffer und Paprika bestreuen. Je 1 Scheibe durchwachsenen Speck auf die Fleischscheiben legen. Die Gewürzgurke in 4 schmale Streifen schneiden. Die Zwiebel schälen und in Scheiben schneiden. Gurkenstreifen und Zwiebelscheiben ebenfalls auf das Fleisch legen. Die Roulade mit der Hand fest zusammenrollen und mit einem Zwirnsfaden, Rouladennadeln oder Zahnstochern zusammenhalten. Die Margarine in einem Schmortopf erhitzen und die Rouladen darin bei guter Hitze von allen Seiten anbraten. Mit etwas Salz, Pfeffer und Paprika bestreuen. Das Suppengrün putzen, waschen und zerkleinern, die Tomate vierteln, in den Topf geben und mitschmoren lassen. Nach und nach mit Fleischbrühe aufgießen, das Lorbeerblatt zufügen und alles bei schwacher Hitze zugedeckt etwa 1 Stunde schmoren lassen. Eventuell nach 30 Minuten noch etwas Fleischbrühe zufügen. Die Rouladen aus dem Bratensaft nehmen, Fäden, Nadeln oder Zahnstocher entfernen und das Fleisch warm stellen. Den Bratensaft durch ein Sieb in einen kleinen Topf passieren und einkochen lassen. Danach mit 2 Eßlöffeln trockenem Rotwein und der Sahne abschmecken. Die Rouladen in der Sauce servieren.

Das paßt dazu: Kartoffelpüree oder Salzkartoffeln entsprechend der Kohlenhydratverordnung, Mischgemüse, Rosenkohl, Blumenkohl, grüner Salat oder Broccoli.

Unser Tip: Die Zubereitung von Rouladen macht ein wenig Mühe und kostet Zeit. Da sie sich aber sehr gut zum Einfrieren eignen (Lagerzeit 2–6 Monate) und aufgewärmt ebensogut schmecken, ist es ratsam, die doppelte Portion zu bereiten und eine Hälfte einzufrieren. Durch die Verwendung von Speck wird allerdings die Lagerzeit reduziert.
Für die Reduktionskost sollte die Rinderroulade im Bratbeutel* zubereitet werden.
Wenn Sie Rouladen im Schnellkochtopf garen, sparen Sie 45 Minuten.

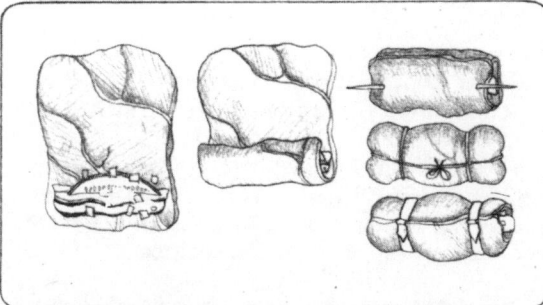

Wie Sie Rouladen auch zusammenhalten, mit Faden, Nadeln oder Klammern, wichtig ist, daß die Füllung beim Garen nicht herausfällt.

Etwas teurer · Schnell

Pfeffersteak Madagaskar

Zutaten für 2 Personen:
2 Rinderfiletsteaks zu je 150 g · frisch gemahlener schwarzer Pfeffer · gestoßene schwarze Pfefferkörner · 1 Eßl. Öl · Salz · 1 Eßl. grüner Pfeffer (Glas) · 1 Eßl. Weinbrand · 1 Eßl. Sahne (30% Fett)

Nährstoffgehalt für 1 Person: etwa 30 g Eiweiß, 12 g Fett, 1 g Kohlenhydrate, keine anzurechnenden Kohlenhydrate = 0 BE, 1000 Joule/240 Kalorien
Zubereitungszeit: 15 Minuten

So wird's gemacht: Die Steaks mit Küchenkrepp trockentupfen und etwas breitdrücken. Mit dem schwarzen Pfeffer bestreuen. Das Öl in einer kunststoffbeschichteten Pfanne erhitzen und die Steaks darin auf jeder Seite bei starker Hitze 3 Minuten braten. Salzen, aus der Pfanne nehmen und warm stellen. Den grünen Pfeffer etwas zerdrücken, mit dem Weinbrand in den Bratsatz geben und kurz aufkochen lassen. Die Sahne einrühren. Mit Salz und Pfeffer abschmecken. Die Steaks mit der Sauce übergießen.

Das paßt dazu: Salzkartoffeln oder Reis entsprechend der Kohlenhydratverordnung sowie grüner Salat, bunter Feldsalat (Rezept Seite 102) oder Salade Niçoise (Rezept Seite 101):

Variante 1: Ohne Sauce sind die Filetsteaks auch für die Reduktionskost geeignet.

Variante 2: Die Steaks können auch mit Kräutercreme (Rezept Seite 99) serviert werden. Der Nährstoffgehalt beträgt dann für 1 Person: etwa 34 g Eiweiß, 16 g Fett, 1 g Kohlenhydrate, keine anzurechnenden Kohlenhydrate = 0 BE, 1220 Joule/290 Kalorien.

Ganz einfach · Braucht etwas Zeit

Rindergulasch im Tontopf
Bild Seite 71

Zutaten für 2 Personen:
200 g Champignons (Dose) · 2 kleine Zwiebeln · 1/2 Bund Suppengrün · 250 g Rindergulasch · Salz · weißer Pfeffer · Paprikapulver · 10 g Butter oder Margarine · 50 ccm entfettete Fleisch- oder Knochenbrühe* · 1 Eßl. saure Sahne (10% Fett)

Nährstoffgehalt für 1 Person: etwa 30 g Eiweiß, 21 g Fett, 9 g Kohlenhydrate, keine anzurechnenden Kohlenhydrate = 0 BE, 1490 Joule/355 Kalorien
Zubereitungszeit: 15 Minuten
Garzeit: 1 Stunde und 30 Minuten

So wird's gemacht: Den Tontopf mit dem Deckel 15 Minuten in kaltes Wasser legen. Die Champignons abtropfen lassen. Die Zwiebeln schälen und in Würfel schneiden. Das Suppengrün putzen und kleinschneiden. Die Champignons, die Zwiebelwürfel, das Gulaschfleisch und das kleingeschnittene Suppengrün in den gewässerten Tontopf schichten. Mit Salz, Pfeffer und Paprikapulver bestreuen. Die Butter oder Margarine in Flöckchen daraufsetzen und die heiße Fleischbrühe dazugießen. Den Tontopf zudecken, in den kalten Backofen schieben und das Gulasch bei 200° C etwa 90 Minuten schmoren lassen. Das fertige Gulasch mit Salz, Pfeffer und Paprika abschmecken. Mit der Sahne verfeinern.

Das paßt dazu: Salzkartoffeln oder Teigwaren entsprechend der Kohlenhydratverordnung und grüner Salat, bunter Feldsalat (Rezept Seite 102) oder Balkansalat (Rezept Seite 104).

Preiswert

Kohlrouladen mit Hackfleischfüllung

Zutaten für 2 Personen:
1 kleiner Kopf Weißkohl · Salz · Pfeffer · Kümmel · 15 g Margarine · 1/8 l entfettete, heiße Fleisch- oder Knochenbrühe*
Für die Füllung: 1 kleine Zwiebel · 200 g Rinderhackfleisch oder Tatar · 1 Teel. feingehackte Petersilie (eventuell aus der Tiefkühltruhe) · 1 Eßl. Magerquark · 1 Ei · Salz · weißer Pfeffer

Nährstoffgehalt für 1 Person: etwa 30 g Eiweiß, 14 g Fett, 10 g Kohlenhydrate, keine anzurechnenden Kohlenhydrate = 0 BE, 1230 Joule/290 Kalorien

Zubereitungszeit: 30 Minuten
Garzeit: 30–40 Minuten

So wird's gemacht: Den Kohlkopf putzen, vom Strunk befreien und in reichlich kochendem Salzwasser in 15 Minuten halbweich kochen. Den Kopf abtropfen lassen, die Blätter einzeln ablösen. Die dicken Rippen der Kohlblätter flachschneiden. Man benötigt für 2 Kohlrouladen etwa 6–8 große bis mittelgroße Blätter. Der restliche Kohl kann, in grobe Streifen geschnitten, für einen Krautsalat tiefgefroren aufbewahrt werden. Für die Füllung die Zwiebel schälen und in Würfel schneiden. Das Rinderhack oder Tatar mit den Zwiebelwürfeln, der Petersilie, dem Quark, dem Ei, Salz und Pfeffer gut verkneten. Jeweils auf 1 großes 2–3 kleinere Kohlblätter legen und mit Salz, Pfeffer und Kümmel bestreuen. Den Fleischteig halbieren und auf die Kohlblätter legen. Die Blätter seitlich etwas einschlagen, aufrollen, mit Küchengarn umwickeln und zubinden. Die Margarine in einem Schmortopf erhitzen und die Kohlrouladen darin ringsum anbraten, die heiße Fleisch- oder Knochenbrühe zugießen und die Rouladen zugedeckt etwa 30–40 Minuten schmoren lassen. Vor dem Servieren die Fäden entfernen.

Das paßt dazu: Kartoffelpüree oder Salzkartoffeln entsprechend der Kohlenhydratverordnung.

Unser Tip: Es empfiehlt sich, gleich mehrere Portionen herzustellen und einzufrieren. Die Rouladen können auch sehr gut im Tontopf oder in Bratfolie gegart werden.

Schnell · Ganz einfach

Deutsches Beefsteak

Zutaten für 2 Personen:
1 kleine Zwiebel · 250 g Rinderhackfleisch oder Tatar · 1 Teel. feingehackte Petersilie (eventuell aus der Tiefkühltruhe) · 2 Eßl. Magerquark (40 g) · 1 Ei · Salz · weißer Pfeffer · Paprikapulver · 10 g Öl

Nährstoffgehalt für 1 Person: etwa 34 g Eiweiß, 13 g Fett, 2 g Kohlenhydrate, keine anzurechnenden Kohlenhydrate = 0 BE, 1130 Joule/270 Kalorien
Zubereitungszeit: 20 Minuten

So wird's gemacht: Die Zwiebel schälen und in Würfel schneiden. Das Rinderhack oder Tatar mit den Zwiebelwürfeln, der Petersilie, dem Quark, dem Ei, Salz, Pfeffer und Paprikapulver gut verkneten. Aus dem Fleischteig mit nassen Händen 2 Steaks formen. Das Öl in einer Pfanne erhitzen und die Steaks von beiden Seiten in etwa 7 Minuten braun braten.

Das paßt dazu: Salzkartoffeln oder Kartoffelsalat entsprechend der Kohlenhydratverordnung und jede Art von Gemüse oder Salat.

Unser Tip: Hackfleisch ist ein leichtverderbliches Lebensmittel und muß deshalb am Einkaufstag weiterverarbeitet werden.

Ganz einfach · Braucht etwas Zeit

Rinderhuft mit Bouillonkartoffeln

Zutaten für 2 Personen:
1 l Wasser · Salz · 300 g Rindfleisch (Huft) · 260 g Kartoffeln, geschält gewogen, oder entsprechend der Kohlenhydratverordnung mehr oder weniger · 1 Stück Sellerie (etwa 50 g) · 1 große Möhre (etwa 100 g) · 1 kleine Stange Lauch (Porree) · schwarzer Pfeffer · ½ Bund Petersilie

Nährstoffgehalt für 1 Person: etwa 36 g Eiweiß, 11 g Fett, 28 g Kohlenhydrate, 24 g anzurechnende Kohlenhydrate = 2 BE, 1530 Joule/365 Kalorien
Zubereitungszeit: 15 Minuten
Garzeit: etwa 2 Stunden

So wird's gemacht: Das Wasser mit Salz zum Kochen bringen, das Fleisch hineinlegen und in etwa 90 Minuten bei milder Hitze garen. Die Kartoffeln waschen, schälen und in Würfel schneiden. Den Sellerie, die Möhre und den Lauch putzen, waschen und ebenfalls in Würfel schneiden. Das Fleisch aus der Bouillon nehmen und zugedeckt beiseite stellen. Die Kartoffeln und das Gemüse in die Bouillon geben und zugedeckt bei mittlerer Hitze 25 Minuten kochen lassen. Die Bouillonkartoffeln mit Salz und Pfeffer abschmecken. Die Petersilie feinhacken. Das Fleisch in mundgerechte Stücke schneiden. Die Bouillonkartoffeln und das Fleisch auf zwei vorgewärmten Tellern anrichten. Die Petersilie darüberstreuen und sofort servieren.

Das paßt dazu: Wirsinggemüse (Rezept Seite 92).

Für Reduktionskost nicht geeignet

Kasseler mit Kraut im Tontopf

Zutaten für 2 Personen:
1 kleine Zwiebel · 50 g Apfel · 300 g Sauerkraut · 10 g Margarine · 5 Wacholderbeeren · 1 Lorbeerblatt · eventuell Salz · flüssiger Süßstoff* · 2 Kasseler Koteletts zu je 150 g

Nährstoffgehalt für 1 Person: etwa 29 g Eiweiß, 35 g Fett, 11 g Kohlenhydrate, 3 g anzurechnende Kohlenhydrate = $\frac{1}{4}$ BE, 2050 Joule/490 Kalorien
Zubereitungszeit: 30 Minuten
Garzeit: etwa 80 Minuten

So wird's gemacht: Den Tontopf mit dem Deckel 15 Minuten in kaltes Wasser legen. Die Zwiebel schälen und in Ringe schneiden. Den Apfel waschen, schälen, vom Kernhaus befreien und in Scheiben schneiden. Das Sauerkraut in den gewässerten Tontopf geben und die Margarine in Flöckchen daraufsetzen. Die Wacholderbeeren, das Lorbeerblatt, die Zwiebelringe, eventuell Salz und flüssigen Süßstoff zufügen. Die Apfelscheiben darauflegen. Die Kasseler Koteletts abspülen, mit Küchenkrepp trockentupfen und auf das Kraut und die Apfelscheiben geben. Den Tontopf zudecken und in den kalten Backofen schieben. Das Gericht bei 200° C etwa 1 Stunde und 20 Minuten garen. Auf einer vorgewärmten Platte servieren.

Das paßt dazu: Kümmelkartoffeln oder Kartoffelpüree entsprechend der Kohlenhydratverordnung.

Unser Tip: Bei einer größeren Familie empfiehlt es sich, Kasseler Braten statt Kasseler Kotelett zu verwenden.

Schnell · Ganz einfach

Chop Suey
Bild Seite 72

Eine Spezialität für die Freunde exotischer Kochkunst. Das Gericht soll von chinesischen Köchen in den USA erfunden worden sein.

Zutaten für 2 Personen:
200 g Schweinefleisch (Schulter ohne Knochen und Schwarte) · 1 Zwiebel · 3–6 Champignons (Dose) · $\frac{1}{8}$ Sellerieknolle · je 1 kleine rote und grüne Paprikaschote · 60 g Sojabohnensprossen (Dose) · Salz · weißer Pfeffer · 1 Eßl. Öl · 2 Eßl. Sojasauce

Nährstoffgehalt für 1 Person: etwa 22 g Eiweiß, 28 g Fett, 12 g Kohlenhydrate, keine anzurechnenden Kohlenhydrate = 0 BE, 1670 Joule/400 Kalorien
Zubereitungszeit: 30 Minuten
Garzeit: 20–30 Minuten

So wird's gemacht: Das Fleisch waschen und mit Küchenkrepp abtrocknen, dann in dünne Streifen schneiden. Die Zwiebel schälen und in Scheiben schneiden. Die Champignons abtrocknen und vierteln. Den Sellerie abschälen und in feine Streifen schneiden. Die Paprikaschoten halbieren, von den Kernen und den weißen Rippen befreien, waschen und feinwürfeln. Die Sojabohnensprossen in ein Sieb gießen, mit kaltem Wasser abspülen und abtrocknen lassen. Alle vorbereiteten Zutaten in einer Schüssel mischen und mit Salz und Pfeffer würzen. In einer Pfanne das Öl erhitzen. Die Fleisch-Gemüse-Mischung hineingeben und 20–30 Minuten unter häufigem Rühren bei mittlerer Hitze braten. Vor dem Servieren die Sojasauce unterrühren.

Das paßt dazu: Reis oder Stangenweißbrot entsprechend der Kohlenhydratverordnung.

Unser Tip: Wenn man Fleisch 1 Stunde im Tiefkühlfach anfrieren läßt, kann man es besser in dünne Streifen schneiden.

Etwas teurer · Ganz einfach

Zürcher Geschnetzeltes

Zutaten für 2 Personen:
250 g Kalbsfilet · 1 kleine Zwiebel · 2 Sträußchen Petersilie · 100 g Champignons (Dose) · 1 Eßl. Öl · 5 g Butter oder Margarine · 60 ccm entfettete Knochen- oder Fleischbrühe* · ½ g Johannisbrotkernmehl · 2 Eßl. Wasser · 50 ccm trockener Weißwein · Salz · weißer Pfeffer · 50 ccm Sahne (30% Fett)

Nährstoffgehalt für 1 Person: etwa 28 g Eiweiß, 17 g Fett, 4 g Kohlenhydrate, keine anzurechnenden Kohlenhydrate = 0 BE, 2 g Alkohol, 1270 Joule/300 Kalorien
Kühlzeit: 1 Stunde
Zubereitungszeit: 30 Minuten

So wird's gemacht: Das Kalbsfilet häuten und anschließend 1 Stunde im Tiefkühlfach anfrieren lassen. Das Fleisch mit einem scharfen Messer in feine Streifen schneiden. Die Zwiebel schälen und in feine Würfel schneiden. Die Petersilie hacken. Die Champignons auf einem Sieb abtropfen lassen. Das Öl und die Butter oder Margarine in einer Pfanne erhitzen und die Zwiebelwürfel darin glasig braten. Das Fleisch und die Champignons dazugeben und unter ständigem Wenden 3 Minuten bei mittlerer bis starker Hitze anbraten. Die Pilze und Fleischstreifen aus der Pfanne nehmen. Den Bratsatz mit der Fleischbrühe unter Rühren loskochen. Das Johannisbrotkernmehl mit dem kalten Wasser in einem Schüttelbecher mixen und in die heiße Flüssigkeit rühren, kurz aufkochen lassen. Den Weißwein zugießen. Die Fleischstreifen und Pilze in die Sauce geben und

nochmals 2 Minuten erhitzen. Mit Salz und Pfeffer abschmecken. Die Pfanne von der Kochstelle nehmen und die Sahne unter das Kalbsgeschnetzelte rühren. Das Fleisch mit der Sauce in eine vorgewärmte Schüssel oder auf zwei Teller geben. Die Petersilie über das Geschnetzelte streuen und sofort servieren.

Das paßt dazu: Spätzle oder Bandnudeln entsprechend der Kohlenhydratverordnung und grüner Salat oder Eissalat mit Gurken und Tomaten (Rezept Seite 102).

Variante: Geschnetzeltes kann auch mit magerem Putenfleisch zubereitet werden.

Etwas teurer

Leber nach Berliner Art

Zutaten für 2 Personen:
1 mittelgroße Zwiebel · 1 kleiner säuerlicher Apfel (etwa 120 g) · 1 Eßl. Zitronensaft · 250 g Kalbsleber (2 Scheiben) · 1 gestrichener Teel. Mehl · 25 g Margarine (5 gestrichene Teel.) · Pfeffer · Salz

Nährstoffgehalt für 1 Person: etwa 23 g Eiweiß, 15 g Fett, 17 g Kohlenhydrate, 6 g anzurechnende Kohlenhydrate = ½ BE, 1270 Joule/300 Kalorien
Zubereitungszeit: 30 Minuten

So wird's gemacht: Die Zwiebel schälen und in Ringe schneiden. Den Apfel schälen, vom Kernhaus befreien, in Scheiben schneiden und die Scheiben mit dem Zitronensaft beträufeln. Die Leberscheiben mit Mehl bestäuben. 1 Teelöffel Margarine in der Pfanne erhitzen, die Zwiebelringe darin goldbraun rösten, herausnehmen und warm stellen. Die Apfelringe ebenfalls mit 1 Teelöffel Margarine hellbraun braten und warm stellen. 3 Teelöffel Margarine in einer zweiten Pfanne erhitzen und die Leberscheiben darin auf beiden Seiten 3 Minuten braten. Dann pfeffern und salzen, auf eine vorgewärmte Platte legen, mit Apfelringen belegen und die Zwiebelringe darauf verteilen. Den Bratsatz aus beiden Pfannen über die garnierte Leber geben. Sofort servieren.

Das paßt dazu: Kartoffelpüree entsprechend der Kohlenhydratverordnung und grüner Salat, Eissalat mit Gurken und Tomaten (Rezept Seite 102) oder Rotkohl.

Unser Tip: Leber muß stets frisch verwendet werden. Rohe Leber hält sich im Gefriergerät etwa 6 Monate. Einmal aufgetaut, muß sie sofort zubereitet werden.

Braucht etwas Zeit · Ganz einfach

Lammbraten alla Romana
Bild auf dem Einband

Zutaten für 2 Personen:
250 g Lammkeule · 1 kleine Zwiebel · 1 Knoblauchzehe · Salz · 10 g Margarine · 60 ccm trockener Weißwein · 1 Eßl. Zitronensaft · Pfeffer · $\frac{1}{2}$ Teel. Rosmarin · 100 ccm entfettete Fleisch- oder Knochenbrühe*

Nährstoffgehalt für 1 Person: etwa 25 g Eiweiß, 20 g Fett, 3 g Kohlenhydrate, keine anzurechnenden Kohlenhydrate = 0 BE, 1255 Joule/300 Kalorien
Zubereitungszeit: 15 Minuten
Bratzeit: 40–50 Minuten

So wird's gemacht: Das Lammfleisch abspülen und mit Küchenkrepp abtrocknen. Die Zwiebel schälen und in Würfel schneiden. Die Knoblauchzehe schälen, kleinschneiden, mit etwas Salz zu Mus zerdrücken und das Fleisch damit einreiben. Die Margarine in einem Schmortopf erhitzen, das Fleisch hineingeben und von allen Seiten anbraten. Den Wein und den Zitronensaft zugießen und im offenen Topf einkochen lassen. Die Zwiebelwürfel dazugeben, das Fleisch mit Salz und Pfeffer bestreuen und im geschlossenen Topf bei schwacher Hitze etwa 40–50 Minuten schmoren lassen, dabei ein- bis zweimal wenden. Das Lammfleisch herausnehmen, mit

$\frac{1}{2}$ Teelöffel frischem oder getrocknetem Rosmarin bestreuen und warm stellen. Den Bratsatz mit etwas Fleischbrühe loskochen, nochmals mit Pfeffer und Salz abschmecken und die Sauce getrennt zum Fleisch servieren.

Das paßt dazu: Salzkartoffeln oder Kartoffelpüree entsprechend der Kohlenhydratverordnung und grüne Bohnen, Tomatensalat oder Balkansalat (Rezept Seite 104).

Unser Tip: Lammfleisch muß sehr heiß serviert werden, sonst schmeckt es talgig.

Ganz einfach

Türkisches Lammfleisch im Tontopf

Zutaten für 2 Personen:
250 g mageres Lammfleisch · 1 kleine Zwiebel · 10 g Margarine · $\frac{1}{2}$ l entfettete Fleisch- oder Knochenbrühe* · 60 g Langkornreis* · 300 g Tomaten · Salz · Paprikapulver

Nährstoffgehalt für 1 Person: etwa 30 g Eiweiß, 13 g Fett, 32 g Kohlenhydrate, 24 g anzurechnende Kohlenhydrate = 2 BE, 1570 Joule/375 Kalorien
Zubereitungszeit: 10 Minuten
Garzeit: etwa 1 Stunde und 40 Minuten

So wird's gemacht: Den Tontopf mit dem Deckel 15 Minuten in kaltes Wasser legen. Das Lammfleisch abwaschen, mit Küchenkrepp trockentupfen und in Stücke schneiden. Die Zwiebel schälen und ebenfalls in Stücke schneiden. Die Margarine in einem Schmortopf erhitzen, das Lammfleisch und die Zwiebelstücke hineingeben und scharf anbraten. Mit der Fleischbrühe aufgießen, kurz aufkochen lassen und in den gewässerten Tontopf geben. Den Tontopf zudecken und in den kalten Backofen schieben. Das Fleisch bei 200° C etwa 50 Minuten schmoren lassen, bis es fast weich ist. In der Zwischenzeit den Reis waschen und gut abtrocknen lassen. Die Tomaten* brühen, häuten und in Achtel schneiden. Nachdem das Fleisch 50 Minuten im Backofen gegart wurde, den gewaschenen Reis und die Tomatenstücke darübergeben. Alles mit Salz und Paprika bestreuen und nochmals 40 Minuten im geschlossenen Topf dämpfen. In einer vorgewärmten Schüssel servieren.

Das paßt dazu: grüner Salat.

Unser Tip: Die Reismenge kann je nach Kohlenhydratverordnung variiert werden.

Preiswert · Ganz einfach

Bratwurst mit Currysauce

Zutaten für 2 Personen:
2 Geflügel- oder Kalbsbratwürste zu je 120 g ·
2 Teel. Öl · 1 kleiner Apfel (etwa 120 g) · 1 gestrichener Teel. Currypulver · 50 ccm trockener Weißwein · Salz · weißer Pfeffer · 2 Eßl. Sahne
(10% Fett)

Nährstoffgehalt für 1 Person: etwa 19 g Eiweiß, 23 g Fett, 7 g Kohlenhydrate, 6 g anzurechnende Kohlenhydrate = ½ BE, 2 g Alkohol, 1400 Joule/335 Kalorien
Zubereitungszeit: 25 Minuten

So wird's gemacht: Die Bratwürste mit kochendem Wasser überbrühen und abtrocknen. Das Öl in einer Pfanne erhitzen, die Bratwürste darin rundherum anbraten und bei milder Hitze etwa 8–10 Minuten weiterbraten lassen. Anschließend herausnehmen und warm stellen. Den Apfel schälen, vierteln, vom Kernhaus befreien und in feine Würfel schneiden. Die Apfelwürfel in den Bratfond geben und 5 Minuten dünsten. Das Currypulver dazugeben und mit dem Weißwein ablöschen. Die Sauce mit Salz und Pfeffer abschmecken und zum Schluß die Sahne unterziehen. Die Würste in die Sauce legen und kurze Zeit ziehen lassen. Die Currysauce exakt halbieren.

Das paßt dazu: Kartoffelpüree entsprechend der Kohlenhydratverordnung und grüner Salat.

Geflügel- und Wildgerichte

Geflügel wird in allen Ländern der Erde gern gegessen, und deshalb gibt es eine Vielzahl von internationalen Geflügelrezepten. Schon unsere Urgroßmütter wußten, daß Geflügelfleisch sehr zart ist und ausgezeichnet schmeckt. Zu ihrer Zeit galt das Huhn im Topf als absoluter Sonntagsgenuß.

Geflügelfleisch ist mit Ausnahme von Gans und Ente mager und sehr bekömmlich. Es eröffnet der Hausfrau das ganze Jahr über viele Möglichkeiten, den Speisezettel abwechslungsreich zu gestalten. Reste, die eventuell übrigbleiben, können sehr gut für kleine Gerichte weiterverwertet oder als kalte Beilage zum Brot gereicht werden.

Der Zucht und der Tiefkühltechnik verdanken wir es, daß Wild heute nicht mehr nur zur Wildsaison, also relativ kurze Zeit, angeboten wird. Moderne Verarbeitungs- und Lagermöglichkeiten des Handels machen es möglich, daß die Hausfrau jederzeit haushaltsgerechte Portionen einkaufen kann. Trotzdem sind Wildgerichte mit erlesenen Beilagen immer noch Festtagsspeisen.

Um das sehr fettarme Wildfleisch auf natürliche Weise mürbe zu machen, legt man es in eine möglichst geschmacksneutrale Beize, damit der typische Wildgeschmack nicht verlorengeht. Das Fleisch muß von der Beize bedeckt sein. Tiefgefrorenes Wildfleisch kann in der Beize aufgetaut werden.

Etwas teurer · Sehr festlich

Huhn Marengo
Bild Seite 17

Zutaten für 2 Personen:
250 g Hähnchenbrust oder -schlegel (tiefgefroren oder frisch) · 1 Eßl. Öl · 1 Fleischtomate · ½ Knoblauchzehe · 2–3 kleine Zwiebelchen · 50 g Champignons (Dose) · 100 ccm kochendes Wasser · 50 ccm trockener Weißwein (etwa 5 Eßl.) · 2 Teel. Tomatenmark · ⅛ l entfettete Fleisch- oder Knochenbrühe* · Salz · Pfeffer · 2–3 Prisen Italienische Kräuter (Fertigmischung) oder ½ Teel. frisch gehackte Kräuter (Basilikum, Rosmarin, Salbei, Thymian) · 50 g Scampi (tiefgefroren oder Dose)

Nährstoffgehalt für 1 Person: etwa 33 g Eiweiß, 10 g Fett, 5 g Kohlenhydrate, keine anzurechnenden Kohlenhydrate = 0 BE, 1130 Joule/270 Kalorien

Zubereitungszeit: 1 Stunde
Garzeit: 45 Minuten

So wird's gemacht: Die Hähnchenteile waschen und gut abtrocknen; tiefgefrorene zuvor auftauen. Das Öl in einem Bratentopf erhitzen. Die Hähnchenteile in das heiße Öl legen und etwa 25 Minuten rundherum anbraten. In der Zwischenzeit die Tomate* brühen, häuten* und kleinschneiden. Die Knoblauchzehe schälen und zerreiben, die Zwiebelchen schälen, die Champignons halbieren. Die angebratenen Hähnchenteile aus dem Topf nehmen. Den Bratsatz mit dem kochenden Wasser und dem Weißwein ablöschen und kurz aufkochen lassen. Die kleingeschnittene Tomate, das Tomatenmark, den Knoblauch, die ganzen Zwiebelchen und die halbierten Champignons dazugeben. Mit der Fleischbrühe auffüllen. Mit Salz, Pfeffer und Italienischen Kräutern würzen. Die Hähnchenteile in die Mischung legen und mit geschlossenem Deckel etwa 20 Minuten leicht schmoren lassen. Das Fleisch auf vorgewärmten Tellern anrichten, mit den Scampi garnieren.

Das paßt dazu: Ratatouille (Rezept Seite 94) und Stangenweißbrot oder Safranreis entsprechend der Kohlenhydratverordnung und gemischter Salat.

Ganz einfach

Hähnchenkeule mit Sauce Indienne

Zutaten für 2 Personen:
2 Hähnchenkeulen zu je 150 g (frisch oder tiefgefroren) · Pfeffer · Salz · 10 g Öl · ⅛ l heißes Wasser · 100 g Dunstfruchtcocktail* (oder 20 g Dunstkirschen, 20 g Dunstpfirsich, 20 g Dunstmandarinen, 20 g Dunstbirnen, 20 g Dunstananas) · 50 g Zwiebeln · 10 g Margarine · 50 g Apfelmark · 125 ccm entfettete Fleisch- oder Knochenbrühe* · 1 Eßl. trockener Weißwein · Currypulver · flüssiger Süßstoff* · 1 Teel. Kokosraspeln

Nährstoffgehalt für 1 Person: etwa 24 g Eiweiß, 15 g Fett, 11 g Kohlenhydrate, 9 g anzurechnende Kohlenhydrate = $^3/_4$ BE, 1180 Joule/280 Kalorien
Zubereitungszeit: 20 Minuten
Garzeit: 30 Minuten

So wird's gemacht: Tiefgefrorene Hähnchenkeulen vorher auftauen. Das Fleisch waschen, mit Küchenkrepp abtrocknen und mit Pfeffer und Salz würzen. Das Öl in einer kleinen Pfanne oder einem kleinen Schmortopf erhitzen und die Hähnchenkeulen darin ringsum goldbraun anbraten. Mit dem heißen Wasser auffüllen und das Fleisch bei geschlossenem Deckel und milder Hitze etwa 20 Minuten garen. Das Obst auf einem Sieb abtropfen lassen und kleinschneiden. Die Zwiebeln schälen und in Würfel schneiden. Die Margarine in einer zweiten Pfanne erhitzen und die Zwiebeln darin glasig braten. Das Apfelmark und das übrige Obst dazugeben. Gut umrühren und etwa 2–3 Minuten schmoren lassen. Die Brühe und den Wein angießen und alles etwa 5 Minuten köcheln lassen. Mit Salz, Currypulver und etwas flüssigem Süßstoff abschmecken. Zum Schluß die Kokosraspeln unter die Sauce rühren. Die Sauce getrennt zu den Hähnchenkeulen servieren.

Das paßt dazu: körnig gekochter Reis oder Stangenweißbrot entsprechend der Kohlenhydratverordnung und Kopfsalat oder Tomatensalat.

Etwas teurer · Braucht etwas Zeit

Hähnchenbrustfilet in Zitronensauce

Zutaten für 2 Personen:
2 frische Hähnchenbrustfilets zu je 150 g · 2 Knoblauchzehen · Saft von 1 Zitrone · 2 Eßl. Öl · $^1/_2$ Teel. getrockneter Thymian · Salz · weißer Pfeffer · 20 g Butter oder Margarine · 100 ccm entfettete Hühnerbrühe · 1 säuerlicher Apfel (100 g) · 50 ccm trockener Weißwein · abgeriebene Schale von $^1/_4$ Zitrone (Schale unbehandelt) · 1 Eßl. saure Sahne (10% Fett) · flüssiger Süßstoff*

Nährstoffgehalt für 1 Person: etwa 35 g Eiweiß, 16 g Fett, 8 g Kohlenhydrate, 6 g anzurechnende Kohlenhydrate = $^1/_2$ BE, 2 g Alkohol, 1420 Joule/340 Kalorien
Zubereitungszeit: 10 Minuten
Marinierzeit: 4–6 Stunden
Garzeit: 50 Minuten

So wird's gemacht: Die Hähnchenbrustfilets kurz abspülen und mit Küchenkrepp trockentupfen. Die Knoblauchzehen schälen, durch die Knoblauchpresse drücken und mit dem Zitronensaft, dem Öl und dem Thymian verrühren. Die Marinade* über die Brustfilets gießen und diese zugedeckt 4–6 Stunden darin liegen lassen, hin und wieder wenden. Die Filets herausnehmen, mit Küchenkrepp gründlich trockentupfen und mit Salz und Pfeffer einreiben. 10 g Butter oder Margarine in einem Schmortopf erhitzen und die Brustfilets darin rundherum knusprig braun braten. Etwas Hühnerbrühe zugießen und das Fleisch bei milder Hitze 30 Minuten schmoren lassen. Die Filets herausnehmen und auf einer vorgewärmten Platte warm stellen. Den Apfel schälen, entkernen und in 1 cm dicke Scheiben schneiden. Die restliche Butter oder Margarine in einer Pfanne erhitzen und die Apfelscheiben auf beiden Seiten darin goldgelb braten. Die Brustfilets mit den Apfelscheiben belegen. Den Bratfond mit der restlichen Hühnerbrühe und dem Weißwein loskochen und durch ein Sieb gießen. Einmal aufkochen, von der Kochstelle nehmen, mit der abgeriebenen Zitronenschale und der sauren Sahne verfeinern und mit Salz, Pfeffer sowie 1 Spritzer Süßstoff abschmecken. Die Sauce um die Brustfilets gießen.

Das paßt dazu: Salzkartoffeln oder Stangenweißbrot entsprechend der Kohlenhydratverordnung.

Ganz einfach · Würzig-scharf

Mexikanisches Hühnerragout

Zutaten für 2 Personen:
$^1/_2$ Bund Suppengrün · $^1/_2$ Zwiebel · 2 Gewürznelken · 1 kleines Lorbeerblatt · 1 l Wasser · Salz ·

400 g Hühnerbrust (frisch oder tiefgefroren) · je 1 rote und grüne Paprikaschote · 20 g roher Schinken · 1 Teel. Öl · 20 g feingehackte Zwiebel · 1 g Johannisbrotkernmehl* · ½ Knoblauchzehe · Chilipulver · weißer Pfeffer · 1 Teel. Rosenpaprikapulver (scharf) · 1 Teel. Zitronensaft · 2 Eßl. saure Sahne (10% Fett)

Nährstoffgehalt für 1 Person: etwa 25 g Eiweiß, 7 g Fett, 4 g Kohlenhydrate, keine anzurechnenden Kohlenhydrate = 0 BE, 770 Joule/185 Kalorien
Zubereitungszeit: 30 Minuten
Garzeit: 50 Minuten

So wird's gemacht: Das Suppengrün putzen, waschen und grob zerkleinern. Die ungeschälte Zwiebel mit den Nelken und dem Lorbeerblatt spicken. Das Wasser mit dem Suppengrün, der gespickten Zwiebel und Salz zum Kochen bringen. Die Hühnerbrust einlegen und in 25 Minuten garen. Das Huhnfleisch aus der Brühe nehmen, etwas abkühlen lassen, häuten und das Fleisch von den Knochen lösen. Die Hühnerbrühe durchseihen und kühl stellen. Das Fleisch in nicht zu kleine Stücke schneiden. Die Paprikaschoten halbieren, von den Kernen und weißen Rippen befreien, waschen und in Streifen schneiden. Den Schinken in Würfel schneiden. In einem Bratentopf 1 Teelöffel Öl erhitzen. Den Schinken und die feingehackte Zwiebel darin anbraten und die Paprikastreifen hinzugeben. Mit ¼ l entfetteter Hühnerbrühe* auffüllen und 5 Minuten bei milder Hitze garen. Das Johannisbrotkernmehl in etwas kaltem Wasser anrühren und in die kochende Flüssigkeit einrühren. Die Knoblauchzehe schälen und durch die Knoblauchpresse dazugeben. Mit Chilipulver, Pfeffer, Salz, dem Paprikapulver und dem Zitronensaft würzig abschmecken. Das kleingeschnittene Hühnerfleisch in die Sauce geben und nochmals erhitzen. Zum Schluß die saure Sahne einrühren und alles bei äußerst milder Hitze 5 Minuten durchziehen, nicht mehr kochen lassen.

Das paßt dazu: körnig gekochter Reis entsprechend der Kohlenhydratverordnung und Kopfsalat.

Schnell · Für Reduktionskost weniger geeignet

Putenspieß vom Grill

Zutaten für 2 Personen:
300 g Putenbrust · 125 g frische Champignons · 2 kleine Tomaten · 2 mittelgroße Gewürzgurken (100 g) · 2 kleine Zwiebeln · 1 Teel. Öl · Salz · Pfeffer

Nährstoffgehalt für 1 Person: etwa 39 g Eiweiß, 7 g Fett, 7 g Kohlenhydrate, keine anzurechnenden Kohlenhydrate = 0 BE, 1050 Joule/250 Kalorien
Zubereitungszeit: etwa 35 Minuten

So wird's gemacht: Die Putenbrust waschen, mit Küchenkrepp abtrocknen und in Würfel schneiden. Die Champignons putzen, waschen, je nach Größe in gleichmäßige Stücke schneiden. Die Tomaten waschen und vierteln. Die Gewürzgurken in größere Stücke schneiden. Die Zwiebeln schälen und achteln. Die Fleischwürfel mit den Champignon-, Tomaten-, Gewürzgurken- und Zwiebelstücken abwechselnd auf zwei Spieße stecken. Die Fleischspieße mit Öl bepinseln und unter dem vorgeheizten Grill in etwa 10 Minuten von allen Seiten bräunen. Nach dem Grillen* salzen, pfeffern, sofort servieren.

Das paßt dazu: gemischter Salat (Rezept Seite 105) und Curryreis entsprechend der Kohlenhydratverordnung.

Hinweis: Diabetiker mit einer 9240-Joule-/2200- oder 10 500-Joule-/2500-Kalorien-Kost können noch eine Nachspeise mit 1 BE, die etwa 360 Joule/85 Kalorien enthält, auswählen.

Für Reduktionskost nicht geeignet

Hasenpfeffer

Zutaten für 2 Personen:
2 Hasenkeulen · 1 kleine Stange Lauch · 1 kleine Möhre · 1 kleine Zwiebel · 125 ccm Weinessig · 125 ccm trockener Rotwein · 250 ccm Wasser ·

3 schwarze Pfefferkörner · 3 Wacholderbeeren · Salz · gemahlener schwarzer Pfeffer · 15 g Margarine · 2 gestrichene Teel. Mehl · 60 ccm heiße, entfettete Knochen- oder Fleischbrühe* · 1 Eßl. saure Sahne (10% Fett) · 35 g Diabetiker-Johannisbeerkonfitüre oder -gelee · 1 Eßl. Weinbrand

Nährstoffgehalt für 1 Person: etwa 34 g Eiweiß, 12 g Fett, 18 g Kohlenhydrate, 12 g anzurechnende Kohlenhydrate = 1 BE, 7 g Alkohol, 1565 Joule/ 370 Kalorien
Marinierzeit: 2 Tage
Zubereitungszeit: 20 Minuten
Garzeit: 1¹/2–2 Stunden

So wird's gemacht: Die Hasenkeulen waschen, mit Küchenkrepp abtrocknen und in je 2–3 Stücke zerlegen. Den Lauch und die Möhre waschen und putzen. Die Zwiebel schälen und ebenso wie den Lauch und die Möhre in Scheiben schneiden. Den Essig mit dem Wein und dem Wasser mischen, das Gemüse, die Pfefferkörner und Wacholderbeeren dazugeben und alles 10 Minuten bei kleiner Hitze sieden lassen. Ganz genau kann die Flüssigkeitsmenge nicht angeben werden. Die Beize* sollte die Fleischstücke völlig bedecken. Die Hasenteile in eine Schüssel geben und mit der heißen Beize übergießen. Zugedeckt an kühlem Platz 2 Tage marinieren lassen.
Die Hasenteile aus der Beize nehmen, mit Küchenkrepp abtrocknen und mit Salz und Pfeffer einreiben. Die Margarine in einem Schmortopf erhitzen und die Fleischteile darin ringsum scharf anbraten. Das Mehl anstäuben und braun werden lassen. Die heiße Fleischbrühe angießen und gut umrühren. Die Zutaten aus der Beize mit einem Schaumlöffel herausnehmen und zum Fleisch geben. Das Gericht bei geschlossenem Deckel etwa 1 Stunde schmoren lassen. Zwischendurch immer wieder mit etwas Beizflüssigkeit auffüllen. Wenn das Fleisch gar ist, so viel von der Beizflüssigkeit auffüllen, bis die Sauce die gewünschte Konsistenz hat. Zuletzt mit der sauren Sahne, der Konfitüre oder dem Gelee und dem Weinbrand abschmecken.

Das paßt dazu: Salzkartoffeln oder Teigwaren entsprechend der Kohlenhydratverordnung und Rotkohl, Rosenkohl oder Broccoli.

Etwas teurer · Schnell

Rehragout Hubertus

Zutaten für 2 Personen:
300 g Rehschulter ohne Knochen · 20 g durchwachsener Speck · 1 kleine Zwiebel · ½ Knoblauchzehe · 2 Teel. Margarine · Salz · schwarzer Pfeffer · 100 ccm entfettete, heiße Fleisch- oder Knochenbrühe* · 50 ccm trockener Rotwein · 50 g Champignons (Dose) · 50 g Pfifferlinge (Dose) · 1 Teel. Sojasauce · 2 Eßl. saure Sahne (10% Fett) · ½ Bund Petersilie

Nährstoffgehalt für 1 Person: etwa 35 g Eiweiß, 14 g Fett, 5 g Kohlenhydrate, keine anzurechnenden Kohlenhydrate = 0 BE, 2 g Alkohol, 1290 Joule/310 Kalorien
Zubereitungszeit: 20 Minuten
Garzeit: 50–55 Minuten

So wird's gemacht: Das Rehfleisch von Sehnen und Häuten befreien, waschen, mit Küchenkrepp abtupfen und in Stücke schneiden. Den Speck in kleine Würfel schneiden. Die Zwiebel und die Knoblauchzehe schälen und feinhacken. Die Margarine in einem Schmortopf erhitzen. Den Speck, die Zwiebeln und den Knoblauch darin glasig braten. Die Rehfleischwürfel dazugeben und unter Rühren kräftig anbraten, dann pfeffern und salzen. Die Fleischbrühe und den Wein einrühren und alles 40–45 Minuten zugedeckt schmoren lassen. Die Champignons in Scheiben schneiden. Die Pfifferlinge abtropfen lassen, die Petersilie waschen und feinhacken. Die Pilze ins Ragout geben und weitere 10 Minuten köcheln lassen. Das Rehragout mit der Sojasauce abschmecken und mit der verquirlten sauren Sahne binden. Die Petersilie hacken. Das Gericht mit der Petersilie bestreuen und in einer vorgewärmten Schüssel servieren.

Das paßt dazu: Salzkartoffeln entsprechend der Kohlenhydratverordnung und grüner Salat, Rotkohl oder Rosenkohl.

Kartoffeln, Reis und Nudeln

In den letzten 80 bis 100 Jahren haben sich unsere Essensgewohnheiten erheblich geändert. Das betrifft beispielsweise auch den Verbrauch an Kartoffeln. Aber was wäre ein saftiger Braten ohne Kartoffeln oder eine Tomatensauce ohne Teigwaren? Kurzum, eine gute Mahlzeit ist ohne eine kohlenhydrathaltige Beilage nicht komplett. Wir hoffen, daß Ihnen die folgenden Rezepte ein wenig helfen, Ihre Kost abwechslungsreich zu gestalten und nicht nur die obligatorischen Salzkartoffeln auf den Tisch zu bringen.

Wie die tägliche Erfahrung zeigt, sind für Diabetiker Kohlenhydrate aus Kartoffelgerichten günstiger als solche aus Reis- und Nudelgerichten. Deshalb sind Reis und Nudeln in der Diabeteskost aber nicht verboten.

Preiswert · Braucht etwas Zeit

Herzoginkartoffeln

Zutaten für 2 Personen:
260 g geschälte Kartoffeln oder entsprechend der Kohlenhydratverordnung mehr oder weniger · Salz · 10 g Margarine oder Butter · $\frac{1}{2}$ Eigelb · weißer Pfeffer · 1 Prise geriebene Muskatnuß · Öl oder Margarine für das Blech

Nährstoffgehalt für 1 Person: etwa 2 g Eiweiß, 3 g Fett, 24 g Kohlenhydrate, 24 g anzurechnende Kohlenhydrate = 2 BE, 560 Joule/130 Kalorien
Zubereitungszeit: 25 Minuten
Garzeit: 30 Minuten

So wird's gemacht: Die Kartoffeln in große Würfel schneiden und in Salzwasser etwa 20 Minuten garen. Die gekochten Kartoffeln abgießen, gut abdampfen lassen und durch eine Kartoffelpresse drücken oder mit dem Kartoffelstampfer zerdrücken. Die Margarine oder Butter und das halbe Eigelb nacheinander in die Kartoffelmasse rühren. Mit Pfeffer, der Muskatnuß und eventuell noch mit Salz abschmecken. Den Backofen auf 200° C vorheizen. Ein Backblech mit Öl bepinseln oder mit Margarine einfetten. Die Kartoffelmasse in einen Spritzbeutel mit großer Tülle füllen und 6 etwa 3 cm hohe Rosetten auf das Backblech spritzen. Die Herzoginkartoffeln im Backofen auf der mittleren Schiebeleiste in 10 Minuten bei 200° C goldgelb backen.

Das paßt dazu: festlicher Braten, Wildgerichte und feine Gemüse.

Unser Tip: Das restliche Eigelb kann mit dem Eiklar verquirlt werden und hält sich so einige Tage im Kühlschrank frisch. Sie können es zur Zubereitung von Nachspeisen verwenden.

Preiswert · Braucht etwas Zeit

Kümmelkartoffeln im Mini-Tontopf

Zutaten für 2 Personen:
260 g geschälte Kartoffeln oder entsprechend der Kohlenhydratverordnung mehr oder weniger · Salz · Kümmel · 10 g Butter

Nährstoffgehalt für 1 Person: etwa 2 g Eiweiß, 4 g Fett, 24 g Kohlenhydrate, 24 g anzurechnende Kohlenhydrate = 2 BE, 600 Joule/140 Kalorien
Zubereitungszeit: 15 Minuten
Garzeit: etwa 1 Stunde und 20 Minuten

So wird's gemacht: Den Mini-Tontopf* mit dem Deckel 15 Minuten in kaltes Wasser legen. Die geschälten Kartoffeln waschen und abtropfen lassen, dann halbieren und in den gewässerten Tontopf legen. Mit etwas Salz und Kümmel bestreuen, die Butter in Flöckchen daraufsetzen. Den Tontopf zudecken und in den kalten Backofen schieben. Die Kartoffeln bei 200° C etwa 1 Stunde und 20 Minuten garen. Auf einer vorgewärmten Platte servieren.

Das paßt dazu: Kasseler Fleisch und Sauerkraut.

Bunter Kartoffelsalat

Zutaten für 2 Personen:
390 g Kartoffeln · 150 g Salatgurke · 150 g Tomaten
(3 kleine) · 150 g Radieschen · 4 Teel. Öl (20 g) ·
etwas entfettete, warme Brühe oder Wasser · etwa
2 Eßl. Weinessig · Salz · Pfeffer · etwas Senf · flüssiger Süßstoff* · 2 Teel. feingehackte Zwiebel ·
4 Teel. gemischte Kräuter (feingehackte Petersilie
und Dill, feingeschnittener Schnittlauch)

Nährstoffgehalt für 1 Person: etwa 6 g Eiweiß, 11 g
Fett, 37 g Kohlenhydrate, 36 g anzurechnende
Kohlenhydrate = 3 BE, 1155 Joule/275 Kalorien
Zubereitungszeit: 1 Stunde

So wird's gemacht: Die Kartoffeln mit der Schale in
25–30 Minuten in Wasser gar kochen, heiß schälen
und abkühlen lassen. Nach dem Erkalten die Kartoffeln in feine Scheiben schneiden. Die Gurke
waschen, schälen und in feine Scheiben schneiden.
Die Tomaten und Radieschen waschen und ebenfalls
in Scheiben schneiden. Das Öl mit etwas warmer
Brühe oder Wasser und dem Weinessig verrühren,
mit Salz, Pfeffer, Senf und flüssigem Süßstoff abschmecken und die feingehackten Zwiebeln unterrühren. Die Marinade* über die Salatzutaten geben
und leicht vermengen. Den Salat kühl stellen und
mindestens 1 Stunde gut durchziehen lassen. Vor
dem Anrichten den Kartoffelsalat nochmals abschmecken und die Kräuter leicht unterheben. Den
Salat auf zwei Tellern gleichmäßig verteilen.

Das paßt dazu: 1 Scheibe kalter, magerer Schweinebraten (etwa 80–100 g), fettarm im Römertopf
zubereitet.

*Unser Tip: Die Kartoffelmenge von 3 BE kann entsprechend der Kohlenhydratverordnung abgewandelt
werden.*
*Die Kartoffeln sollten möglichst einen Tag vorher
gekocht werden.*

Gebackene Kartoffeln

Gebackene Kartoffeln erfreuen sich immer größerer
Beliebtheit. Die Qualität dieser Kartoffelzubereitung hängt von der Auswahl der richtigen Sorte ab.
Am besten eignen sich die mehlig-trockenen Kartoffelsorten. Die Kartoffeln sollten möglichst eine
einheitliche Größe besitzen.

Zutaten für 2 Personen:
Je nach Kohlenhydratverordnung 2 oder mehr hühnereigroße Kartoffeln
Als Gewürz wahlweise: Kümmel, Rauchsalz, Petersilie
Zubereitungszeit: 1 Stunde und 40 Minuten

So wird's gemacht: Den Mini-Tontopf* mit dem
Deckel 10 Minuten in kaltes Wasser legen. Die
Kartoffeln unter fließendem Wasser gut bürsten, in
den gewässerten Tontopf geben, wahlweise mit
Kümmel, Rauchsalz oder Petersilie bestreuen. Den
Deckel auflegen und den Tontopf in den kalten
Backofen schieben. Die Kartoffeln bei 200° C etwa
1 Stunde garen. Die gebackenen Kartoffeln kreuzweise einschneiden, die Schale zusammendrücken,
so daß eine Öffnung entsteht. Wahlweise mit einer
der 3 Saucen füllen und warm servieren.

Sauce 1: 2 Eßlöffel saure Sahne (10% Fett), vermischt mit 1 Teelöffel gehackten Kräutern. Mit Salz
abschmecken.
Sauce 2: 2 Eßlöffel Magerquark mit etwas Wasser
glattrühren und mit Kräutern, Salz, Kümmel oder
Paprika abschmecken.
Sauce 3: 2 Eßlöffel Crème fraîche (30% Fett) mit
1 Teelöffel grünem Pfeffer (Glas) mischen. Eventuell mit Salz abschmecken.

Nährstoffgehalt für 1 Person bei 1 BE Kartoffeln
mit Sauce 1: etwa 2 g Eiweiß, 1 g Fett, 13 g Kohlenhydrate, 12 g anzurechnende Kohlenhydrate =
1 BE, 295 Joule/70 Kalorien;
mit Sauce 2: etwa 3 g Eiweiß, kein Fett, 13 g Kohlenhydrate, 12 g anzurechnende Kohlenhydrate =
1 BE, 310 Joule/75 Kalorien;

mit Sauce 3: etwa 1 g Eiweiß, 6 g Fett, 13 g Kohlenhydrate, 12 g anzurechnende Kohlenhydrate = 1 BE, 470 Joule/110 Kalorien.

Preiswert · Schnell

Spaghetti mit Tomaten und Basilikum

Zutaten für 2 Personen:
1–2 Knoblauchzehen · ½ Dose Tomaten (250 g) · 3 Sardellenfilets · ½ Bund Basilikum · 20 g Olivenöl (2 Eßl.) · 1 kleiner Peperoncino (scharfe Paprikaschote) · 60 g Spaghetti oder entsprechend der Kohlenhydratverordnung mehr

Nährstoffgehalt für 1 Person: etwa 6 g Eiweiß, 12 g Fett, 29 g Kohlenhydrate, 24 g anzurechnende Kohlenhydrate = 2 BE, 1030 Joule/250 Kalorien
Zubereitungszeit: 20 Minuten

So wird's gemacht: Die Knoblauchzehen schälen. Die Tomaten auf ein Sieb gießen, abtropfen lassen und etwas zerkleinern. Die Sardellenfilets kleinhacken. Das Basilikum waschen, die Blättchen von den Stengeln zupfen und kleinschneiden. Das Öl in einer Pfanne leicht erhitzen und die Knoblauchzehen darin so lange braten, bis sie braun werden, dann herausnehmen. Den Peperoncino und die Sardellen in die Pfanne geben und so lange rühren, bis sich die Sardellen aufgelöst haben, dann den Peperoncino herausnehmen. Die zerkleinerten Tomaten und die Basilikumblättchen in die Pfanne geben und zugedeckt 15 Minuten bei schwacher Hitze schmoren lassen. Inzwischen die Spaghetti mit 2–3 Tropfen Öl im Kochwasser bißfest kochen. Abgießen (nicht abschrecken) und auf zwei vorgewärmte Teller verteilen. Die Tomatensauce darübergeben und heiß servieren.

Das paßt dazu: grüner Salat.

Hinweis: Die Spaghettimenge kann entsprechend der Kohlenhydratverordnung erhöht werden.

Preiswert · Schnell

Risotto
Bild Seite 36

Zutaten für 2 Personen:
1 kleine Zwiebel · 1 Eßl. Öl · 120 g italienischer Rundkornreis* · 240 ccm entfettete, heiße Hühnerbrühe · 1 Eßl. feingehackte Petersilie oder kleingeschnittener Schnittlauch

Nährstoffgehalt für 1 Person: etwa 5 g Eiweiß, 6 g Fett, 52 g Kohlenhydrate, 48 g anzurechnende Kohlenhydrate = 4 BE, 1210 Joule/290 Kalorien
Zubereitungszeit: 25 Minuten

So wird's gemacht: Die Zwiebel schälen und feinhacken. Das Öl in einem Topf erhitzen, die Zwiebel und den Reis hineingeben und darin unter Rühren glasig werden lassen. Die heiße Hühnerbrühe zugießen und den Reis bei milder Hitze 20 Minuten ohne umzurühren quellen lassen. Den gegarten Reis mit einer Gabel auflockern und den Risotto in eine vorgewärmte Schüssel oder auf zwei Teller füllen, mit der Petersilie oder dem Schnittlauch bestreuen und sofort servieren.

Das paßt dazu: gebratenes Fleisch und Salat.

Variante: Risotto können Sie leicht abwandeln und als Risi-Bisi servieren, wenn Sie dem fertigen Risotto 50 g Erbsen (Dose) beifügen. Mit 25 g Erbsen (Dose) und 25 g gewürfelten Möhren (Dose) machen Sie aus dem Risotto einen bunten Reis. Dann beträgt der Nährstoffgehalt für 1 Person: etwa 7 g Eiweiß, 6 g Fett, 56 g Kohlenhydrate, 48 g anzurechnende Kohlenhydrate = 4 BE, 1310 Joule/310 Kalorien. Dazu paßt kurzgebratenes Fleisch und ebenfalls Salat.

Hinweis: Die Reismenge kann entsprechend der verordneten Kohlenhydratmenge reduziert beziehungsweise erhöht werden.

Gemüse gehört immer dazu

Gemüse sollte bei keiner Hauptmahlzeit fehlen. Es ist die richtige Ergänzung zu allen Fisch-, Fleisch-, Geflügel- und Wildgerichten. Entscheidend für den Nährwert sind Zubereitungsart und -zeit.

Vitaminhaltige Nahrungsmittel erfordern eine sorgsame Behandlung in der Küche. Ausgelaugtes Gemüse, das kaum noch Nährstoffe, Vitamine und Mineralstoffe enthält, sind für die Gesundheit wertlos. Schon beim Einkauf muß darauf geachtet werden, daß das Gemüse frisch und knackig ist. Es sollte dann in der Küche nicht zu lange liegen, sondern schnell und schonend verarbeitet werden. Für die Vorratshaltung eignen sich tiefgefrorene und konservierte Gemüsesorten.

Zellulose und andere nicht verdauliche Stoffe, die im Darm des Menschen nicht gespalten werden, im Gemüse aber reichlich enthalten sind, haben als Ballaststoffe ihre Bedeutung. So führt eine ballaststoffreiche Kost nicht etwa zu Verstopfung (Obstipation), sondern im Gegenteil zu einer guten Verdauung.

Diabetiker sollten beim Verzehr von Gemüse aber beachten, daß nicht nur Vitamine, Mineralstoffe, Spurenelemente und Zellulose darin enthalten sind, sondern auch Kohlenhydrate in Form von Zucker und Stärke. Deswegen müssen Sie die Einteilung in der Kohlenhydrat-Austauschtabelle (siehe Seite 127) unbedingt beachten. Vielleicht versuchen Sie bei der Zubereitung von Gemüse einmal sparsamer mit Salz und Gewürzen und etwas großzügiger mit frischen Kräutern umzugehen. Die folgenden Rezepte können Ihnen dabei helfen.

Ganz einfach · Vitaminreich

Gebackene Tomaten

Zutaten für 2 Personen:
500 g Tomaten (4–6 schöne, gleichmäßig aussehende Früchte) · etwas Öl für die Pfanne · 30 g geriebener Käse (30% Fett i. Tr.) oder 2 Teel. feingehackte Kräuter

Nährstoffgehalt für 1 Person (mit geriebenem Käse): etwa 7 g Eiweiß, 3 g Fett, 9 g Kohlenhydrate, keine anzurechnenden Kohlenhydrate = 0 BE, 350 Joule/80 Kalorien

Nährstoffgehalt für 1 Person (mit Kräutern): 3 g Eiweiß, kein Fett, 10 g Kohlenhydrate, keine anzurechnenden Kohlenhydrate = 0 BE, 220 Joule/50 Kalorien
Zubereitungszeit: 20–25 Minuten

So wird's gemacht: Die Tomaten waschen, kreuzweise einschneiden und in eine mit etwas Öl ausgepinselte Pfanne setzen. Im vorgeheizten Backofen bei 200° C in etwa 5 Minuten garen. Die Tomaten, wenn sie weich werden, mit dem Käse oder den Kräutern bestreuen und 2 Minuten weitergaren, bis der Käse zerläuft.

Das paßt dazu: Steaks aller Art.

Unser Tip: Geputztes Gemüse sollte man nicht zu lange offen liegen lassen, es trocknet aus und verliert an Vitaminen. Wenn Sie das Gemüse vorbereiten wollen, kann es in einem feuchten Tuch einige Stunden aufbewahrt werden.

Braucht etwas Zeit

Gedünsteter Rosenkohl

Zutaten für 2 Personen:
400 g frischer Rosenkohl · 20 g durchwachsener Speck · Salz · 1 Prise geriebene Muskatnuß · 100 ccm entfettete, heiße Fleisch- oder Knochenbrühe* · 1 Teel. gehackte Petersilie

Nährstoffgehalt für 1 Person: etwa 9 g Eiweiß, 8 g Fett, 10 g Kohlenhydrate, keine anzurechnenden Kohlenhydrate = 0 BE, 640 Joule/150 Kalorien
Zubereitungszeit: 30–35 Minuten

So wird's gemacht: Den Rosenkohl putzen, waschen und die Strünke einschneiden. Den Speck in Würfel schneiden. Die Würfel in einem Schmortopf erhitzen und glasig werden lassen. Den Rosenkohl darin unter Schütteln 3 Minuten anbraten. Mit Salz und der

Muskatnuß würzen. Die heiße Fleischbrühe dazugießen und das Gemüse bei milder Hitze in 20 Minuten zugedeckt garen. In eine vorgewärmte Schüssel füllen und mit der gehackten Petersilie bestreuen.

Das paßt dazu: gebratenes Fleisch, Geflügel oder Wild.

Preiswert · Schnell

Gurken-Tomaten-Gemüse

Bild gegenüber

Zutaten für 2 Personen:
600 g Gemüse- oder Schmorgurken · 20 g durchwachsener Speck (2 dünne Scheiben) · 1 kleine Zwiebel · 200 g Tomaten · Salz · weißer Pfeffer · 2–3 Messerspitzen edelsüßes Paprikapulver · 4 Teel. gehackte Petersilie · ½ Teel. feingehackter Dill · 2 Eßl. saure Sahne (10% Fett)

Nährstoffgehalt für 1 Person: etwa 4 g Eiweiß, 8 g Fett, 13 g Kohlenhydrate, keine anzurechnenden Kohlenhydrate = 0 BE, 600 Joule/145 Kalorien
Zubereitungszeit: 30–35 Minuten

So wird's gemacht: Die Gurken schälen, der Länge nach halbieren und die Kerne mit einem Löffel herausschaben. Das Gurkenfleisch in dicke Stücke schneiden. Den Speck in kleine Würfel schneiden. Die Zwiebel schälen und feinhacken. Die Tomaten* brühen, häuten und vierteln. Den Speck in einem Schmortopf erhitzen, die Zwiebeln dazugeben und 3 Minuten unter Rühren glasig braten. Die Gurkenstücke zugeben, mit Salz, Pfeffer und Paprikapulver würzen. Das Gemüse zugedeckt 10 Minuten bei milder Hitze schmoren lassen. Die Tomaten dazugeben und weitere 5 Minuten schmoren lassen. Die Petersilie, den Dill und die saure Sahne unter das Gemüse mischen, nochmals erhitzen und sofort servieren.

Das paßt dazu: kurzgebratenes Fleisch oder Braten und Reis oder Kartoffeln entsprechend der Kohlenhydratverordnung.

Braucht etwas Zeit · Ganz einfach

Grüne Bohnen

Bohnen sollten Sie immer ganz frisch verwenden. Überlagerte Bohnen werden beim Kochen zäh.

Zutaten für 2 Personen:
400 g grüne Bohnen · 1 kleine Zwiebel · 15 g Margarine · 100 ccm entfettete, heiße Fleisch- oder Knochenbrühe* · 1 Zweig Bohnenkraut · Salz · weißer Pfeffer · 1 Teel. gehackte Petersilie

Nährstoffgehalt für 1 Person: etwa 5 g Eiweiß, 7 g Fett, 15 g Kohlenhydrate, keine anzurechnenden Kohlenhydrate = 0 BE, 615 Joule/150 Kalorien
Zubereitungszeit: 45–50 Minuten

So wird's gemacht: Die Bohnen putzen und in grobe Stücke brechen. Die Zwiebel schälen und feinhacken. Die Margarine in einem Schmortopf erhitzen, die Zwiebelwürfel darin glasig braten. Die Bohnen und die heiße Fleischbrühe dazugeben. Das Gericht bei milder Hitze etwa 30 Minuten kochen lassen. Nach 15 Minuten das Bohnenkraut auf die Bohnen legen und weiterkochen lassen. Das Bohnengemüse mit Salz und Pfeffer würzen und mit der Petersilie bestreuen.

Das paßt dazu: Lammfleisch, Hackfleischgerichte, Geflügelbratwurst und Salzkartoffeln entsprechend der Kohlenhydratverordnung.

Preiswert · Ganz einfach

Lauch auf französische Art

In einigen Gegenden heißen die weiß-grünen Stangen auch Porree. Man kann sie das ganze Jahr über frisch bekommen. Allerdings sollten Sie darauf achten, daß Sie nur feste Stangen ohne welke Außenblätter kaufen und verwenden.

Zutaten für 2 Personen:
400 g Lauch · 100 g Tomaten · 1 Knoblauchzehe ·

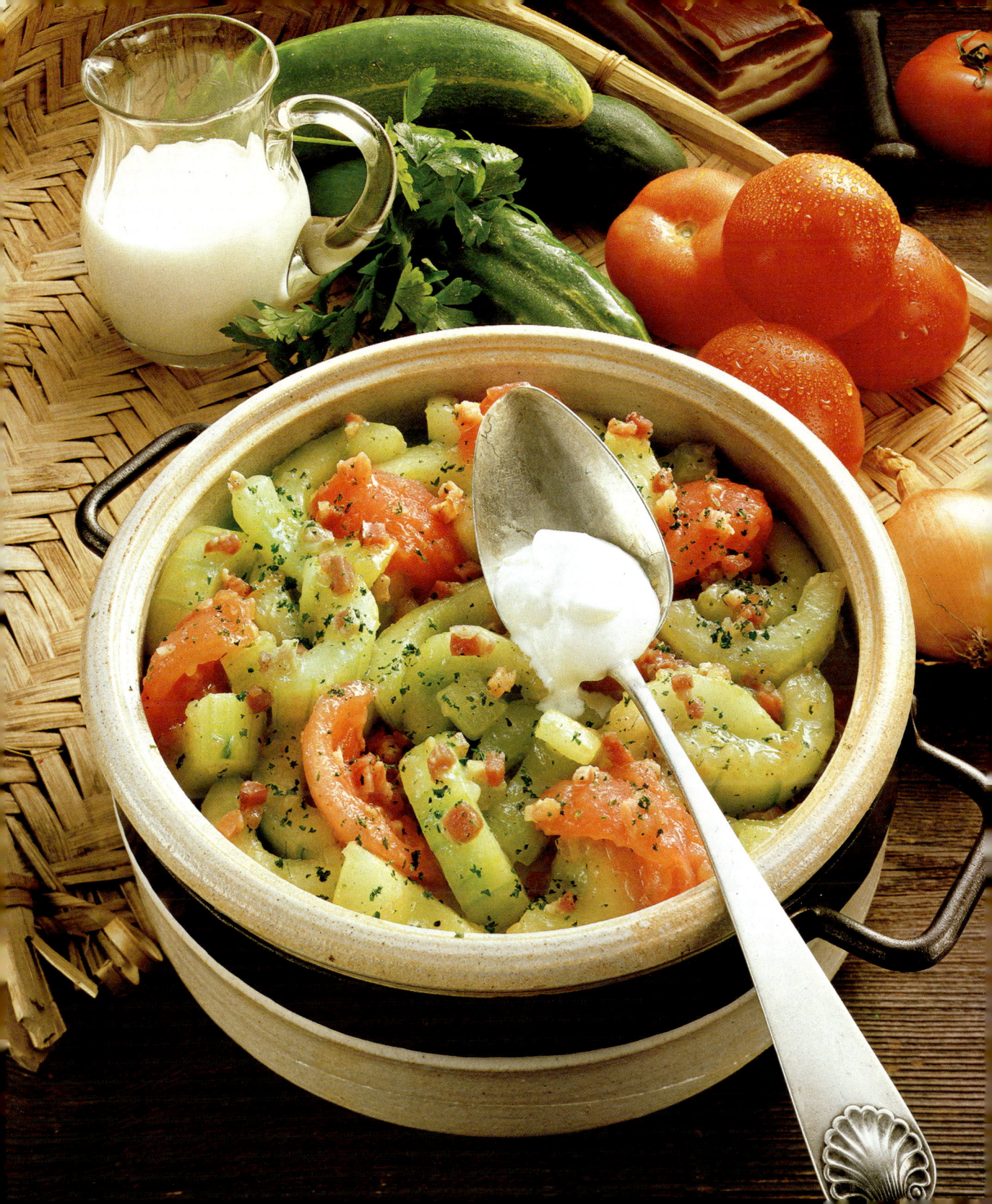

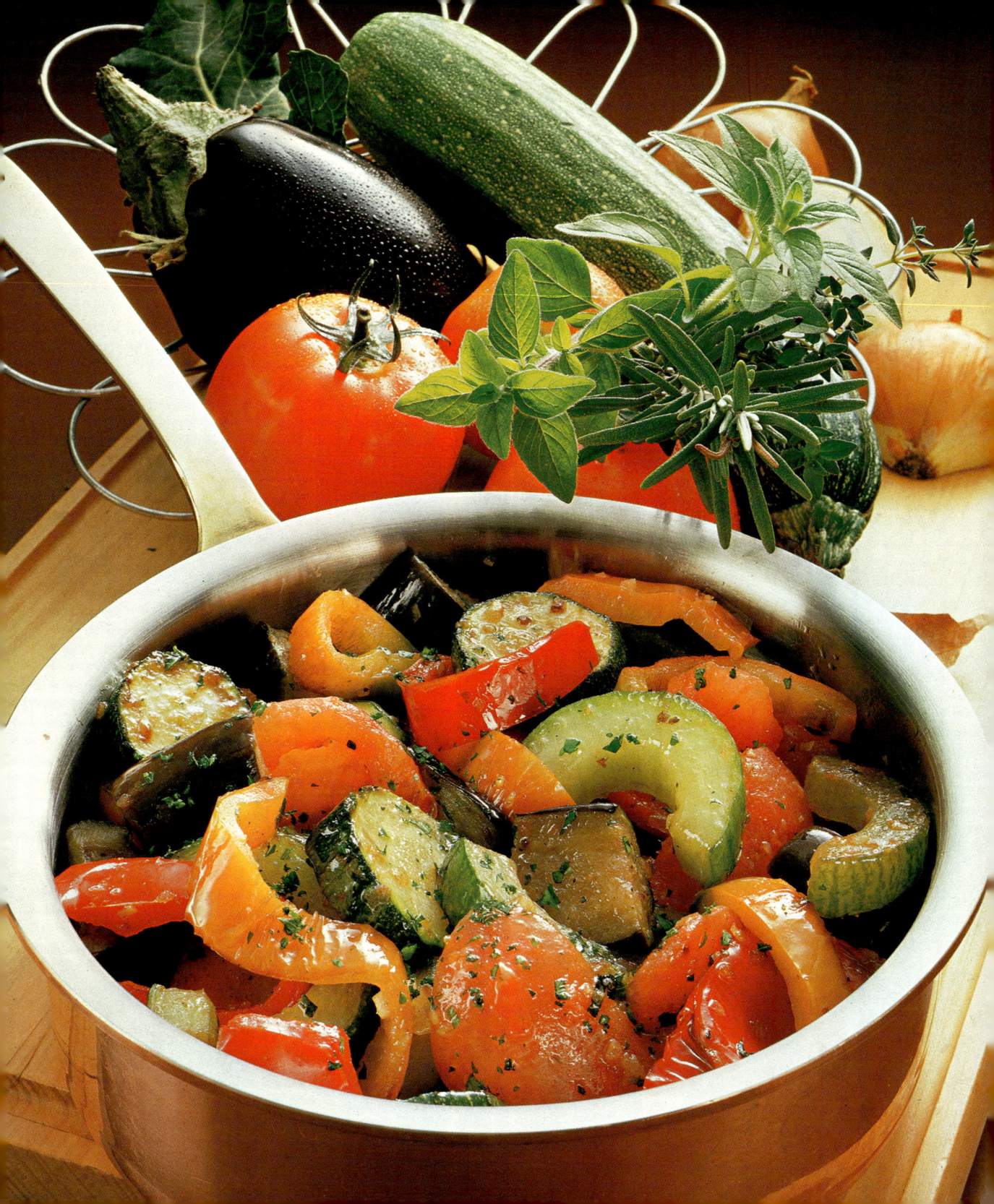

◁ Bekannt und beliebt ist Ratatouille, ein sommerliches Gemüsegericht, das aus Südfrankreich zu uns kam. Rezept Seite 94

Salz · 1 Eßl. Öl · weißer Pfeffer · 100 ccm trockener Weißwein

Nährstoffgehalt für 1 Person: etwa 4 g Eiweiß, 6 g Fett, 10 g Kohlenhydrate, keine anzurechnenden Kohlenhydrate = 0 BE, 5 g Alkohol, 620 Joule/150 Kalorien
Zubereitungszeit: 15 Minuten
Garzeit: 25 Minuten

So wird's gemacht: Den Lauch putzen, gründlich waschen und in 5 cm lange Stücke schneiden. Die Tomaten* brühen, häuten und achteln. Die Knoblauchzehe schälen und mit etwas Salz zerreiben oder durch die Knoblauchpresse geben. Das Öl in einer Kasserolle erhitzen und den zerriebenen oder gepreßten Knoblauch dazugeben. Den Lauch hineingeben und alles unter Rühren 3 Minuten anschmoren. Die Tomatenachtel zufügen und alles mit Salz und Pfeffer würzen. Den Wein angießen und das Gericht etwa 25 Minuten bei milder Hitze zugedeckt kochen lassen.

Das paßt dazu: gebratenes Fleisch und Salzkartoffeln entsprechend der Kohlenhydratverordnung.

Ganz einfach

Broccoli

Broccoli oder Spargelkohl schmeckt ähnlich wie Blumenkohl und gehört zur selben Pflanzenfamilie. Man ißt die krausen Röschen und die Stiele. Bei frischem Broccoli muß darauf geachtet werden, daß die Röschen fest und grün sind.

Zutaten für 2 Personen:
400 g Broccoli · 125 ccm entfettete Fleisch- oder Knochenbrühe* · 125 ccm trockener Weißwein · 15 g Butter

Nährstoffgehalt für 1 Person: etwa 6 g Eiweiß, 7 g Fett, 8 g Kohlenhydrate, keine anzurechnenden Kohlenhydrate = 0 BE, 630 Joule/150 Kalorien
Zubereitungszeit: 25–30 Minuten

So wird's gemacht: Den Broccoli von den Blättern befreien, die Stielenden entfernen und den Strunk kreuzweise einschneiden. Den Broccoli gründlich waschen. Die Fleischbrühe mit dem Weißwein zum Kochen bringen und den Broccoli darin 10–15 Minuten garen. Die Butter erhitzen. Den Broccoli abtropfen lassen, in eine vorgewärmte Schüssel geben, die heiße Butter darübergießen und sofort servieren.

Das paßt dazu: kurzgebratenes Fleisch oder Schinken und Salzkartoffeln entsprechend der Kohlenhydratverordnung.

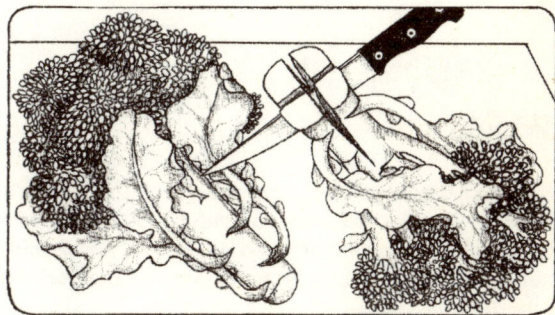

Beim Broccoli schneidet man die dicken Stielenden vor dem Garen kreuzweise ein, damit sie rechtzeitig weich werden.

Ganz einfach

Blattspinat

Zutaten für 2 Personen:
500 g Spinat · 1 kleine Zwiebel · ½ Knoblauchzehe · 10 g Margarine · weißer Pfeffer · 1 Prise geriebene Muskatnuß · Salz

Nährstoffgehalt für 1 Person: etwa 7 g Eiweiß, 7 g Fett, 10 g Kohlenhydrate, keine anzurechnenden Kohlenhydrate = 0 BE, 565 Joule/135 Kalorien
Zubereitungszeit: etwa 40 Minuten

So wird's gemacht: Die Spinatblätter verlesen und gründlich waschen. Den geputzten Spinat in ein Sieb geben und mit kochendheißem Wasser überbrühen; abtropfen und abkühlen lassen. Zwiebel und die halbe Knoblauchzehe schälen und feinhacken. Den Spinat grobhacken. Die Margarine in einem Schmortopf erhitzen. Die Zwiebel und den Knoblauch darin glasig braten. Den Spinat zugeben und in 10 Minuten garen. Das Gemüse mit Pfeffer, geriebener Muskatnuß und Salz abschmecken.

Das paßt dazu: Fisch, Fleisch und Eierspeisen sowie Salzkartoffeln entsprechend der Kohlenhydratverordnung.

Preiswert · Ganz einfach

Weinkraut

Sauerkraut gibt es das ganze Jahr über lose in Plastikbeuteln oder in Dosen zu kaufen. Gute Qualität muß weiß bis cremefarben aussehen, gleichmäßig lange Fäden haben und sie muß angenehm säuerlich schmecken.

Zutaten für 2 Personen:
1 kleine Zwiebel · 20 g Schmalz · 400 g Sauerkraut · 125 ccm trockener Weißwein · Pfeffer

Nährstoffgehalt für 1 Person: etwa 3 g Eiweiß, 10 g Fett, 10 g Kohlenhydrate, keine anzurechnenden Kohlenhydrate = 0 BE, 6 g Alkohol, 790 Joule/190 Kalorien
Zubereitungszeit: 45 Minuten

So wird's gemacht: Die Zwiebel schälen und feinhakken. Das Schmalz in einem Schmortopf erhitzen und die Zwiebel darin glasig braten. Das Sauerkraut mit einer Gabel auflockern, dazugeben und 10 Minuten dämpfen, dabei häufig umrühren. Den Weißwein zugießen und das Kraut weitere 30 Minuten garen. Das Gemüse zum Schluß mit Pfeffer abschmecken.

Das paßt dazu: Wild, Kasseler Rippenspeer oder Kasseler Kotelett und Salzkartoffeln oder Kartoffelpüree entsprechend der Kohlenhydratverordnung.

Unser Tip: Wenn Sie eine kleine Portion rohes Sauerkraut, kleingeschnitten, kurz vor dem Servieren unter das fertige Weinkraut mischen, verbessert das den Geschmack.

Unser Hinweis: Weinkraut kann für die Reduktionskost ohne Fett zubereitet werden.

Preiswert

Wirsinggemüse

Zutaten für 2 Personen:
500 g Wirsing · 1 kleine Zwiebel · 15 g Schmalz · Salz · Pfeffer · 125 ccm entfettete, heiße Fleisch- oder Knochenbrühe* · 1 Prise geriebene Muskatnuß · 1 Teel. gehackte Petersilie

Nährstoffgehalt für 1 Person: etwa 5 g Eiweiß, 8 g Fett, 9 g Kohlenhydrate, keine anzurechnenden Kohlenhydrate = 0 BE, 550 Joule/130 Kalorien
Zubereitungszeit: 50 Minuten

So wird's gemacht: Den Wirsing putzen, unter fließendem Wasser gründlich waschen, vom Strunk befreien, hobeln oder in feine Streifen schneiden. Die Zwiebeln schälen und kleinschneiden. In einem großen Topf Wasser zum Kochen bringen und den Wirsing darin 3 Minuten blanchieren*; anschließend abtropfen lassen. Das Schmalz in einem Schmortopf erhitzen und die Zwiebel darin glasig braten. Den blanchierten Wirsing zufügen und gut umrühren. Mit Salz und Pfeffer würzen, die heiße Fleischbrühe angießen und das Gemüse zugedeckt in 30 Minuten bei geringer Hitze garen. Das Wirsinggemüse mit dem Muskat abschmecken, mit der Petersilie bestreuen und servieren.

Das paßt dazu: gekochtes Rindfleisch, Bratwurst oder Deutsches Beefsteak und Salzkartoffeln entsprechend der Kohlenhydratverordnung.

Unser Tip: Wirsing hält sich im Gemüsefach des Kühlschranks 5–7 Tage, vorbereitet eingefroren in der Gefriertruhe 1 Jahr.

Gemüse gehört immer dazu

Preiswert

Chinakohlgemüse

Chinakohl, Pekingkohl oder Blätterkohl stammt ursprünglich aus Asien. Die meist sehr preiswerten, länglichen Köpfe werden heute vorwiegend in Holland und Italien kultiviert.

Zutaten für 2 Personen:
500 g Chinakohl · 100 g Tomaten · 1 kleine Zwiebel · 10 g Margarine · Salz · weißer Pfeffer · 100 ccm entfettete Fleisch- oder Knochenbrühe*

Nährstoffgehalt für 1 Person: etwa 4 g Eiweiß, 5 g Fett, 8 g Kohlenhydrate, keine anzurechnenden Kohlenhydrate = 0 BE, 400 Joule/95 Kalorien
Zubereitungszeit: etwa 40 Minuten

So wird's gemacht: Den Chinakohl putzen, waschen und in Streifen schneiden. Die Tomaten* brühen, häuten und achteln. Die Zwiebel schälen und feinhacken. Die Margarine in einem Schmortopf erhitzen, die feingehackte Zwiebel dazugeben und in 3 Minuten glasig braten. Den Kohl hineingeben, mit Salz und Pfeffer würzen und 5 Minuten schmoren lassen. Die heiße Fleischbrühe zugießen und das Gemüse zugedeckt 15 Minuten bei milder Hitze kochen lassen. Die Tomatenachtel zum Kohl geben und weitere 10 Minuten kochen lassen. Das Gemüse vor dem Servieren mit der Petersilie bestreuen.

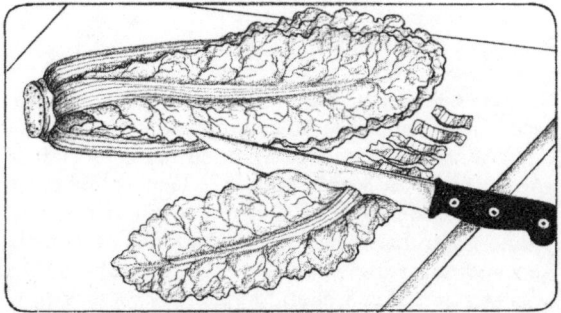

Chinakohl ist bekömmlich, auch wenn man andere Kohlarten nicht verträgt. Die Blätter werden einzeln in Streifen geschnitten.

Das paßt dazu: Braten, Geflügelbratwurst, Hackfleischgerichte und Salzkartoffeln entsprechend der Kohlenhydratverordnung.

Preiswert

Apfelrotkohl

Zutaten für 2 Personen:
400 g Rotkohl (etwa $1/2$ kleiner Kopf) · 1 kleiner Apfel (etwa 120 g) · 1 kleine Zwiebel · 2 Gewürznelken · 1 kleines Lorbeerblatt · 20 g Schmalz · 1 Eßl. Essig · 1 Spritzer flüssiger Süßstoff* · Salz · weißer Pfeffer · 100 ccm entfettete, heiße Fleisch- oder Knochenbrühe*

Nährstoffgehalt für 1 Person: etwa 3 g Eiweiß, 10 g Fett, 14 g Kohlenhydrate, 6 g anzurechnende Kohlenhydrate = $1/2$ BE, 680 Joule/160 Kalorien
Zubereitungszeit: 15 Minuten
Garzeit: 40–50 Minuten

So wird's gemacht: Die äußeren Blätter vom Kohlkopf entfernen, den Kopf durchschneiden und den Strunk herausschneiden. Die Kohlstücke hobeln oder in feine Streifen schneiden. Den Apfel schälen, vierteln, entkernen und in feine Scheiben schneiden. Die Zwiebel schälen und mit den Nelken und dem Lorbeerblatt spicken. Das Schmalz in einem Schmortopf zerlassen, den Kohl und die Apfelscheiben in das Fett geben, mit dem Essig, dem Süßstoff, Salz und Pfeffer würzen. Gut umrühren. Die heiße Fleischbrühe zugießen und die Zwiebel dazugeben. Das Gemüse zugedeckt bei mittlerer Hitze 40–50 Minuten schmoren lassen. Ab und zu umrühren. Vor dem Anrichten die Zwiebel entfernen und den Rotkohl nochmals abschmecken.

Das paßt dazu: gebratenes Fleisch, Wildgerichte, Geflügelbratwurst.

Unser Tip: Der restliche Rotkohl kann geputzt, gehobelt, blanchiert* und eingefroren werden.

Ganz einfach

Ratatouille

Bild Seite 90

Ursprünglich eine Gemüsespezialität aus Südfrankreich. Längst gehört sie auch bei uns zu den beliebtesten Sommergerichten. Mit frischen Kräutern schmeckt sie übrigens noch besser.

Zutaten für 2 Personen:
100 g Aubergine · 100 g rote und gelbe Paprikaschote · 100 g Zucchini · 200 g Gurke · 200 g Tomaten · ½ kleine Zwiebel · 2 Teel. Öl · Salz · Knoblauchpulver · frisch gemahlener schwarzer Pfeffer · je 1 kleine Prise getrockneter Estragon und Rosmarin · je ½ Teel. getrockneter Thymian und Oregano · 1 Prise getrocknetes Basilikum · 2 Teel. feingehackte Petersilie

Nährstoffgehalt für 1 Person: etwa 3 g Eiweiß, 7 g Fett, 15 g Kohlenhydrate, keine anzurechnenden Kohlenhydrate = 0 BE, 560 Joule/130 Kalorien
Zubereitungszeit: 30–40 Minuten

So wird's gemacht: Die Aubergine waschen, vom Stielansatz befreien und in Stücke schneiden. Die Paprikaschoten waschen, von den Kernen und weißen Rippen befreien und in Streifen schneiden. Die Zucchini waschen, vom Stielansatz befreien und in Scheiben schneiden. Die Gurke waschen, schälen,

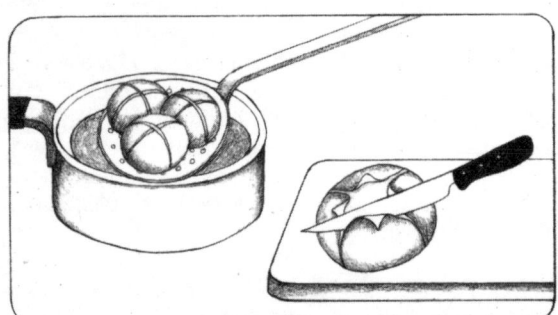

Allzu feste Tomatenhaut kann man leicht abziehen, wenn man die Früchte zuvor brüht. Näheres dazu finden Sie auf Seite 126.

halbieren, die Kerne herauskratzen und das Gurkenfleisch in Stücke schneiden. Die Tomaten* brühen, häuten und achteln. Die Zwiebel schälen und würfeln. Das Öl in einem Topf erhitzen und die Zwiebelwürfel darin glasig braten. Die Auberginenstücke und die Paprikastreifen dazugeben und dünsten. Etwa 5 Minuten später die Zucchini und die Gurke zufügen. Das Gemüse mit Salz, Knoblauch, schwarzem Pfeffer würzen, die getrockneten Kräuter zufügen und alles in etwa 15 Minuten bei milder Hitze garen. Die Tomatenachtel unter das Gemüse geben und kurz durchziehen lassen. Die Ratatouille abschmecken und mit frisch gehackter Petersilie bestreuen.

Für Reduktionskost nicht geeignet

Gratinierter Bleichsellerie

Zutaten für 2 Personen:
500 g Bleichsellerie (1 kleine Staude) · Salz · 60 g gekochter Schinken · 3 Eßl. fettarme Dickmilch oder Joghurt (1,5% Fett) · 3 Eßl. saure Sahne (10% Fett) · weißer Pfeffer · 4 Teel. geriebener Käse (30% Fett i. Tr.) · 10 g Butter oder Margarine

Nährstoffgehalt für 1 Person: etwa 13 g Eiweiß, 16 g Fett, 9 g Kohlenhydrate, keine anzurechnenden Kohlenhydrate = 0 BE, 1000 Joule/240 Kalorien
Zubereitungszeit: 25 Minuten
Backzeit: 20 Minuten

So wird's gemacht: Den Bleichsellerie putzen, waschen, in 10 cm lange Stücke schneiden, in kochendes Wasser legen und 10 Minuten bei milder Hitze garen (nicht zu weich kochen). Den Schinken in Würfel schneiden. Die Dickmilch mit der sauren Sahne glattrühren, mit Salz und Pfeffer abschmekken und den geriebenen Käse darunterrühren. Die abgetropften Bleichselleriestangen in eine feuerfeste Form legen, die Schinkenwürfel darüber verteilen und die Käsesauce gleichmäßig darübergießen. Die Butter oder Margarine in Flöckchen obenaufsetzen und den Bleichsellerie im vorgeheizten Backofen bei 220° C etwa 20 Minuten überbacken (das Gemüse kann auch unter den vorgeheizten Grill geschoben werden). Den gratinierten Bleichsellerie sofort servieren.

Das paßt dazu: Stangenweißbrot oder getoastetes Graubrot entsprechend der Kohlenhydratverordnung.

Varianten: Statt Bleichsellerie schmecken ebensogut Broccoli, Blumenkohl, Chicorée, Spargel oder Lauch (Porree).

Ganz einfach · Würzig-scharf

Letschow

Letschow oder Lescó war ursprünglich ein ungarischer Eintopf, auf offenem Feuer gekocht und mit Debracziner Würstchen serviert. Das würzige Gemüse schmeckt aber auch ohne Würstchen ausgezeichnet.

Zutaten für 2 Personen:
je 1 kleine rote, grüne und gelbe Paprikaschote · 300 g Tomaten · 1 kleine Zwiebel · 10 g Margarine · 1 gestrichener Teel. edelsüßes Paprikapulver · 100 ccm entfettete Fleisch- oder Knochenbrühe* · Salz · schwarzer Pfeffer · 1 Teel. gehackte Petersilie

Nährstoffgehalt für 1 Person: etwa 4 g Eiweiß, 5 g Fett, 14 g Kohlenhydrate, keine anzurechnenden Kohlenhydrate = 0 BE, 500 Joule/120 Kalorien
Zubereitungszeit: 30–40 Minuten

So wird's gemacht: Die Paprikaschoten aufschneiden, von den Kernen und weißen Rippen befreien, waschen und in breite Streifen schneiden. Die Tomaten* brühen, häuten und vierteln. Die Zwiebel schälen und feinhacken. Die Margarine in einem Schmortopf erhitzen, die feingehackte Zwiebel dazugeben und 5 Minuten unter Rühren anbraten. Das Paprikapulver einstreuen, die Paprikastreifen dazu-

geben und die Fleischbrühe angießen. Das Gemüse 10 Minuten garen. Die Tomatenviertel zufügen und alles noch 10 Minuten köcheln lassen. Das Gemüse mit Salz und Pfeffer würzen und mit der Petersilie bestreuen.

Das paßt dazu: Braten und Reis oder Salzkartoffeln entsprechend der Kohlenhydratverordnung.

Frische Salate, pikante Saucen

Fast alle Gemüse- und Salatsorten sind energiearm. Sie enthalten wenig Kohlenhydrate, dafür aber viele Vitamine, Mineral- und Ballaststoffe. Es gibt eine Reihe von Gemüsen, die für den Diabetiker ohne Anrechnung auf die Kohlenhydrate beziehungsweise BE bis zu 500 g erlaubt sind (siehe Kohlenhydrat-Austauschtabelle Seite 127). Wegen seines hohen Vitamin- und Mineralstoffgehaltes sollte Gemüse möglichst oft roh gegessen werden. Der große Ballaststoffanteil im Gemüse bringt einen hohen Sättigungswert und regt die Darmtätigkeit an.

Zu den einzelnen Gemüse- und Salatsorten haben wir Ihnen geschmacklich unterschiedliche Salatsaucen zusammengestellt. Aus der Aufstellung gegenüber können Sie entnehmen, welche Gemüsearten mit den aufgeführten Salatsaucen zubereitet werden können. Es handelt sich dabei um Anregungen, und Sie können die Saucen nach Ihrem Geschmack abwandeln.

Tips für feine Salate

• Petersilie paßt zu fast allen Salaten. Borretsch, Dill, Schnittlauch und Zitronenmelisse ergeben eine gute Mischung, ebenso Dill mit Schnittlauch. Tomaten- oder Kopfsalat enthält eine besondere Geschmacksnote, wenn er nur mit frischer Kresse gemischt wird.

• Je feiner frische Kräuter gehackt werden, desto besser entfalten sie ihr Aroma. Nur Schnittlauch wird immer mit dem Messer oder der Küchenschere feingeschnitten. Statt frischer können auch tiefgefrorene Kräuter verwendet werden. Sie werden häufig schon als Kräutermischung im Handel angeboten.

• Getrocknete Kräuter verwendet man sparsamer; sie entfalten erst in der Sauce ihr Aroma. Im Winter sind sie ein guter Ersatz für frische Kräuter und natürlich auch weitaus billiger.

• Statt mit Kräutern kann man die Salatsauce auch mit feingehackten Zwiebelwürfeln würzen.

• Als Säure für Salatsaucen kann frischgepreßter Zitronensaft oder Essig verwendet werden. Die Essigauswahl ist groß, jeder kann nach seinem Geschmack zwischen Rotwein-, Weißwein-, Kräuter- oder Obstessig wählen. Besonders mild ist der Obst-

essig. Er kann am besten als Ersatz für Zitronensaft gelten. Für pikant abgeschmeckte Salatsaucen empfehlen wir Essig statt Zitronensaft.

• Knoblauch gibt dem Salat eine besondere Note. Es genügt, die Schüssel mit einer angeschnittenen Knoblauchzehe aus- oder das Salatbesteck damit einzureiben.

• Blattsalate sollten immer so frisch wie möglich sein. Sie werden geputzt, gründlich gewaschen (nicht unnötig im Wasser liegen lassen, sonst gehen Vitamine und Mineralstoffe verloren), in einem Sieb gut abgetropft, zubereitet und sofort serviert. Salate aus gekochten Gemüsen sollten mindestens 1 Stunde und länger durchziehen.

• Jede pikante Salatsauce schmeckt besser, wenn sie mit 1 Spritzer flüssigem Süßstoff abgeschmeckt wird.

• Tomatenscheiben fallen nicht auseinander, wenn man die Tomaten von der Kuppe her zerschneidet.

• Salatzutaten, die sich leicht verfärben (zum Beispiel Äpfel, Chicorée, Sellerie) bleiben hell, wenn man sie mit Zitronensaft oder Essig beträufelt und nach dem Zerkleinern bald in die vorbereitete Sauce gibt.

• Wenn man frische Salate kurzfristig aufheben möchte, sollte man die Schüssel mit Klarsichtfolie* abdecken.

• Empfindliche Salate, wie beispielsweise alle Blattsalate, fallen nicht so schnell zusammen, wenn die Salatsauce oder -marinade* erst kurz vor dem Anrichten darübergegossen wird.

• Krautsalate werden besonders mürbe und bekömmlich, wenn sie kurz blanchiert* und eventuell noch etwas gestampft werden.

• Chicorée schmeckt nicht bitter, wenn am Ende der Stauden die bitteren Keile herausgeschnitten und die Stauden kurz in Salzwasser gelegt werden.

Frische Salate, pikante Saucen

Salate und Saucen, die dazu passen

Bleichsellerie: Joghurtsauce pikant, Sauce Vinaigrette.
Blumenkohl: Joghurtsauce pikant, Sauce Vinaigrette.
Brechbohnen: Kräutermarinade, Sauce Vinaigrette.
Broccoli: Joghurtsauce pikant, Remouladensauce, Sauce Tatar.
Chicorée: Salatsauce mit Dickmilch, Joghurtsauce süß, Kräutermarinade.
Chinakohl: Salatsauce mit Dickmilch, Joghurtsauce süß, Joghurtsauce pikant, Kräutermarinade, Sauce Vinaigrette.
Eissalat: Salatsauce mit Dickmilch, Joghurtsauce süß, Joghurtsauce pikant, Kräutermarinade, Sauce Vinaigrette.
Endivie: Salatsauce mit Dickmilch, Joghurtsauce süß, Joghurtsauce pikant, Kräutermarinade, Sauce Vinaigrette.
Feldsalat: Kräutermarinade, Sauce Vinaigrette.
Gurke: Joghurtsauce pikant, Kräutermarinade, Sauce Vinaigrette.
Kohlrabi: Kräutermarinade, Sauce Vinaigrette.
Kopfsalat: Salatsauce mit Dickmilch, Joghurtsauce süß, Joghurtsauce pikant, Kräutermarinade, Sauce Vinaigrette.
Möhren/Karotten: Salatsauce mit Dickmilch, Joghurtsauce süß.
Paprika: Kräutermarinade, Sauce Vinaigrette.
Radicchio: Salatsauce mit Dickmilch, Joghurtsauce süß, Joghurtsauce pikant, Kräutermarinade.
Radieschen: Kräutermarinade.
Rettich: Kräutermarinade.
Rotkohl: Kräutermarinade.
Sauerkraut: Kräutermarinade.
Sellerie: Salatsauce mit Dickmilch, Joghurtsauce süß, Kräutermarinade, Sauce Vinaigrette.
Spargel: Kräutermarinade, Sauce Vinaigrette.
Tomaten: Kräutermarinade, Sauce Vinaigrette.
Wachsbohnen: Kräutermarinade, Sauce Vinaigrette.
Weißkohl: Kräutermarinade.

Kartoffelsalat: Quarkmayonnaise, Remouladensauce.
Nudelsalat: Quarkmayonnaise, Remouladensauce.
Reissalat: Quarkmayonnaise, Remouladensauce.
Fischsalat: Quarkmayonnaise.
Fleischsalat: Quarkmayonnaise.
Kalter Braten: Remouladensauce, Sauce Tatar.
Sülze: Remouladensauce, Sauce Tatar.
Roastbeef: Remouladensauce.
Filetsteak, Rumpsteak: Kräutercreme.
Gebackener Fisch: Remouladensauce.

Schnell · Sehr erfrischend

Salatsauce mit Dickmilch

Zutaten für 2 Personen:
4 Eßl. Dickmilch · 2 Teel. frisch ausgepreßter Zitronensaft · flüssiger Süßstoff* · 1 Prise Salz

Nährstoffgehalt für 1 Person: etwa 1 g Eiweiß, 1 g Fett, 2 g Kohlenhydrate, keine anzurechnenden Kohlenhydrate = 0 BE, 80 Joule/20 Kalorien
Zubereitungszeit: 5 Minuten

So wird's gemacht: Die Dickmilch mit dem Zitronensaft verrühren und mit Süßstoff und dem Salz abschmecken.

Vitaminreich

Joghurtsauce süß

Zutaten für 2 Personen:
3 Eßl. Joghurt (1,5% Fett; 60 g) · 1 Teel. frisch ausgepreßter Zitronensaft · 1 Teel. frisch ausgepreßter Orangensaft · flüssiger Süßstoff* · 1 Prise Salz

Nährstoffgehalt für 1 Person: etwa 1 g Eiweiß, kein Fett, 2 g Kohlenhydrate, keine anzurechnenden Kohlenhydrate = 0 BE, 60 Joule/15 Kalorien
Zubereitungszeit: 10 Minuten

So wird's gemacht: Den Joghurt mit dem Zitronen- und dem Orangensaft verrühren, mit Süßstoff und dem Salz abschmecken.

Frische Salate, pikante Saucen

Joghurtsauce pikant

Zutaten für 2 Personen:
3 Eßl. Joghurt (1,5% Fett; 60 g) · ½ Teel. frisch
ausgepreßter Zitronensaft oder Essig · 1 Teel. feingehackte Kräuter (zum Beispiel Schnittlauch, Petersilie, Dill) · 1 Teel. feingehackte Zwiebel ·
Salz · Pfeffer

Nährstoffgehalt für 1 Person: etwa 1 g Eiweiß, kein
Fett, 2 g Kohlenhydrate, keine anzurechnenden
Kohlenhydrate = 0 BE, 80 Joule/20 Kalorien
Zubereitungszeit: 10 Minuten

So wird's gemacht: Den Joghurt mit dem Zitronen-
saft oder Essig glattrühren, die Kräuter und die
Zwiebel zufügen und alles mischen. Die Sauce mit
Salz und Pfeffer abschmecken.

Kräutermarinade

Zutaten für 2 Personen:
3–4 Eßl. Wasser · 1 Teel. Öl · etwas Senf · 2 Teel.
frisch ausgepreßter Zitronensaft · 1–2 Teel. feingehackte Kräuter (zum Beispiel Petersilie, Schnittlauch) · Salz · weißer Pfeffer · eventuell 1 Spritzer
flüssiger Süßstoff*

Nährstoffgehalt für 1 Person: kein Eiweiß, etwa
3 g Fett, keine Kohlenhydrate, keine anzurechnenden Kohlenhydrate = 0 BE, 120 Joule/30 Kalorien
Zubereitungszeit: 5–10 Minuten

So wird's gemacht: Das Wasser, das Öl, etwas Senf
und den Zitronensaft in einer Schüssel verrühren.
Die Kräuter einmischen. Die Marinade* mit Salz,
Pfeffer und eventuell mit dem flüssigen Süßstoff
abschmecken.

Variante: Wer es mag, kann statt Kräuter oder auch
zusätzlich feingehackte Zwiebelwürfel zufügen.

Sauce Vinaigrette

Zutaten für 2 Personen:
2 Eßl. Wasser · 1 Eßl. Essig · ½ Teel. Öl · 1 Teel.
feingehackte Zwiebel · 2 Teel. feingehackte Essiggurke · 2 Teel. feingehackte Kräuter (zum Beispiel
Petersilie, Schnittlauch) · ½ hartgekochtes Ei ·
Salz · weißer Pfeffer · flüssiger Süßstoff*

Nährstoffgehalt für 1 Person: etwa 2 g Eiweiß, 3 g
Fett, keine Kohlenhydrate, keine anzurechnenden
Kohlenhydrate = 0 BE, 145 Joule/35 Kalorien
Zubereitungszeit: etwa 10 Minuten

So wird's gemacht: Das Wasser, den Essig und das
Öl in eine Schüssel geben und mit der Zwiebel, der
Essiggurke und den Kräutern gut verrühren. Das
halbe Ei in kleine Würfel schneiden und dazugeben.
Die Sauce mit Salz, Pfeffer und 1–2 Tropfen Süßstoff
abschmecken.

Variante: Wird die Sauce je nach Geschmack mit
½–1 zerdrückten Knoblauchzehe zubereitet, so
schmeckt sie besonders gut zu hartgekochten Eiern
oder als Salatsauce für Endiviensalat.

Remouladensauce

Zutaten für 2 Personen:
50 g Magerquark · 1 Eßl. saure Sahne (10% Fett) ·
1 Eßl. Joghurt (1,5% Fett) · 1–2 Teel. Essig ·
½ Teel. Senf · 1 Messerspitze Sardellenpaste ·
1 Teel. feingehackte Zwiebel · 1 Teel. feingehackte
Gewürzgurke · 1 Teel. feingehackte Kräuter (zum
Beispiel Schnittlauch, Petersilie) · ½ Teel. frisch
ausgepreßter Zitronensaft · Salz · Pfeffer ·
1 Spritzer flüssiger Süßstoff*

Nährstoffgehalt für 1 Person: etwa 5 g Eiweiß, 1 g
Fett, 2 g Kohlenhydrate, keine anzurechnenden
Kohlenhydrate = 0 BE, 155 Joule/40 Kalorien

Zubereitungszeit: 10–15 Minuten

So wird's gemacht: Den Quark mit der sauren Sahne und dem Joghurt gut verrühren. Den Essig, den Senf und die Sardellenpaste einrühren. Die Zwiebel, die Gewürzgurke und die Kräuter zufügen. Die Remouladensauce mit dem Zitronensaft, Salz, Pfeffer und Süßstoff abschmecken.

Variante – Sauce Tatar
Mit 1 weiteren Teelöffel feingehackten Kräutern und $^1/_2$ hartgekochten, in Würfel geschnittenen Ei läßt sich die Remouladensauce in eine Sauce Tatar verwandeln, die besonders gut zu kaltem Braten, zu Sülze und zu Broccoli paßt.

Braucht etwas Zeit

Kräutercreme

Zutaten für 2 Personen:
10 g Margarine oder Butter · 40 g Magerquark · $^1/_2$ Teel. gehackte Petersilie · 1 Prise getrockneter Estragon · 1 Spritzer Worcestersauce · $^1/_2$ Teel. Zitronensaft · 1 Prise Paprikapulver · 1 Prise Pfeffer · 1 Prise Knoblauchpulver

Nährstoffgehalt für 1 Person: etwa 4 g Eiweiß, 4 g Fett, keine Kohlenhydrate, keine anzurechnenden Kohlenhydrate = 0 BE, 230 Joule/50 Kalorien
Zubereitungszeit: 5–10 Minuten
Kühlzeit: 30 Minuten

So wird's gemacht: Die Margarine oder Butter mit dem Quark verrühren. Die Petersilie, den Estragon, die Worcestersauce, den Zitronensaft, das Paprikapulver, den Pfeffer und das Knoblauchpulver dazugeben und die Creme nochmals gut verrühren. Mit zwei Teelöffeln 2 Portionen formen und mindestens 30 Minuten kühl stellen. Die Kräutercreme erst unmittelbar vor dem Servieren auf das heiße Fleisch legen.

Das paßt dazu: Filetsteak oder Rumpsteak.

Ganz einfach

Quarkmayonnaise

Zutaten für 2 Personen:
80 g Magerquark (3 Eßl.) · 1 Eßl. Mineralwasser · 1 Eigelb · 1 Teel. feingehackte Zwiebel · 2 Teel. feingehackte Kräuter (zum Beispiel Schnittlauch, Petersilie) · 1 Eßl. Essig · Salz · Pfeffer · Paprikapulver · flüssiger Süßstoff*

Nährstoffgehalt für 1 Person: etwa 8 g Eiweiß, 3 g Fett, 1 g Kohlenhydrate, keine anzurechnenden Kohlenhydrate = 0 BE, 250 Joule/60 Kalorien
Zubereitungszeit: etwa 10 Minuten

So wird's gemacht: Den Quark mit dem Mineralwasser und dem Eigelb glattrühren. Die Zwiebel und die Kräuter daruntermischen. Die Quarkmayonnaise mit dem Essig, Salz, Pfeffer, Paprikapulver und 1–2 Tropfen Süßstoff abschmecken.

Unser Tip: Das Eiklar kann für eine Nachspeise verwendet werden. Es hält sich zugedeckt im Kühlschrank einige Tage frisch.

Schnell · Sehr festlich

Chicorée-Orangen-Salat

Dieser Salat schmeckt als Vorspeise, als Beilage zu gegrilltem Fleisch oder Fisch oder beim Abendessen zu Brot und Aufschnitt.

Zutaten für 2 Personen:
200 g Chicorée (etwa 2 Stauden) · 140 g Orange, mit Schale · 3 Eßl. Joghurt (1,5% Fett) oder Dickmilch · 2 Eßl. frisch ausgepreßter Zitronensaft · flüssiger Süßstoff* · etwas Senf · 1 Prise Salz

Nährstoffgehalt für 1 Person: etwa 3 g Eiweiß, 1 g Fett, 10 g Kohlenhydrate, 6 g anzurechnende Kohlenhydrate = $^1/_2$ BE, 250 Joule/60 Kalorien
Zubereitungszeit: etwa 10 Minuten

So wird's gemacht: Den Chicorée waschen, putzen und den bitteren Strunk am Wurzelende keilförmig herausschneiden. Die Chicoréestauden in etwa 1 cm dicke Scheiben schneiden. Die Orange waschen, schälen und in Scheiben schneiden. Den Joghurt mit dem Zitronensaft verrühren und mit Süßstoff, Senf und dem Salz abschmecken. Die Joghurtsauce über Chicorée und Orangen verteilen, leicht vermengen und nochmals abschmecken. Der Salat kann sofort gegessen werden.

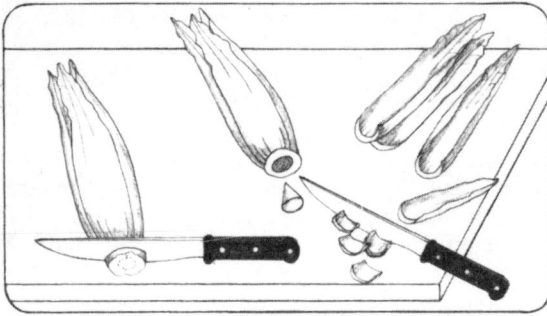

Cicorée schmeckt weniger bitter, wenn man den Keil am Wurzelende mit einem spitzen Messer herausschneidet. Die Stauden werden dann in Scheiben geschnitten, die in Streifen zerfallen.

Ganz einfach

Bleichselleriesalat

Zutaten für 2 Personen:
200 g Bleichsellerie · 1 kleine Tomate · 1 Gewürzgurke (etwa 50 g) · 3 Eßl. Joghurt (1,5% Fett) oder Dickmilch · 1–2 Eßl. frisch ausgepreßter Zitronensaft oder Obstessig · etwas Tomatenmark · Salz · etwas Pfeffer · flüssiger Süßstoff*

Nährstoffgehalt für 1 Person: etwa 3 g Eiweiß, 1 g Fett, 7 g Kohlenhydrate, keine anzurechnenden Kohlenhydrate = 0 BE, 190 Joule/45 Kalorien
Zubereitungszeit: 15 Minuten
Kühlzeit: 30 Minuten

So wird's gemacht: Den Bleichsellerie putzen, waschen und in etwa $^1/_2$ cm breite Scheiben schneiden. Die Tomate und die Gewürzgurke in Würfel schneiden. Mit dem Sellerie mischen. Den Joghurt oder die Dickmilch mit dem Zitronensaft oder Obstessig glattrühren. Mit Tomatenmark, Salz, Pfeffer und Süßstoff abschmecken. Die Joghurtsauce über die Salatzutaten geben und leicht vermengen. Den Salat kühl stellen und etwa 30 Minuten durchziehen lassen. Vor dem Anrichten den Salat nochmals abschmecken.

Das paßt dazu: gegrilltes oder gebratenes Fleisch oder als Abendessen Brot und Aufschnitt.

Preiswert · Vitaminreich

Sellerierohkost

Eine erfrischende Vorspeise oder Beilage zu kaltem Braten.

Zutaten für 2 Personen:
200 g Knollensellerie · 50 g Apfel · 2 Eßl. frisch ausgepreßter Zitronensaft · 45 g frische Ananas · 3 Eßl. Joghurt (1,5% Fett) oder Dickmilch · 2 Teel. gemahlene Nüsse (10 g) · flüssiger Süßstoff* · 1 Prise Salz · eventuell 2 Kopfsalatblätter und 2 Nüsse zum Garnieren

Nährstoffgehalt für 1 Person: etwa 4 g Eiweiß, 4 g Fett, 16 g Kohlenhydrate, 6 g anzurechnende Kohlenhydrate = $^1/_2$ BE, 480 Joule/115 Kalorien
Zubereitungszeit: etwa 15 Minuten

So wird's gemacht: Den Sellerie putzen, waschen und feinraspeln. Den Apfel waschen, mit der Schale raspeln und mit etwas Zitronensaft beträufeln. Die Ananas schälen und in feine Stücke schneiden. Den Joghurt oder die Dickmilch mit dem restlichen Zitronensaft und den Nüssen glattrühren. Mit Süßstoff und dem Salz abschmecken. Die Joghurtsauce über alle Rohkostzutaten gießen, leicht verrühren, abschmecken und etwa 10 Minuten durchziehen lassen.

Die Sellerierohkost danach sofort servieren. Sie können jede Portion auf einem Salatblatt anrichten und mit einer Nuß verzieren.

Varianten: Statt frischer Ananas kann auch die gleiche Menge Orangen oder nur Äpfel verwendet werden.

Schnell · Vitaminreich

Karottenfrischkost

Zutaten für 2 Personen:
300 g frische Karotten · Saft von 1 Zitrone · flüssiger Süßstoff* · 1 Eßl. Öl · 2–3 frische Petersilienzweige

Nährstoffgehalt für 1 Person: etwa 2 g Eiweiß, 5 g Fett, 13 g Kohlenhydrate, keine anzurechnenden Kohlenhydrate = 0 BE, 460 Joule/110 Kalorien
Zubereitungszeit: 10-15 Minuten

So wird's gemacht: Die Karotten waschen, schälen und raspeln. Die geraspelten Karotten mit dem Zitronensaft und flüssigem Süßstoff abschmecken. Das Öl zugeben und alles gut mischen. Mit Petersiliensträußchen garnieren.

Für Reduktionskost weniger geeignet

Bauernsalat nach griechischer Art

Zutaten für 2 Personen:
1 kleiner Kopf Eissalat oder Kopfsalat · ¹/₂ Salatgurke · 2 Tomaten · 1 kleine grüne Paprikaschote · 1 kleine Zwiebel · 6 schwarze Oliven · 1 Eßl. Weinessig · ½ Teel. Senf · 2 Eßl. Öl · 1 Teel. feingehackte Kräuter (Petersilie, Schnittlauch) · Salz · schwarzer Pfeffer · 60 g Schafkäse

Nährstoffgehalt für 1 Person: etwa 8 g Eiweiß, 19 g Fett, 8 g Kohlenhydrate, keine anzurechnenden Kohlenhydrate = 0 BE, 1010 Joule/240 Kalorien
Zubereitungszeit: 20 Minuten

So wird's gemacht: Den Salat putzen, waschen und gut abtropfen lassen, größere Blätter etwas zerpflücken. Die Gurke waschen, schälen, der Länge nach halbieren und in dicke Stücke schneiden. Die Tomaten waschen, vierteln und die Stengelansätze entfernen. Die Paprikaschote waschen, halbieren, von den Kernen und weißen Rippen befreien und in feine Streifen schneiden. Die Zwiebel schälen und in Ringe schneiden. Die Oliven entkernen. Aus dem Essig, dem Senf, dem Öl, den Kräutern, Salz und Pfeffer eine Sauce rühren. Die Salatzutaten in einer großen Schüssel vorsichtig mischen, mit Salz und Pfeffer bestreuen und die Oliven dazugeben. Die Sauce darübergießen, den zerbröckelten Schafkäse darüberstreuen und den Salat sofort servieren.

Sehr festlich · Für Reduktionskost nicht geeignet

Salade Niçoise

Zutaten für 2 Personen:
200 g Prinzeßbohnen (Dose) · 1 Ei · 50 g Thunfisch (Dose) · 1 kleiner Kopfsalat · 2 Tomaten · 1 kleine Zwiebel · 1 Sardelle · 6 schwarze Oliven · ¹/₂ Eßl. Weinessig · 1 Eßl. trockener Weißwein · 1 Teel. Öl · Salz · Pfeffer · 1 Eßl. gehackte Kräuter (Petersilie, Schnittlauch, Estragon)

Nährstoffgehalt für 1 Person: etwa 13 g Eiweiß, 12 g Fett, 9 g Kohlenhydrate, keine anzurechnenden Kohlenhydrate = 0 BE, 845 Joule/200 Kalorien
Zubereitungszeit: etwa 30 Minuten

So wird's gemacht: Die Bohnen abtropfen lassen. Das Ei hartkochen, abschrecken, schälen und halbieren. Den Thunfisch abtropfen lassen und zerpflücken. Den Kopfsalat putzen, waschen und gut abtropfen lassen. Die Tomaten waschen, vierteln und die Stengelansätze entfernen. Die Zwiebel schälen und in Ringe schneiden. Die Sardelle kurz unter kaltem Wasser abspülen, der Länge nach halbieren und beide Hälften aufrollen. Die Oliven entkernen. Aus dem Essig, dem Wein, dem Öl, Salz, Pfeffer und den Kräutern eine Sauce rühren. Die Salatblätter auf zwei Salattellern anrichten. Darauf die gedünsteten Bohnen, die Tomatenviertel, den Thunfisch, die Zwiebelringe und die Oliven verteilen. Auf jede Portion ½ Ei und ½ Sardellenfilet legen. Zum Schluß die Sauce darübergießen und den Salat sofort servieren.

Ganz einfach

Eissalat mit Gurken und Tomaten
Bild Seite 18

Zutaten für 2 Personen:
½ Kopf Eissalat · 150 g Salatgurke · 100 g Tomaten (2 Stück) · ½ kleine Knoblauchzehe · Selleriesalz · 2 Eßl. saure Sahne (10% Fett) · 1 Eßl. Öl · 1 Eßl. Obstessig · 1–1½ Eßl. feingehackte Kräuter (Schnittlauch, Petersilie, Dill, Borretsch, Estragon, Liebstöckel/Maggikraut)

Nährstoffgehalt für 1 Person: etwa 5 g Eiweiß, 6 g Fett, 5 g Kohlenhydrate, keine anzurechnenden Kohlenhydrate = 0 BE, 420 Joule/100 Kalorien
Zubereitungszeit: 20 Minuten

So wird's gemacht: Den Eissalat putzen, die äußeren harten Blätter entfernen. Den halben Salatkopf gründlich waschen, dann vierteln und in 2 cm breite Streifen schneiden. Die Gurke waschen, schälen und in dünne Scheiben hobeln. Die Tomaten in Scheiben schneiden. Die Knoblauchzehe schälen, kleinschnei-

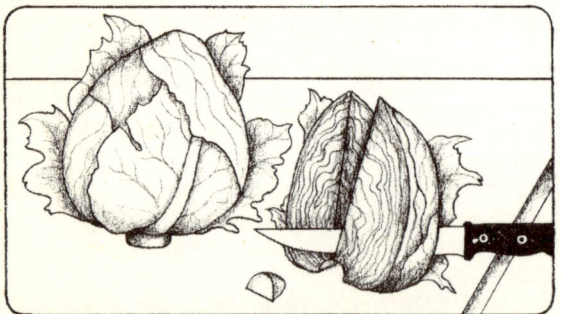

Eissalat wird geviertelt und dann in Streifen geschnitten. Man kann ihn aber auch wie Kopfsalat zerpflücken.

den und mit dem Selleriesalz zu Mus zerdrücken. Die saure Sahne, das Öl, den Obstessig, die Kräuter und den zerriebenen Knoblauch zu einer Sauce verrühren. Alle Salatbestandteile locker mischen, die Sauce darübergießen und erst bei Tisch locker unterheben.

Das paßt dazu: Fleisch, Fisch oder Geflügel.

Preiswert · Braucht etwas Zeit

Bunter Feldsalat
Bild Seite 35

Zutaten für 2 Personen:
150 g Feldsalat · ¼ Salatgurke · 2 Tomaten · 1 kleine Zwiebel · 2 Eßl. Weinessig · Salz · Pfeffer · 2 Eßl. Walnuß- oder Olivenöl

Nährstoffgehalt für 1 Person: etwa 3 g Eiweiß, 10 g Fett, 7 g Kohlenhydrate, keine anzurechnenden Kohlenhydrate = 0 BE, 560 Joule/130 Kalorien
Zubereitungszeit: 20 Minuten

So wird's gemacht: Den Feldsalat putzen, waschen und gut abtropfen lassen. Die Gurke waschen, schälen und in dünne Scheiben hobeln. Die Tomaten* brühen, häuten und achteln. Die Zwiebel schälen und in dünne Ringe schneiden. Den Essig mit Salz und Pfeffer verrühren, das Öl dazugeben und gut vermischen. Alle Zutaten in eine Schüssel geben, die Marinade darübergießen und unterheben. Den Salat sofort servieren.

Das paßt dazu: Braten oder kurzgebratenes Fleisch und Kartoffeln, Reis oder Teigwaren entsprechend der Kohlenhydratverordnung.

Preiswert · Zum Mitnehmen geeignet

Krautsalat

Zutaten für 2 Personen:
200 g Weißkraut · 100 g Gewürzgurke (2 mittelgroße) · 100 g Tomatenpaprika (Glas) · etwas
Wasser oder Saft aus dem Paprikaglas · 1 Teel.
Öl · 2 Teel. Weinessig · 1 Teel. feingehackte Zwiebel · Salz · weißer Pfeffer · etwas Senf · 1 Spritzer
flüssiger Süßstoff* · 2 Teel. gehackte Petersilie und
feingeschnittener Schnittlauch

Nährstoffgehalt für 1 Person: etwa 2 g Eiweiß, 3 g
Fett, 7 g Kohlenhydrate, keine anzurechnenden
Kohlenhydrate = 0 BE, 250 Joule/60 Kalorien
Zubereitungszeit: 30 Minuten
Marinierzeit: mindestens 1 Stunde

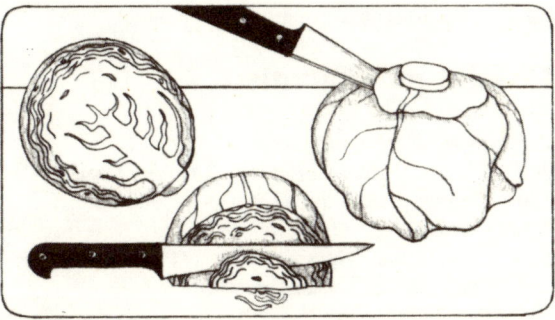

Der harte Strunk wird spitz aus dem Kohlkopf geschnitten;
einfacher ist es, den Kopf vorher zu halbieren oder zu
vierteln.

So wird's gemacht: Das Weißkraut putzen, waschen
und feinschneiden. Mit kochendem Wasser 3–4 Minuten blanchieren*. Die Gewürzgurken und die
Tomatenpaprika in feine Streifen schneiden. Etwas
Wasser oder Tomatenpaprikasaft, das Öl und den
Weinessig verrühren. Die Zwiebelwürfel zufügen
und die Sauce mit Salz, weißem Pfeffer, Senf und
flüssigem Süßstoff abschmecken. Die Marinade über
das Gemüse gießen und leicht vermengen. Den
Krautsalat mindestens 1 Stunde kühl stellen und gut
durchziehen lassen. Vor dem Servieren nachschmek-
ken und die Kräuter darüberstreuen.

*Unser Tip: Für diesen Krautsalat kann man gut die
Weißkrautreste verwenden, die bei der Zubereitung
von Kohlrouladen übrigbleiben. Er paßt zu Rinderbraten, kaltem Fleisch und zu Brot mit Aufschnitt.
Der Salat kann am Tag zuvor zubereitet werden und
eignet sich für Berufstätige auch gut zum Mitnehmen
an den Arbeitsplatz.*

Für Reduktionskost weniger geeignet

Zigeunersalat

Für Zigeunersalat können Sie sehr gut den Rest von
magerem Rinder- und Schweinebraten verwenden.
Der Salat kann am Abend vorher zubereitet werden
und eignet sich auch zum Mitnehmen für Berufstätige an den Arbeitsplatz.

Zutaten für 2 Personen:
1 Ei · 80 g fettarmer Rinderbraten (zum Beispiel in
Folie oder im Römertopf zubereitet) · 1 mittelgroße grüne Paprikaschote · 2 kleine Tomaten ·
4 kleine Gewürzgurken (etwa 100 g) · 1 Teel. Öl ·
1 Eßl. Weinessig · etwas Wasser · Salz · frisch gemahlener weißer Pfeffer · Paprikapulver · Senf ·
1 Spritzer flüssiger Süßstoff* · 2 Teel. feingeschnittener Schnittlauch

Nährstoffgehalt für 1 Person: etwa 20 g Eiweiß, 9 g
Fett, 6 g Kohlenhydrate, keine anzurechnenden
Kohlenhydrate = 0 BE, 785 Joule/190 Kalorien
Zubereitungszeit: 25–30 Minuten
Kühlzeit: mindestens 1 Stunde

So wird's gemacht: Das Ei hart kochen, abschrecken
und schälen. Den Rinderbraten in feine Streifen
schneiden. Die Paprikaschote halbieren, von Kernen
und weißen Rippen befreien, gründlich waschen und
in feine Streifen schneiden. Die Tomaten waschen
und ebenso wie die Gewürzgurken und das Ei in
feine Streifen schneiden. Das Öl, den Weinessig und
etwas Wasser verrühren, mit Salz, weißem Pfeffer,
Paprikapulver, Senf und Süßstoff abschmecken. Die
Marinade* über die Salatzutaten gießen und leicht
vermengen. Den Salat kühl stellen und mindestens

1 Stunde durchziehen lassen. Den Zigeunersalat vor dem Anrichten nochmals abschmecken, auf zwei Salatteller verteilen und mit dem Schnittlauch bestreuen.

Das paßt dazu: Graubrot, getoastet, je nach Kohlenhydratverordnung.

Schnell · Für Reduktionskost bedingt geeignet

Balkansalat
Bild Seite 54

Zutaten für 2 Personen:
Je 1 kleine grüne, rote und gelbe Paprikaschote ·
1 kleine rote Zwiebel · 50 g Schafkäse · 1 Eßl.
Weinessig · 1 Eßl. Olivenöl · 1 Prise Salz · 1 Prise
weißer Pfeffer · 1 Spritzer flüssiger Süßstoff* ·
1 Prise getrockneter Oregano

Nährstoffgehalt für 1 Person: etwa 8 g Eiweiß, 12 g
Fett, 10 g Kohlenhydrate, keine anzurechnenden
Kohlenhydrate = 0 BE, 770 Joule/185 Kalorien
Zubereitungszeit: 15 Minuten

So wird's gemacht: Die Paprikaschoten rings um den Stiel einschneiden und diesen mit den Rippen und Kernen herausziehen. Die Schoten waschen und gut abtropfen lassen, dann in dünne Ringe schneiden.

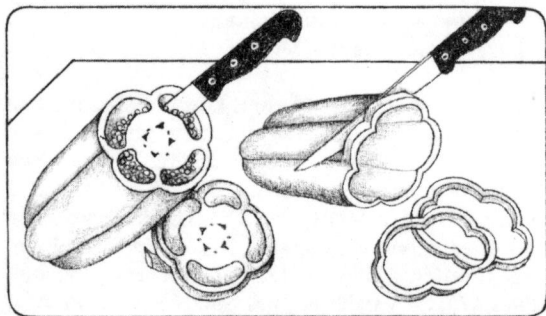

Mit dem ringsum eingeschnittenen Stiel zieht man die weißen Rippen aus der Paprikaschote, dann werden die Kerne sorgfältig entfernt.

Die Zwiebel schälen und ebenfalls in dünne Ringe schneiden. Den Käse zerbröckeln und locker mit den Paprika- und Zwiebelringen mischen. Den Essig mit dem Öl, dem Salz, dem Pfeffer und dem flüssigen Süßstoff verrühren. Zuletzt den Oregano zufügen. Die Salatsauce über den Salat träufeln und den fertigen Salat einige Minuten zugedeckt bei Raumtemperatur durchziehen lassen.

Das paßt dazu: kurzgebratenes Fleisch und Reis oder Stangenweißbrot entsprechend der Kohlenhydratverordnung.

Unser Tip: Rohe Paprikaschoten werden bekömmlicher, wenn man die Ringe 3 Minuten in kochendem Wasser blanchiert*. Anschließend in Eiswürfelwasser tauchen und abtropfen lassen.

Für Reduktionskost nur bedingt geeignet

Eissalat mit Thunfisch

Zutaten für 2 Personen:
200 g Eissalat (etwa ½ Kopf) · 2 kleine Tomaten ·
100 g abgetropfter Thunfisch (Dose) · 1 Teel. Öl ·
2 Eßl. Weinessig · etwas Wasser · Salz · Pfeffer ·
Senf · Sojasauce · flüssiger Süßstoff* · 1 Teel. feingehackte Zwiebel · feingehackte Petersilie

Nährstoffgehalt für 1 Person: etwa 17 g Eiweiß,
13 g Fett, 6 g Kohlenhydrate, keine anzurechnenden Kohlenhydrate = 0 BE, 930 Joule/220 Kalorien
Zubereitungszeit: 25 Minuten

So wird's gemacht: Den Eissalat putzen, vierteln, waschen und in etwa 1 cm breite Streifen schneiden. Die Tomaten waschen und in Würfel schneiden. Den abgetropften Thunfisch zerpflücken. Das Öl und den Weinessig mit etwas Wasser verrühren und mit Salz, Pfeffer, etwas Senf, Sojasauce und Süßstoff abschmecken. Die gehackte Zwiebel unterrühren. Die Marinade über die Salatzutaten geben, leicht vermengen und etwa 10 Minuten durchziehen lassen. Vor dem Anrichten mit Petersilie bestreuen.

Das paßt dazu: Stangenweißbrot oder Graubrot, getoastet, entsprechend der Kohlenhydratverordnung.

Unser Tip: Der Salat schmeckt auch ohne Thunfisch; man spart dann 630 Joule/150 Kalorien, das entspricht 10 g Fett und 12 g Eiweiß. Für die Reduktionskost ist dieser Salat nur ohne Thunfisch geeignet.

Schnell · Ganz einfach

Gemischter Salat

Zutaten für 2 Personen:
100 g Kopfsalat · 100 g Salatgurke · 50 g Radieschen · 1 Eßl. Weinessig · Salz · frisch gemahlener weißer Pfeffer · 1 Teel. Öl · 1 Spritzer flüssiger Süßstoff* · 1 Teel. feingehackte Kräuter

Nährstoffgehalt für 1 Person: etwa 1 g Eiweiß, 3 g Fett, 2 g Kohlenhydrate, keine anzurechnenden Kohlenhydrate = 0 BE, 160 Joule/40 Kalorien
Zubereitungszeit: 15–20 Minuten

So wird's gemacht: Den Kopfsalat putzen, gründlich waschen und auf einem Sieb gut abtropfen lassen. Die Blätter leicht zerpflücken. Die Gurke waschen, schälen und in feine Scheiben hobeln. Die Radieschen waschen und ebenfalls in feine Scheiben schneiden. Aus dem Weinessig, Salz, Pfeffer, dem Öl, Süßstoff und den Kräutern eine Marinade* rühren. Die Marinade kurz vor dem Anrichten über die Salatzutaten geben und leicht vermengen.

Schnell · Sehr festlich

Radicchiosalat

Zutaten für 2 Personen:
100 g Radicchio · ½ kleine Zwiebel · 2 Teel. Wasser · 1 Eßl. Weinessig · Salz · frisch gemahlener weißer Pfeffer · 1 Teel. Öl · Basilikum

Nährstoffgehalt für 1 Person: etwa 1 g Eiweiß, 3 g Fett, 2 g Kohlenhydrate, keine anzurechnenden Kohlenhydrate = 0 BE, 185 Joule/40 Kalorien
Zubereitungszeit: 15–20 Minuten

So wird's gemacht: Den Radicchio zerteilen, waschen und gut abtropfen lassen; größere Blätter etwas zerpflücken. Die Zwiebel schälen und feinwürfeln. Aus dem Wasser, dem Weinessig, Salz, Pfeffer und dem Öl eine Marinade herstellen. Mit Basilikum pikant abschmecken und die Zwiebelwürfel unterrühren. Die Salatsauce erst kurz vor dem Anrichten über die Radicchioblätter geben und den Salat leicht vermengen.

Desserts als Krönung der Mahlzeit

Was wäre eine Mahlzeit ohne die Krönung durch das Dessert? Selbst ein bescheidenes Essen wird durch einen delikaten Nachtisch zu einem kompletten Menü. Zu Unrecht werden Nachspeisen von energiebewußten Schlankheitsfanatikern als Dickmacher vom Tisch verbannt. Daß Nachspeisen keine »Energiebomben« sein müssen und trotzdem köstlich schmecken können, sollen die nachfolgenden Rezepte zeigen. Wir meinen, daß man sich das Leben durchaus mit einem leckeren Dessert versüßen kann. Es liegt nur ein wenig in der Hand des einzelnen, für eine gewisse Ausgewogenheit im Speiseplan zu sorgen und die Köstlichkeiten günstig unterzubringen. Wir haben in den Rezepten frisches Obst, Dunstobst* oder tiefgefrorenes Obst ohne Zuckerzusatz verwendet und bewußt als Zutat bei Cremes und Puddings normales, handelsübliches Puddingpulver und handelsübliche Speisestärke aus Maismehl sowie flüssigen Süßstoff zum Süßen gewählt.

Da bei allen Rezepten die Zutaten für 2 Personen angegeben werden, ergibt sich oft ein Rest an Eigelb oder Eiklar, der für andere Speisen verwendet oder tiefgefroren werden kann. Bei einigen Rezepten ist es, wegen der kleinen Mengen, sogar günstiger, gleich 4 Portionen zuzubereiten.

Preiswert · Sehr erfrischend

Buttermilchgelee

Zutaten für 2 Personen:
3 Blatt rote Gelatine* · 300 ccm Buttermilch · 2 Teel. frisch ausgepreßter Zitronensaft · flüssiger Süßstoff* · 90 g Dunstsauerkirschen*, entsteint

Nährstoffgehalt für 1 Person: etwa 9 g Eiweiß, 1 g Fett, 12 g Kohlenhydrate, 12 g anzurechnende Kohlenhydrate = 1 BE, 380 Joule/90 Kalorien
Zubereitungszeit: 10 Minuten
Kühlzeit: 1 Stunde

So wird's gemacht: Die Gelatine in kaltem Wasser 4 Minuten einweichen. Die Buttermilch mit dem Zitronensaft und Süßstoff abschmecken. Die Gelatine ausdrücken und bei mäßiger Hitze auflösen. Die abgeschmeckte Buttermilch unter ständigem Rühren zugießen. Die Kirschen in zwei Glasschalen füllen (6 Kirschen für die Garnitur zurücklassen) und die Buttermilch-Gelatine-Mischung darübergießen. 1 Stunde kalt stellen. Das erkaltete, steif gewordene Dessert mit den Kirschen garnieren.

Preiswert · Ganz einfach

Geleespeise mit Kirschen

Zutaten für 2 Personen:
180 g Dunstsauerkirschen*, entsteint · ½ Päckchen Götterspeise-Gelee-Pulver »Kirschgeschmack« · ¼ l Wasser · ½ Teel. flüssiger Süßstoff*

Nährstoffgehalt für 1 Person: etwa 3 g Eiweiß, kein Fett, 12 g Kohlenhydrate, 12 g anzurechnende Kohlenhydrate = 1 BE, 250 Joule/60 Kalorien
Zubereitungszeit: 10 Minuten
Quellzeit: 10 Minuten
Kühlzeit: mehrere Stunden (bis die Speise fest ist)

So wird's gemacht: Je 100 g Dunstsauerkirschen in zwei Dessertschalen füllen. 2 Kirschen für die Garnitur zurücklassen. Das Geleepulver in einem kleinen Kochtopf mit dem Wasser anrühren. 10 Minuten zum Quellen stehenlassen. Den Süßstoff dazugeben und die Mischung unter Rühren erhitzen, bis alles Pulver gelöst ist. Nicht kochen lassen! Die Flüssigkeit über die Früchte verteilen und das Dessert mehrere Stunden kalt stellen. Vor dem Anrichten mit je 1 Kirsche garnieren.

Besonders energiearm

Rotweingelee

Zutaten für 2 Personen:
3 Blatt rote Gelatine* · 160 ccm Wasser · 80 ccm trockener Rotwein · flüssiger Süßstoff* · eventuell 2 Tupfer Schlagsahne*

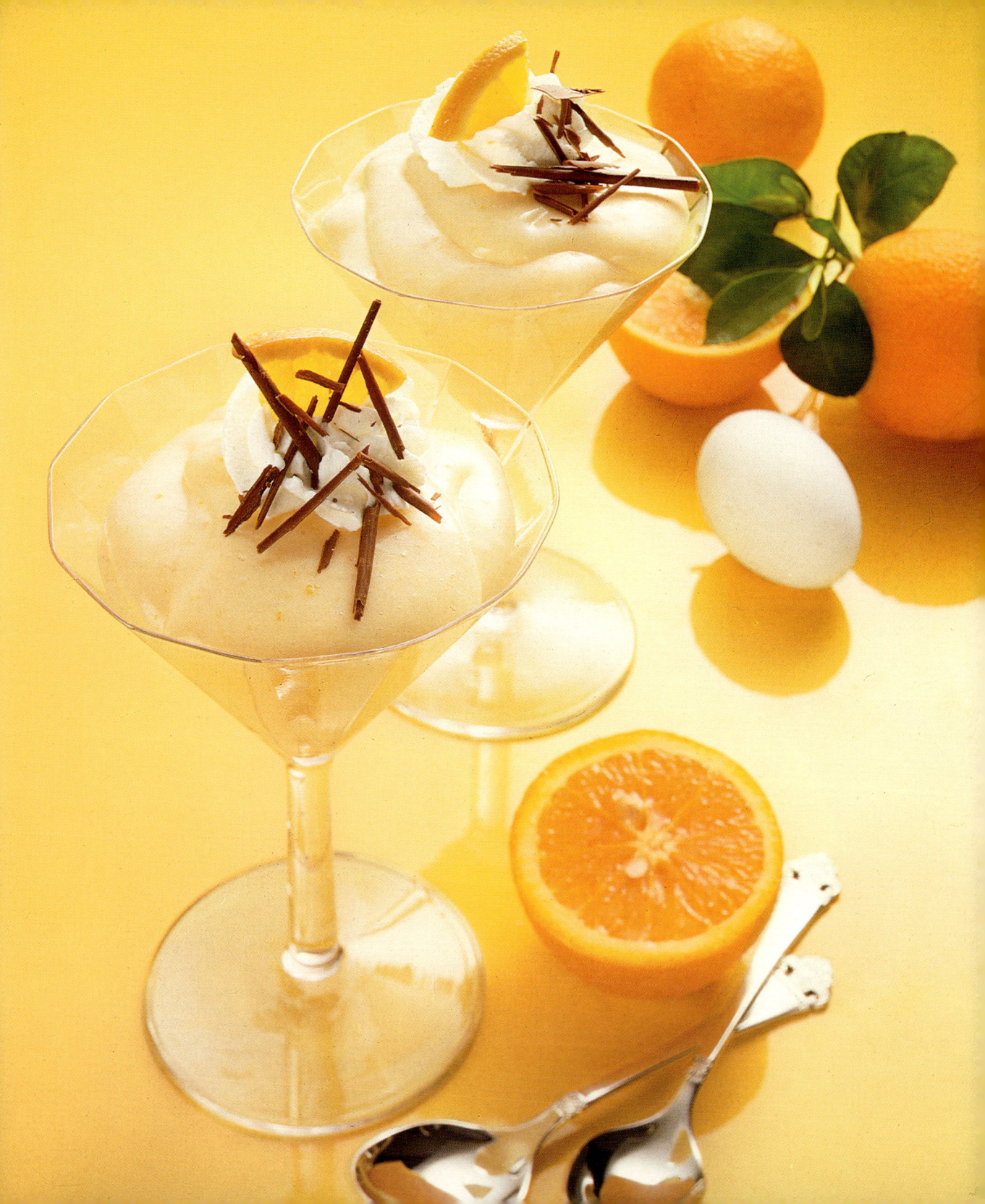

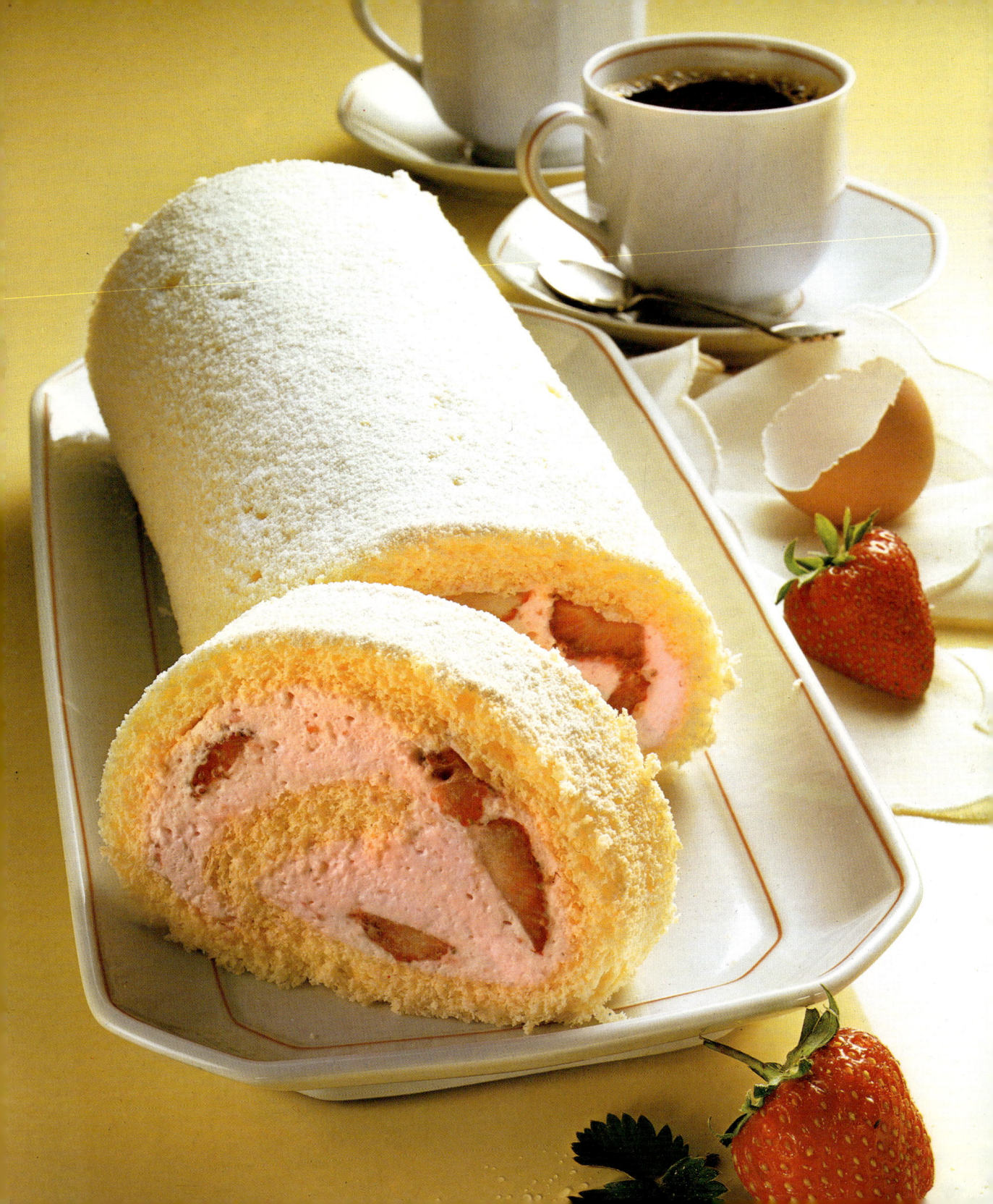

Zum Bild auf Seite 107: Die Orangencreme ist der köstliche Abschluß für ein Festmenü. Rezept Seite 113
◁ Bild links: Die feine Biskuitrolle erfordert etwas Geduld, aber es lohnt sich! Rezept Seite 121

Nährstoffgehalt für 1 Person: etwa 3 g Eiweiß, kein Fett, keine Kohlenhydrate, keine anzurechnenden Kohlenhydrate = 0 BE, 4 g Alkohol, 170 Joule/40 Kalorien
Zubereitungszeit: etwa 15 Minuten
Kühlzeit: mindestens 1 Stunde

So wird's gemacht: Die Gelatine 4 Minuten in kaltem Wasser einweichen. 160 ccm Wasser mit dem Rotwein mischen und mit flüssigem Süßstoff abschmecken. Die Gelatine leicht ausdrücken und bei mäßiger Hitze auflösen. Nach und nach die Weinflüssigkeit unter die aufgelöste Gelatine rühren. Zwei Portionsgläser damit füllen und in den Kühlschrank stellen. Vor dem Servieren das Rotweingelee mit einem Tupfer Schlagsahne garnieren.

Preiswert · Ganz einfach

Rumspeise

Zutaten für 2 Personen:
15 g Puddingpulver »Vanillegeschmack« · 250 ccm Milch (1,5% Fett) · 1 Prise Salz · flüssiger Süßstoff* · Rumaroma · ½ Eiklar

Nährstoffgehalt für 1 Person: etwa 5 g Eiweiß, 2 g Fett, 12 g Kohlenhydrate, 12 g anzurechnende Kohlenhydrate = 1 BE, 380 Joule/90 Kalorien
Zubereitungszeit: etwa 15 Minuten
Kühlzeit: mindestens 1 Stunde

So wird's gemacht: Das Puddingpulver mit etwas kalter Milch anrühren. Die restliche Milch mit dem Salz zum Kochen bringen. Die Milch von der Kochstelle nehmen. Das angerührte Puddingpulver hineingeben und unter Rühren kurz aufkochen lassen. Mit Süßstoff und Rumaroma abschmecken. Das Eiklar zu steifem Schnee schlagen und unter den Pudding heben. Die Creme in zwei Portionsschalen füllen und mindestens 1 Stunde kalt stellen.

Variante – Zitronenspeise
Zitronenspeise wird nach gleichem Rezept hergestellt. Statt Rum- verwenden Sie Zitronenaroma.

Preiswert · Ganz einfach

Vanillecreme

Für diese Creme können Sie Puddingpulver aller Geschmacksrichtungen verwenden und so immer neue Dessertvarianten servieren.

Zutaten für 2 Personen:
15 g Puddingpulver »Vanillegeschmack« · 250 ccm Milch (1,5% Fett) · 1 Prise Salz · flüssiger Süßstoff* · ½ Eiklar

Nährstoffgehalt für 1 Person: etwa 5 g Eiweiß, 2 g Fett, 12 g Kohlenhydrate, 12 g anzurechnende Kohlenhydrate = 1 BE, 380 Joule/90 Kalorien
Zubereitungszeit: 15 Minuten
Kühlzeit: mindestens 1 Stunde

So wird's gemacht: Das Puddingpulver mit etwas kalter Milch anrühren. Die restliche Milch mit dem Salz zum Kochen bringen. Die Milch von der Kochstelle nehmen. Das angerührte Puddingpulver hineingeben und unter Rühren kurz aufkochen lassen. Mit Süßstoff abschmecken. Das Eiklar zu steifem Schnee schlagen und unter den Pudding heben. Die Creme in zwei Portionsschälchen füllen und mindestens 1 Stunde kalt stellen.

Preiswert · Ganz einfach

Schokoladendessert

Zutaten für 2 Personen:
10 g Schokoladenpuddingpulver · 170 ccm Milch (1,5% Fett) · 1 Prise Salz · flüssiger Süßstoff* · ½ Eiklar

Nährstoffgehalt für 1 Person: etwa 3 g Eiweiß, 1 g Fett, 8 g Kohlenhydrate, 8 g anzurechnende Kohlenhydrate = ⅔ BE, 230 Joule/55 Kalorien
Zubereitungszeit: 15 Minuten
Kühlzeit: mindestens 1 Stunde

So wird's gemacht: Das Puddingpulver in etwas kalter Milch anrühren. Die restliche Milch mit dem Salz zum Kochen bringen. Die Milch von der Kochstelle nehmen, das angerührte Puddingpuler hineingeben und unter Rühren kurz aufkochen lassen. Mit Süßstoff abschmecken. Das Eiklar zu steifem Schnee schlagen und unter den Pudding heben. Die Masse in zwei Portionsschalen füllen und mindestens 1 Stunde kalt stellen.

Das paßt dazu: $^1/_3$ BE Vanillesauce.

Variante: Puddingpulver Vanillegeschmack kann ebenso zubereitet und verwendet werden.

Ganz einfach

Vanillesauce

Zutaten für 2 Personen:
4 g Vanillesaucenpulver · 110 ccm Milch (1,5% Fett) · flüssiger Süßstoff*

Nährstoffgehalt für 1 Person: etwa 2 g Eiweiß, 1 g Fett, 4 g Kohlenhydrate, 4 g anzurechnende Kohlenhydrate = $^1/_3$ BE, 125 Joule/30 Kalorien
Zubereitungszeit: 15 Minuten
Kühlzeit: 1 Stunde

So wird's gemacht: Das Saucenpulver in etwas kalter Milch anrühren. Die restliche Milch zum Kochen bringen. Die Milch von der Kochstelle nehmen, das angerührte Saucenpulver hineingeben und unter Rühren kurz aufkochen lassen. Mit Süßstoff abschmecken. Die Sauce kalt stellen; damit sich keine Haut bildet, ab und zu umrühren.

Das paßt dazu: $^2/_3$ BE Schokoladendessert (Rezept Seite 109)

Variante – Schokoladensauce
Schokoladensauce kann ebenso zubereitet werden; statt Vanillesaucenpulver nehmen Sie entsprechend Schokoladensaucenpulver.

Ganz einfach · Sehr festlich

Pfirsich Melba

Zutaten für 2 Personen:
110 g Pfirsich, möglichst 2 Hälften (ohne Zuckerzusatz aus der Dose, eventuell Dunstobst*) · 120 g rote Johannisbeeren · 1 Eßl. trockener Rotwein (20 ccm) · eventuell flüssiger Süßstoff*

Nährstoffgehalt für 1 Person: etwa 1 g Eiweiß, kein Fett, 12 g Kohlenhydrate, 12 g anzurechnende Kohlenhydrate = 1 BE, + g Alkohol, 250 Joule/60 Kalorien
Zubereitungszeit: 15 Minuten
Kühlzeit: etwa 1 Stunde

So wird's gemacht: Die Pfirsichhälften abtropfen lassen und je 1 Hälfte (50 g) mit der Höhlung nach unten in eine Portionsschale legen. Die Johannisbeeren waschen, gut abtropfen lassen und entstielen. Die Beeren passieren, mit dem Rotwein kurz aufkochen lassen und eventuell mit flüssigem Süßstoff abschmecken. Etwa 1 Stunde kalt stellen. Die erkaltete Johannisbeersauce über die Pfirsichhälften gießen.

Preiswert · Für Reduktionskost weniger geeignet

Weißweindessert

Zutaten für 2 Personen:
15 g Puddingpulver »Vanillegeschmack« · 250 ccm Milch (1,5% Fett) · 1 Prise Salz · $^1/_2$ g Johannisbrotkernmehl* · 80 ccm trockener Weißwein · flüssiger Süßstoff* · $^1/_2$ Eiklar

Nährstoffgehalt für 1 Person: etwa 5 g Eiweiß, 2 g Fett, 12 g Kohlenhydrate, 12 g anzurechnende Kohlenhydrate = 1 BE, 4 g Alkohol, 500 Joule/120 Kalorien
Zubereitungszeit: etwa 25 Minuten
Kühlzeit: mindestens 1 Stunde

So wird's gemacht: Das Puddingpulver mit etwas kalter Milch anrühren. Die restliche Milch mit dem Salz zum Kochen bringen. Die Milch von der Kochstelle nehmen. Das angerührte Puddingpulver hineingeben und unter ständigem Rühren kurz aufkochen lassen. Das Johannisbrotkernmehl mit Weißwein verrühren und kurz aufkochen. Dann mit dem Elektroquirl oder Schneebesen unter den Vanillepudding rühren. Mit Süßstoff abschmecken. Das Eiklar zu steifem Schnee schlagen und unter die Creme heben. Das Weindessert in Portionsschalen füllen und vor dem Servieren mindestens 1 Stunde kalt stellen.

Etwas teurer · Sehr festlich

Birne Helene

Zutaten für 2 Personen:
4 g Schokoladensaucenpulver · 110 ccm Milch (1,5% Fett) · flüssiger Süßstoff* · 1 Teel. Birnenschnaps · 90 g Birnen, möglichst 2 Hälften (ohne Zuckerzusatz aus der Dose, eventuell Dunstbirnen*) · 1 Teel. Mandelsplitter

Nährstoffgehalt für 1 Person: etwa 2 g Eiweiß, 1 g Fett, 12 g Kohlenhydrate, 12 g anzurechnende Kohlenhydrate = 1 BE, 1 g Alkohol, 335 Joule/ 80 Kalorien
Zubereitungszeit: etwa 20 Minuten

So wird's gemacht: Das Schokoladensaucenpulver mit etwas kalter Milch anrühren. Die restliche Milch zum Kochen bringen. Die Milch von der Kochstelle nehmen, das angerührte Saucenpulver hineingeben und unter Rühren kurz aufkochen lassen. Mit Süßstoff und dem Birnenschnaps abschmecken. Die Birnenhälften auf einem Sieb abtropfen lassen und je 1 Hälfte mit der Höhlung nach unten in eine Portionsschale legen. Die heiße Schokoladensauce darübergießen, mit den Mandelsplittern bestreuen und sofort servieren.

Ganz einfach

Vanillecreme mit Obst

Zutaten für 2 Personen:
10 g Vanillepuddingpulver · 170 ccm Milch (1,5% Fett) · 1 Prise Salz · flüssiger Süßstoff* · ½ Eiklar · ⅔ BE Obst der Saison, zum Beispiel Erdbeeren, Himbeeren, Schattenmorellen (siehe Kohlenhydrat-Austauschtabelle Seite 127)

Nährstoffgehalt für 1 Person: etwa 3 g Eiweiß, 1 g Fett, 12 g Kohlenhydrate, 12 g anzurechnende Kohlenhydrate = 1 BE, 290 Joule/70 Kalorien
Zubereitungszeit: 15 Minuten
Kühlzeit: mindestens 1 Stunde

So wird's gemacht: Das Puddingpulver in etwas kalter Milch anrühren. Die restliche Milch mit dem Salz zum Kochen bringen. Die Milch von der Kochstelle nehmen, das angerührte Puddingpulver hineingeben und unter Rühren kurz aufkochen lassen. Mit Süßstoff abschmecken. Das Eiklar zu steifem Schnee schlagen und unter den Pudding heben. Das Obst in zwei Portionsschalen verteilen, die Creme darübergeben und mindestens 1 Stunde kalt stellen.

Preiswert · Besonders energiearm

Rhabarbercreme

Zutaten für 2 Personen:
2½ Blatt Gelatine* · 100 g Rhabarber · 200 ccm Wasser · flüssiger Süßstoff* · 1 Eiklar

Nährstoffgehalt für 1 Person: etwa 4 g Eiweiß, kein Fett, 2 g Kohlenhydrate, keine anzurechnenden Kohlenhydrate = 0 BE, 105 Joule/25 Kalorien
Zubereitungszeit: 20 Minuten
Kühlzeit: 1 Stunde und 10 Minuten

So wird's gemacht: Die Gelatine 4 Minuten in kaltem Wasser einweichen. Den Rhabarber waschen, schälen, in 3 cm lange Stücke schneiden und in dem

Wasser weich kochen. Mit Süßstoff abschmecken. Die eingeweichte Gelatine leicht ausdrücken und in das warme Rhabarberkompott rühren. Etwa 10 Minuten in den Kühlschrank stellen, bis die Masse zu stocken beginnt. Das Eiklar zu steifem Schnee schlagen und unter die Rhabarbermasse heben. Die Creme in zwei Portionsschalen verteilen und vor dem Servieren etwa 1 Stunde kühl stellen.

Preiswert · Schnell

Quark mit Früchten

Bild auf dem Einband

Zutaten für 2 Personen:
1 BE Früchte der Saison (siehe Tabelle Seite 127) · 150 g Magerquark · 3 Eßl. kohlensäurehaltiges Mineralwasser · 2 Teel. frisch ausgepreßter Zitronensaft · flüssiger Süßstoff* · Vanillemark (Vanilleschote)

Nährstoffgehalt für 1 Person: 14 g Eiweiß, 1 g Fett, 8 g Kohlenhydrate, 6 g anzurechnende Kohlenhydrate = 1/2 BE, 420 Joule/100 Kalorien
Zubereitungszeit: 20 Minuten
Kühlzeit: etwa 30 Minuten

So wird's gemacht: Die Früchte waschen, eventuell schälen und in Stücke schneiden. Den Quark mit dem Mineralwasser und dem Zitronensaft glattrühren. Mit Süßstoff und Vanillemark abschmecken. Die Früchte darunterheben, in zwei Portionsschälchen füllen und gut gekühlt servieren.

Preiswert

Ananas- oder Pfirsichpudding

Zutaten für 2 Personen:
60 g Ananas oder 70 g Pfirsiche (ohne Zuckerzusatz aus der Dose beziehungsweise Dunstobst*) · 10 g Vanillepuddingpulver · 170 ccm Milch (1,5% Fett) · 1 Prise Salz · flüssiger Süßstoff* · 1/2 Eiklar

Nährstoffgehalt für 1 Person: etwa 3 g Eiweiß, 1 g Fett, 12 g Kohlenhydrate, 12 g anzurechnende Kohlenhydrate = 1 BE, 290 Joule/70 Kalorien
Zubereitungszeit: 20 Minuten
Kühlzeit: 1 Stunde und 30 Minuten

So wird's gemacht: Die Früchte mit dem Passierstab zerkleinern oder in kleine Stückchen schneiden. 2 größere Stücke für die Garnitur zurücklassen. Das Puddingpulver mit etwas kalter Milch anrühren. Die restliche Milch mit dem Salz zum Kochen bringen. Die Milch von der Kochstelle nehmen, das angerührte Puddingpulver hineingeben und unter Rühren kurz aufkochen lassen. Mit Süßstoff abschmecken und die zerkleinerten Früchte darunterrühren. Das Eiklar zu steifem Schnee schlagen und unterheben. Den Pudding in zwei Portionsgläser füllen und kalt stellen. Vor dem Servieren mit den Fruchtstückchen garnieren.

Unser Tip: Zur Herstellung von Ananaspudding sollten nur konservierte Früchte ohne Zuckerzusatz verwendet werden. Frische Ananas enthält ein eiweißspaltendes Ferment, welches das Festwerden des Puddings verhindert.

Sehr festlich

Creme Alexandra

Zutaten für 2 Personen:
3 Blatt weiße Gelatine* · 90 g frische oder Dunstananas* · 100 g frische oder Dunstaprikosen* · 2 Eßl. Sahne · 1 Eßl. trockener Weißwein · 1 Teel. Kirschwasser · flüssiger Süßstoff* · eventuell 2 Tupfer Schlagsahne*

Nährstoffgehalt für 1 Person: etwa 1 g Eiweiß, 5 g Fett, 13 g Kohlenhydrate, 12 g anzurechnende Kohlenhydrate = 1 BE, + g Alkohol, 435 Joule/100 Kalorien

Zubereitungszeit: 20 Minuten
Kühlzeit: 1 Stunde

So wird's gemacht: Die Gelatine 4 Minuten in kaltem Wasser einweichen. Die Ananas und die Aprikosen raspeln oder im Mixer zerkleinern und mit Sahne, dem Weißwein, dem Kirschwasser und flüssigem Süßstoff abschmecken. Die Gelatine ausdrücken und bei mäßiger Hitze auflösen. Das Ananas-Aprikosen-Püree unter ständigem Rühren dazugeben. Mit dem Handrührgerät auf höchster Stufe etwa 2 Minuten schlagen. Die Creme in zwei Dessertschalen füllen und kalt stellen. Vor dem Servieren mit je einem Sahnetupfer garnieren.

Braucht etwas Zeit

Schwarzwälder Creme

Dieses Dessert sollten Sie unbedingt einmal Ihren Gästen servieren, denn es schmeckt ausgezeichnet.

Zutaten für 2 Personen:
90 g Dunstsauerkirschen* mit 4 Eßl. Saft (50 ccm) · 1 Eßl. trockener Rotwein · flüssiger Süßstoff* · 1 g Johannisbrotkernmehl* · 7 g Schokoladenpuddingpulver · 150 ccm Milch (1,5% Fett) · 1 Prise Salz · 1 Teel. Kirschwasser · 2 Tupfer Schlagsahne*

Nährstoffgehalt für 1 Person: etwa 3 g Eiweiß, 3 g Fett, 13 g Kohlenhydrate, 12 g anzurechnende Kohlenhydrate = 1 BE, 1 g Alkohol, 420 Joule/100 Kalorien
Zubereitungszeit: 25–30 Minuten
Kühlzeit: 2 Stunden

So wird's gemacht: Die Sauerkirschen mit dem Saft in einen Kochtopf geben. Mit dem Rotwein und flüssigem Süßstoff abschmecken. Mit dem Johannisbrotkernmehl bestäuben und unter Rühren kurz aufkochen lassen. Die Fruchtmischung in zwei Dessertschalen füllen und etwa 1 Stunde kalt stellen. Das Puddingpulver mit etwas kalter Milch anrühren. Die restliche Milch mit dem Salz zum Kochen bringen. Die Milch von der Kochstelle nehmen, das ange-

rührte Puddingpulver hineingeben und unter Rühren kurz aufkochen lassen. Mit flüssigem Süßstoff und dem Kirschwasser abschmecken. Die Schokoladencreme in die Dessertschalen auf die Kirschen füllen und das Dessert nochmals 1 Stunde kalt stellen. Die Schwarzwäldercreme vor dem Servieren mit den Sahnetupfern garnieren.

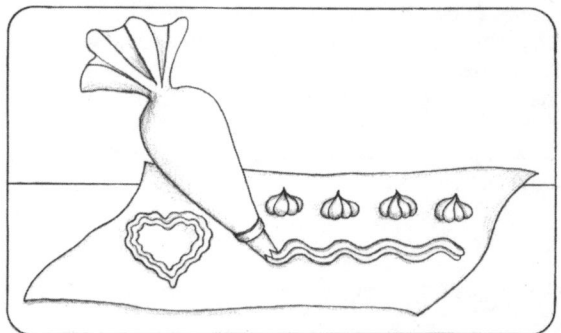

Für kleine Sahnemengen, wie sie bei den Desserts häufig empfohlen werden, lohnt sich ein tiefgefrorener Vorrat (siehe Seite 126).

Braucht etwas Zeit · Vitaminreich

Orangencreme
Bild Seite 107

Zutaten für 2 Personen:
2 Blatt weiße Gelatine* · 1 Ei · 12 g Fruchtzucker* · 110 ccm Orangensaft (ohne Zuckerzusatz oder frisch gepreßt) · 4 Teel. trockener Weißwein · etwas abgeriebene Orangenschale (Schale unbehandelt) · flüssiger Süßstoff* · eventuell 2 Tupfer Schlagsahne*, 1 Orangenscheibe und einige Schokoladenspäne zum Garnieren

Nährstoffgehalt für 1 Person: etwa 5 g Eiweiß, 3 g Fett, 12 g Kohlenhydrate, 12 g anzurechnende Kohlenhydrate = 1 BE, + g Alkohol, 420 Joule/100 Kalorien
Zubereitungszeit: 25–30 Minuten
Kühlzeit: 1 Stunde und 10 Minuten

So wird's gemacht: Die Gelatine in etwas kaltem Wasser 4 Minuten einweichen. Das Ei in Eigelb und Eiklar trennen. Das Eigelb mit dem Fruchtzucker cremig rühren. Den Orangensaft, den Weißwein und die abgeriebene Orangenschale dazugeben. Mit Süßstoff abschmecken. Die Gelatine ausdrücken und bei mäßiger Hitze auflösen. Die Saftmischung langsam unter Rühren dazugießen. Die Masse etwa 10 Minuten in den Kühlschrank stellen, bis sie zu stocken beginnt. Das Eiklar zu steifem Schnee schlagen und unter die Orangenmasse heben. In zwei Dessertschalen füllen und nochmals kalt stellen. Vor dem Servieren kann die Creme mit je 1 Sahnetupfer, ½ Orangenscheibe und einigen Schokoladenspänen garniert werden.

Etwas teurer · Sehr festlich

Himbeercreme

Zutaten für 2 Personen:
3 Blatt weiße Gelatine* · 300 g Himbeeren (frisch oder Dunstobst*) · 2 Eßl. trockener Rotwein · flüssiger Süßstoff* · 1 Eiklar · 2 Tupfer Schlagsahne*

Nährstoffgehalt für 1 Person: etwa 6 g Eiweiß, 1 g Fett, 12 g Kohlenhydrate, 12 g anzurechnende Kohlenhydrate = 1 BE, 1 g Alkohol, 420 Joule/100 Kalorien
Zubereitungszeit: 15–20 Minuten
Kühlzeit: 1 Stunde und 10 Minuten

So wird's gemacht: Die Gelatine in etwas kaltem Wasser 4 Minuten einweichen. Die Himbeeren im Mixer zerkleinern (2 schöne Beeren für die Garnitur zurücklassen) und mit dem Rotwein aufkochen. Anschließend mit etwas Süßstoff abschmecken. Die Gelatine ausdrücken, in eine Schüssel geben und die heiße Himbeermasse unter ständigem Rühren zufügen. Die Masse etwa 10–15 Minuten in den Kühlschrank stellen, bis sie zu stocken beginnt. Das Eiklar zu steifem Schnee schlagen und unter die Masse heben. Die Creme in zwei Portionsschalen füllen und nochmals kalt stellen. Vor dem Servieren

mit den Sahnetupfern und je einer Himbeere garnieren.

Variante: Anstelle von 300 g Himbeeren können auch 320 g Erdbeeren verwendet werden.

Ganz einfach · Ohne BE-Berechnung

Rhabarberkompott

Zutaten für 2 Personen:
125 ccm Wasser · 1 Stück Zitronenschale · 1 Stück Zimtstange · 400 g Rhabarber · flüssiger Süßstoff*

Nährstoffgehalt für 1 Person: etwa 1 g Eiweiß, kein Fett, 7 g Kohlenhydrate, keine anzurechnenden Kohlenhydrate = 0 BE, 145 Joule/35 Kalorien
Zubereitungszeit: 10–15 Minuten
Kühlzeit: 1–2 Stunden

So wird's gemacht: Das Wasser mit der Zitronenschale und der Zimtstange erhitzen. Den Rhabarber waschen, abziehen und in Stücke schneiden. Die Rhabarberstücke in dem kochenden Wasser in 10–15 Minuten garen. Anschließend kalt stellen. Das kalte Kompott mit flüssigem Süßstoff abschmecken.

Kuchen und Gebäck

Kuchen und Kekse gehören nun einmal zu einer festlichen Kaffeetafel oder einem gemütlichen Plauderstündchen. Und heute ist es absolut nicht mehr altmodisch, wenn man sich die Mühe macht, seinen Kuchen selber zu backen. Dies gilt für den Normalverbraucher ebenso wie für den Diabetiker.

Da der Kohlenhydrat-(BE-) und Energiegehalt in Gebäck hoch ist, empfehlen wir Ihnen, den Kuchen nach dem Auskühlen entsprechend zu teilen und die übrigbleibende Menge portionsweise einzufrieren.

Mit Fruchtzucker zubereitete Kuchenteige bräunen schneller als Teige, die mit Haushaltszucker hergestellt werden. Diese Bräunung, die besonders bei hellen Biskuit- und Rührkuchenteigen auftritt, beeinträchtigt den Geschmack jedoch nicht. Stellen Sie bei Fruchtzuckergebäck die Backtemperatur etwas niedriger ein, und wählen Sie eine längere Backzeit. Welche Süßungsmittel sich zum Kuchenbacken eignen, ersehen Sie aus der folgenden Tabelle.

Wer mit einer Reduktionskost abnehmen möchte, der sollte möglichst auf Kuchen und Gebäck verzichten. Die folgenden Rezepte mit Angaben über den Kohlenhydrat- und Energiegehalt pro Stück Kuchen (und für die Pizza) sollen Ihnen die Auswahl etwas erleichtern.

Preiswert · Nicht ganz einfach

Apfelstrudel

Zutaten für 1 Strudel:
etwas Fett für das Blech · 150 g Mehl · 20 g Öl · 60 g lauwarmes Wasser · 1 Prise Salz · etwas abgeriebene Zitronenschale (Schale unbehandelt)
Für die Füllung: 200 g Äpfel · frisch ausgepreßter Zitronensaft · 200 g Magerquark · Zimtpulver · ½–1 Teel. flüssiger Süßstoff* · 20 g gehackte Mandeln · etwas Dosenmilch zum Bestreichen

Süßungsmittel zum Kuchenbacken

Süßungsmittel	Anrechnung	Anmerkungen, Verwendung
Sorbit (im Handel als Diabetikerzucker oder Sionon)	12 g = 1 BE (210 Joule/50 Kalorien)	wie Zucker, kann zu Unverträglichkeiten (z. B. Blähungen) führen
Fruchtzucker (im Handel als Fruchtzucker oder Fruktose)	12 g = 1 BE (210 Joule/50 Kalorien)	höhere Süßkraft als Zucker, etwa 20% weniger nehmen, bräunt leicht, deshalb Teige bei geringerer Backtemperatur entsprechend länger backen
Fruchtzucker mit Süßstoff (im Handel als »Leichte Süße«)	12 g = 1 BE (210 Joule/50 Kalorien)	Verwendung wie Fruchtzucker, hat aber doppelte Süßkraft (wegen Süßstoffzusatz), so daß die Hälfte oder noch weniger vom Zuckeraustauschstoff benötigt wird (Energie und BE werden gespart)
Süßstoff in Tablettenform oder flüssig	anrechnungsfrei	hohe Süßkraft beachten!

Nährstoffgehalt des Apfelstrudels: etwa 55 g Eiweiß, 34 g Fett, 144 g Kohlenhydrate, 144 g anzurechnende Kohlenhydrate = 12 BE, 4640 Joule/1105 Kalorien
Nährstoffgehalt von 1 Stück Strudel bei 12 Stükken: etwa 5 g Eiweiß, 3 g Fett, 12 g Kohlenhydrate, 12 g anzurechnende Kohlenhydrate = 1 BE, 390 Joule/90 Kalorien
Zubereitungszeit: etwa 1 Stunde
Backzeit: 30 Minuten

So wird's gemacht: Ein Backblech leicht fetten. Das Mehl mit dem Öl, dem lauwarmen Wasser, dem Salz und der abgeriebenen Zitronenschale gut verkneten. Den Teig so lange schlagen, bis er glänzt, dann 30 Minuten bei Zimmertemperatur ruhen lassen. Inzwischen die Äpfel waschen, schälen, vom Kernhaus befreien, in dünne Spalten schneiden und mit etwas Zitronensaft beträufeln. Den Magerquark mit Zitronensaft und etwas Zimt verrühren und mit dem Süßstoff abschmecken. Die Apfelspalten und die gehackten Mandeln leicht unter den Magerquark rühren. Den Teig auf einem bemehlten Tuch ausrollen und nach allen Seiten dünn ausziehen. Die Füllung gleichmäßig auf den Teig verteilen. Den Strudel durch Anheben des Tuches von einer Längsseite her zusammenrollen. Die Enden zusammendrücken. Den Strudel mit der glatten Seite nach oben auf das Backblech legen und mit Dosenmilch bestreichen. Den Apfelstrudel auf der Mittelschiene im vorgeheizten Backofen bei 200° C etwa 30 Minuten backen. Aus dem Strudel lassen sich 12 Stücke schneiden.

Preiswert

Apfelkuchen vom Blech
Bild auf dem Einband

Zutaten für 1 Backblech:
etwas Fett für das Blech · 300 g Mehl · 1 Päckchen Backpulver · 150 g Magerquark · 6 Eßl. Öl (60 g) · 6 Eßl. Milch (1,5% Fett; 60 g) · ½–1 Teel. flüssiger Süßstoff* · 1 Prise Salz · 1 kg Äpfel · etwas Zimtpulver

Nährstoffgehalt des Kuchens: etwa 63 g Eiweiß, 69 g Fett, 360 g Kohlenhydrate, 360 g anzurechnende Kohlenhydrate = 30 BE, 9660 Joule/2300 Kalorien
Nährstoffgehalt von 1 Stück Kuchen bei 30 Stükken: etwa 2 g Eiweiß, 2 g Fett, 12 g Kohlenhydrate, 12 g anzurechnende Kohlenhydrate = 1 BE, 320 Joule/80 Kalorien
Zubereitungszeit: 45 Minuten
Backzeit: 30 Minuten

So wird's gemacht: Ein Backblech leicht fetten. Das Mehl mit dem Backpulver mischen und auf ein Backbrett sieben. In die Mitte eine Vertiefung drücken und den Quark, das Öl, die Milch, den Süßstoff und das Salz hineingeben. Alle Zutaten zu einem glatten Teig verkneten. Die Äpfel waschen, schälen, vom Kernhaus befreien und in dünne Scheiben schneiden. Den Teig ausrollen und gleichmäßig auf das Backblech legen. Die Apfelscheiben auf dem Teig

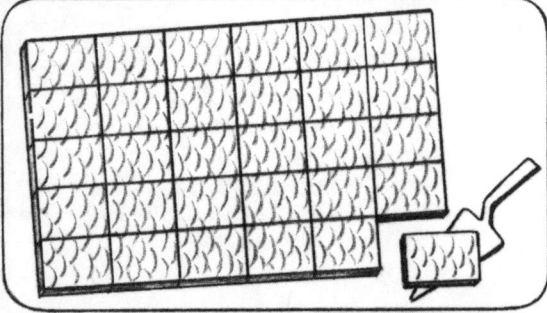

Es ist wichtig, daß Sie alle Kuchen in die vorgeschriebene Anzahl gleich großer Stücke schneiden, damit die Berechnung stimmt.

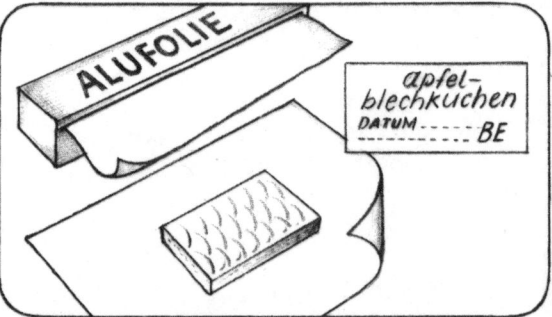

Die meisten Kuchen lassen sich portionsweise gut einfrieren, daher lohnt sich das Kuchenbacken auch im kleinen Haushalt.

verteilen und mit etwas Zimt bestreuen. Den Apfelkuchen auf der Mittelschiene im vorgeheizten Backofen bei 170° C etwa 30 Minuten backen. Den Kuchen auskühlen lassen und in 30 gleich große Stückchen schneiden.

Unser Tip: Die Hälfte aller Zutaten reicht für eine Tortenform mit einem Durchmesser von 26 cm (siehe Farbbild auf dem Einband).
Der Apfelkuchen läßt sich portionsweise sehr gut einfrieren.

Ganz einfach

Käsetorte

Zutaten für 1 Springform (26 cm ∅):
etwas Fett für die Form · 6 Eier · 1250 g Magerquark · 2 gestrichene Teel. Backpulver · 45 g Vanillepuddingpulver · 45 g Grieß · 1 große Zitrone oder 2 kleine (Schale unbehandelt) · 1 Prise Salz · 3½ Teel. flüssiger Süßstoff*

Nährstoffgehalt der Torte: etwa 261 g Eiweiß, 44 g Fett, 74 g Kohlenhydrate, 72 g anzurechnende Kohlenhydrate = 6 BE, 7660 Joule/1820 Kalorien
Nährstoffgehalt von 1 Stück Käsetorte bei 12 Stücken: etwa 22 g Eiweiß, 4 g Fett, 6 g Kohlenhydrate, 6 g anzurechnende Kohlenhydrate = ½ BE, 640 Joule/150 Kalorien
Zubereitungszeit: 25 Minuten
Backzeit: 1 Stunde und 20 Minuten

So wird's gemacht: Eine Tortenform mit einem Durchmesser von 26 cm leicht fetten. Die Eier aufschlagen und in Eigelb und Eiklar trennen. Die Eigelbe mit dem Quark verrühren. Das Backpulver mit dem Puddingpulver und dem Grieß mischen. Die Schale der Zitrone abreiben und die Zitrone auspressen. Den Zitronensaft und die -schale, das Salz und die Vanillepuddingpulvermischung unter den Quark rühren. Masse mit dem Süßstoff abschmecken. Das Eiklar steif schlagen und leicht unter den Quark heben. Die Quarkmasse in die Tortenform füllen, glattstreichen und auf der Mittelschiene im vorge-

heizten Backofen bei 170° C etwa 80 Minuten backen. Die Torte in 12 gleich große Stücke schneiden und portionsweise einfrieren.

Variante – Käse-Obst-Torte
Mit Obst belegt, kann die Torte leicht abgewandelt werden. Auf die Quarkmasse in der Tortenform vorbereitetes rohes Obst legen (zum Beispiel 400 g Apfelscheiben, 400 g Aprikosen, 440 g Pfirsiche oder 360 g entsteinte Kirschen) und bei der angegebenen Backtemperatur backen. Die Käse-Obst-Torte in 10 gleich große Stücke schneiden.
Nährstoffgehalt von 1 Stück Käse-Obst-Torte bei 10 Stücken: 26 g Eiweiß, 4 g Fett, 12 g Kohlenhydrate, 12 g anzurechnende Kohlenhydrate = 1 BE, 850 Joule/200 Kalorien.

Preiswert · Sehr erfrischend

Rhabarbertorte mit Schneehaube

Zutaten für 1 Springform (26 cm ∅):
etwas Fett für die Form · 500 g Rhabarber · 50 g Butter oder Margarine · 60 g Fruchtzucker »Leichte Süße« (35 g für den Teig, 25 g für das Eiklar) · 2 Eier · 1 Eßl. Rum · 1 Prise Salz · 50 g Magerquark · 135 g Mehl · 1½ Teel. Backpulver

Nährstoffgehalt der Torte: etwa 41 g Eiweiß, 54 g Fett, 177 g Kohlenhydrate, 168 g anzurechnende Kohlenhydrate = 14 BE, 5750 Joule/1370 Kalorien
Nährstoffgehalt von 1 Stück Torte bei 14 Stücken: etwa 3 g Eiweiß, 4 g Fett, 13 g Kohlenhydrate, 12 g anzurechnende Kohlenhydrate = 1 BE, 410 Joule/100 Kalorien
Zubereitungszeit: 35 Minuten
Backzeit: etwa 45 Minuten

So wird's gemacht: Eine Tortenform mit einem Durchmesser von 26 cm leicht fetten. Den Rhabarber putzen, waschen, abtropfen lassen und in etwa 1,5 cm lange, gleichmäßige Stückchen schneiden. Die Butter oder Margarine mit der Hälfte von 35 g Fruchtzucker schaumig rühren. Die Eier in Eigelb und Eiklar trennen. Die Eigelbe, den Rest von den

35 g Fruchtzucker, den Rum, das Salz und den Quark nacheinander unterrühren. Das Mehl mit dem Backpulver mischen, dazusieben und unterrühren. Den Teig in die Form füllen und glattstreichen. Die Rhabarberstückchen gleichmäßig auf den Teig verteilen. Den Kuchen auf der Mittelschiene im vorgeheizten Backofen bei 170° C etwa 45 Minuten backen. Kurz vor Ende der Backzeit das Eiklar steif schlagen, 25 g Fruchtzucker unter weiterem Schlagen einrieseln lassen. Auf den fertigen, noch heißen Kuchen den Eischnee gleichmäßig verteilen und das Ganze noch etwa 4 Minuten bei Oberhitze backen. Vorsicht, die Schneehaube kann leicht zu dunkel werden! 14 gleich große Stückchen schneiden.

Unser Tip: Anstelle von 60 g Fruchtzucker »Leichte Süße« können Sie auch 60 g Fruchtzucker und knapp 1 Teelöffel flüssigen Süßstoff verwenden (35 g Fruchtzucker und ¹/₂ Teelöffel flüssigen Süßstoff für den Teig, 25 g Fruchtzucker und 3–4 Tropfen flüssigen Süßstoff für das Eiklar).
Rhabarbertorte mit Schneehaube sollte frisch gegessen werden. Sie eignet sich nicht zum Einfrieren.

Schnell · Ganz einfach

Nußkuchen

Zutaten für 1 kleine Kastenform:
etwas Fett für die Form · 125 g Butter oder Margarine · 60 g Fruchtzucker »Leichte Süße« · 2 Eier · 1 Eßl. Rum · 1 Tropfen Bittermandelöl · 2 Eßl. Milch (1,5% Fett) · 1 Prise Salz · 225 g Mehl · ¹/₂ Päckchen Backpulver · 30 g gemahlene Haselnüsse

Nährstoffgehalt des Kuchens: etwa 43 g Eiweiß, 133 g Fett, 240 g Kohlenhydrate, 240 g anzurechnende Kohlenhydrate = 20 BE, 9630 Joule/2290 Kalorien
Nährstoffgehalt von 1 Stück Kuchen (etwa 25 g) bei 20 Stücken: etwa 2 g Eiweiß, 7 g Fett, 12 g Kohlenhydrate, 12 g anzurechnende Kohlenhydrate = 1 BE, 480 Joule/ 115 Kalorien

Zubereitungszeit: 15–20 Minuten
Backzeit: etwa 40 Minuten

So wird's gemacht: Eine kleine Kastenform leicht ausfetten oder mit gefettetem Pergamentpapier auslegen. Die Butter oder Margarine mit dem Fruchtzucker schaumig rühren. Die Eier nacheinander zufügen. Den Rum, das Bittermandelöl, die Milch und das Salz einrühren. Das Mehl mit dem Backpulver mischen, über den Teig sieben und mit den gemahlenen Haselnüssen unterrühren. Den Teig in die Form füllen, glattstreichen und auf der Mittelschiene im vorgeheizten Backofen bei 170° C etwa 40 Minuten backen. Den Nußkuchen in 20 Stückchen zu je 25 g schneiden.

Unser Tip: Anstelle von 60 g Fruchtzucker »Leichte Süße« können Sie auch 60 g Fruchtzucker und 1 Teelöffel flüssigen Süßstoff verwenden.
Der Kuchen läßt sich portionsweise (je nach Kohlenhydratverordnung 1–2 BE) sehr gut einfrieren.

Braucht etwas Zeit · Sehr festlich

Zimtbrezeln

Zutaten für etwa 16 Stück:
etwas Fett für das Blech · 240 g Mehl · 1 gestrichener Teel. Backpulver · ¹/₂ Teel. Zimtpulver · 1 Prise Salz · 2 Teel. flüssiger Süßstoff* · 1 Ei · 30 ccm dicke saure Sahne (10% Fett) · 100 g Butter oder Margarine · 10 g Dosenmilch und etwas Zimt zum Bestreichen

Nährstoffgehalt des gesamten Gebäcks: etwa 35 g Eiweiß, 92 g Fett, 192 g Kohlenhydrate, 192 g anzurechnende Kohlenhydrate = 16 BE, 7080 Joule/1690 Kalorien
Nährstoffgehalt von 1 Stück (23 g): etwa 2 g Eiweiß, 6 g Fett, 12 g Kohlenhydrate, 12 g anzurechnende Kohlenhydrate = 1 BE, 440 Joule/105 Kalorien
Zubereitungszeit: 1 Stunde

Kühlzeit: mindestens 1 Stunde
Backzeit: 20–25 Minuten

So wird's gemacht: Ein Backblech einfetten. Das Mehl mit dem Backpulver mischen und auf ein Backbrett sieben. In die Mitte eine Vertiefung drücken, den Zimt, das Salz, den Süßstoff, das Ei und die saure Sahne hineingeben. Die Butter oder Margarine in Flöckchen auf dem Mehlrand verteilen. Von außen nach innen alle Zutaten schnell zu einem glatten Teig verkneten. Den Teig mindestens 1 Stunde kalt stellen. Aus dem Teig 16 kleine Brezeln formen. Die Dosenmilch mit etwas Zimt verrühren, die Brezeln damit bestreichen, auf das Backblech legen und auf der Mittelschiene im vorgeheizten Backofen bei 200° C 20–25 Minuten backen. Auskühlen lassen. In einer Dose aufbewahren.

Preiswert · Ganz einfach

Vanillemonde

Zutaten für 8 BE:
etwas Fett für das Blech · 50 g Butter oder Margarine · 30 ccm saure Sahne (10% Fett) · 40 g Mehl · 50 g Speisestärke · 30 g Vanillepuddingpulver · 1 Messerspitze Backpulver · 1 Vanilleschote · 1 Teel. flüssiger Süßstoff* · ½ Ei

Nährstoffgehalt des gesamten Gebäcks: etwa 10 g Eiweiß, 46 g Fett, 99 g Kohlenhydrate, 96 g anzurechnende Kohlenhydrate = 8 BE, 3595 Joule/860 Kalorien
Nährstoffgehalt von 24 g Gebäck: etwa 1 g Eiweiß, 6 g Fett, 12 g Kohlenhydrate, 12 g anzurechnende Kohlenhydrate = 1 BE, 450 Joule/110 Kalorien
Zubereitungszeit: 45 Minuten
Kühlzeit: etwa 1 Stunde
Backzeit: 10 Minuten

So wird's gemacht: Ein Backblech leicht fetten. Die Butter oder Margarine mit der sauren Sahne glattrühren. Das Mehl, die Speisestärke, das Vanillepuddingpulver und das Backpulver mischen und darauf-

sieben. Die Vanilleschote aufschneiden, das Mark mit einem Messer herauskratzen und auf das Mehl geben. Alle Zutaten mit dem flüssigen Süßstoff zu einem Teig verkneten und etwa 1 Stunde kühl stellen. Danach den Teig dünn ausrollen, Halbmonde ausstechen, mit dem verquirlten Ei bepinseln und auf das Backblech legen. Die Vanillemonde im vorgeheizten Backofen bei 200° C auf der Mittelschiene etwa 10 Minuten backen. Das Gebäck auskühlen lassen. In einer geschlossenen Dose aufbewahren.

Schnell · Kann vorbereitet werden

Torteletts

Zutaten für 12 Torteletts (10 cm ⌀):
etwas Fett für die Förmchen · 150 g Mehl · ¼ Teel. Backpulver · 25 g Fruchtzucker »Leichte Süße« · 1 Prise Salz · 1 Ei · 50 g Butter oder Margarine

Nährstoffgehalt aller Torteletts: etwa 23 g Eiweiß, 48 g Fett, 144 g Kohlenhydrate, 144 g anzurechnende Kohlenhydrate = 12 BE, 4050 Joule/965 Kalorien
Nährstoffgehalt von 1 Tortelett bei 12 Stück: etwa 2 g Eiweiß, 4 g Fett, 12 g Kohlenhydrate, 12 g anzurechnende Kohlenhydrate = 1 BE, 340 Joule/80 Kalorien
Zubereitungszeit: 15–20 Minuten
Kühlzeit: 1 Stunde
Backzeit: etwa 12 Minuten

So wird's gemacht: 12 Tortelettförmchen mit einem Durchmesser von etwa 10 cm sorgfältig ausfetten. Das Mehl und das Backpulver mischen und auf ein Backbrett sieben. In die Mitte eine Vertiefung drücken. Den Fruchtzucker, das Salz und das Ei hineingeben. Die Butter oder Margarine in Flöckchen auf den Mehlrand geben. Alle Zutaten schnell zu einem glatten Teig verkneten und den Teig 1 Stunde kühl stellen. Den Teig in 12 gleichmäßige Häufchen teilen – am besten den Teig abwiegen und das Gewicht durch 12 teilen. Jeweils 1 Teighäufchen in ein Tortelettförmchen drücken und alle 12 Torteletts auf der

Mittelschiene im vorgeheizten Backofen bei 170° C etwa 12 Minuten backen. Haben Sie weniger als 12 Tortelettförmchen, dann backen Sie die Torteletts nacheinander; inzwischen den Teig aber immer wieder kühl stellen. Die Torteletts auskühlen lassen und in einer verschlossenen Dose aufbewahren.

Unser Tip: Anstelle von 25 g Fruchtzucker »Leichte Süße« können Sie auch 25 g Fruchtzucker und 1/2 Teelöffel flüssigen Süßstoff verwenden.

Belag und Guß für Torteletts
Die Torteletts können beliebig mit verschiedenen Obstsorten, roh oder gekocht, belegt werden. Dabei genügt 1/2 BE, beispielsweise 50 g Apfelscheiben, 55 g frische Pfirsiche, 50 g frische Aprikosen, 80 g frische Erdbeeren oder 75 g frische Himbeeren.
Wer's mag, kann die Torteletts mit einem Guß versehen: etwa 50 ccm Flüssigkeit (Wasser, Kompottsaft, Zitronensaft) mit flüssigem Süßstoff abschmekken und mit 1–1,5 g Johannisbrotkernmehl* kurz aufkochen, über die Früchte geben und kalt stellen. Der Guß reicht für 1–2 Torteletts.
Herstellung eines Gelatinegusses: 1½ Blatt weiße Gelatine* 3–4 Minuten in kaltem Wasser einweichen, im Wasserbad auflösen und tropfenweise in 100 ccm Flüssigkeit (wie oben) schnell einrühren. Die Gelatineflüssigkeit kalt stellen, bis sie anfängt dick zu werden, dann mit einem Teelöffel über die Früchte verteilen. Der Gelatineguß reicht für 2–4 Torteletts. Die Torteletts mit dem Guß kalt stellen.

Nicht ganz einfach · Kann vorbereitet werden

Gefüllte Windbeutel

Zutaten für 9 Windbeutel:
etwas Fett und Mehl für das Backblech · 250 ccm Wasser · 60 g Butter oder Margarine · 1 Prise Salz · 135 g Mehl · 3 Eier

Nährstoffgehalt aller Windbeutel (ungefüllt): etwa 36 g Eiweiß, 67 g Fett, 108 g Kohlenhydrate, 108 g anzurechnende Kohlenhydrate = 9 BE, 4830 Joule/1150 Kalorien

Nährstoffgehalt von 1 Windbeutel bei 9 Stück: etwa 4 g Eiweiß, 8 g Fett, 12 g Kohlenhydrate, 12 g anzurechnende Kohlenhydrate = 1 BE, 540 Joule/130 Kalorien
Zubereitungszeit: 30 Minuten
Backzeit: 30–35 Minuten

So wird's gemacht: Ein Backblech leicht fetten und mit Mehl bestäuben. Das Wasser mit der Butter oder Margarine und dem Salz aufkochen. Den Topf von der Kochplatte nehmen, das Mehl auf einmal hineinschütten und glattrühren. Den Teig so lange auf der Kochplatte rühren, bis er sich als Kloß vom Boden löst. Am Topfboden muß sich eine Haut bilden. Den Teig in eine Schüssel geben und nacheinander die Eier unterrühren. Jedes Ei gut verrühren, bevor das nächste zugefügt wird. Mit einem Spritzbeutel oder zwei Eßlöffeln 9 gleich große Teighäufchen auf das Backblech setzen. Die Windbeutel auf der Mittelschiene im vorgeheizten Backofen bei 220° C 30–35 Minuten backen. Von den Windbeuteln mit einem spitzen, scharfen Messer oben einen Deckel abschneiden, auskühlen lassen.

Quarkfüllung für Windbeutel

Zutaten für 9 Windbeutel:
4 Blatt weiße Gelatine* · Saft und abgeriebene Schale von 1 Zitrone (Schale unbehandelt) · 250 g Magerquark · 1 Vanilleschote · 1½ Teel. flüssiger Süßstoff · 100 ccm Sahne (30% Fett)

Nährstoffgehalt der Quarkfüllung: 52 g Eiweiß, 38 g Fett, 3 g Kohlenhydrate, keine anzurechnenden Kohlenhydrate = 0 BE, 2410 Joule/570 Kalorien
Nährstoffgehalt für die Füllung von 1 Windbeutel bei 9 Stück: 6 g Eiweiß, 4 g Fett, keine Kohlenhydrate, keine anzurechnenden Kohlenhydrate = 0 BE, 270 Joule/65 Kalorien
Zubereitungszeit: 20 Minuten

So wird's gemacht: Die Gelatine 3–4 Minuten in kaltem Wasser einweichen, dann in wenig Wasser im heißen Wasserbad auflösen, mit etwas Zitronensaft verrühren und schnell unter den Quark rühren. Die Masse mit dem restlichen Saft und der Schale der Zitrone, dem ausgeschabten Mark der Vanilleschote und dem Süßstoff verrühren, kurz kalt stellen. Inzwischen die Sahne steif schlagen und locker unter die Quarkmasse rühren. Die Windbeutel mit der Quarkcreme füllen. Bis zum Servieren kühl stellen.

Nährstoffgehalt für 1 Windbeutel mit Quarkfüllung: 10 g Eiweiß, 12 g Fett, 12 g Kohlenhydrate, 12 g anzurechnende Kohlenhydrate = 1 BE, 810 Joule/190 Kalorien.

Unser Tip: Die Windbeutel lassen sich ohne Füllung in einer geschlossenen Dose gut aufbewahren. Sie können auch mit pikantem Quark gefüllt werden.

Nicht ganz einfach · Sehr festlich

Biskuitrolle mit Obst-Sahne-Füllung

Bild Seite 108

Zutaten für 1 Biskuitrolle:
etwas Fett für das Blech · 4 Eier · 4 Eßl. warmes Wasser · 50 g Fruchtzucker »Leichte Süße« · 75 g Mehl · 45 g Speisestärke · 1 gestrichener Teel. Backpulver
Für die Füllung: 4 Blatt weiße Gelatine* · 200 g Äpfel · 2 Eßl. frisch ausgepreßter Zitronensaft · 250 ccm Sahne (30% Fett) · 1 Teel. flüssiger Süßstoff* · 12 g Fruchtzucker zum Bestäuben

Nährstoffgehalt der Biskuitrolle mit Obst-Sahne-Füllung: etwa 49 g Eiweiß, 116 g Fett, 187 g Kohlenhydrate, 180 g anzurechnende Kohlenhydrate = 15 BE, 8400 Joule/2000 Kalorien
Nährstoffgehalt von 1 Stück Biskuitrolle bei 15 Stücken: etwa 3 g Eiweiß, 8 g Fett, 13 g Kohlenhydrate, 12 g anzurechnende Kohlenhydrate = 1 BE, 560 Joule/130 Kalorien
Zubereitungszeit: 30–35 Minuten
Backzeit: 15–20 Minuten
Kühlzeit: 2–3 Stunden

So wird's gemacht: Ein Backblech mit gefettetem Pergamentpapier belegen. Den Backofen auf 170° C vorheizen. Die Eier aufschlagen und in Eigelb und Eiklar trennen. Das Eiklar mit dem warmen Wasser steif schlagen. Den Fruchtzucker unter weiterem Schlagen langsam in den Eischnee rieseln lassen. Die Eigelbe vorsichtig darunterschlagen. Das Mehl und die Speisestärke mit dem Backpulver mischen. Diese Mehlmischung auf die Schaummasse sieben und leicht unterheben. Den Biskuitteig gleichmäßig auf dem Blech verstreichen, sofort auf der Mittelschiene in den vorgeheizten Backofen schieben und etwa 15–20 Minuten bei 170° C backen. Den Biskuitteig direkt nach dem Backen auf ein angefeuchtetes Küchentuch stürzen. Das Pergamentpapier mit kaltem Wasser bepinseln und schnell abziehen. Den Biskuitteig mit dem Geschirrtuch aufrollen und etwa 2–3 Stunden auskühlen lassen.
Für die Füllung die Gelatine 3–4 Minuten in kaltem Wasser einweichen, dann in wenig Wasser im heißen Wasserbad auflösen. Die Äpfel schälen, vom Kernhaus befreien, grob raspeln und mit dem Zitronensaft beträufeln. Die Sahne steif schlagen, mit dem flüssigen Süßstoff abschmecken und die aufgelöste Gelatine tropfenweise darunterschlagen. Die geraspelten Äpfel leicht unter die Sahne heben. Die Biskuitrolle vorsichtig wieder auseinanderrollen, die Apfel-Sahne-Füllung gleichmäßig auf dem Biskuit verteilen, wieder aufrollen und kühl stellen. Vor dem Servieren die Biskuitrolle mit dem Fruchtzucker bestreuen. Aus der Biskuitrolle lassen sich 15 Stückchen schneiden.

Unser Tip: Anstelle von 50 g Fruchtzucker »Leichte Süße« können Sie auch 50 g Fruchtzucker und 1 Teelöffel flüssigen Süßstoff verwenden.

Biskuittorte mit Quarkfüllung

Zutaten für 1 Springform (26 cm ∅):
etwas Fett für die Form · 4 Eier · 4 Eßl. warmes Wasser · 50 g Fruchtzucker »Leichte Süße« · 75 g Mehl · 45 g Speisestärke · 1 gestrichener Teel. Backpulver

Kuchen und Gebäck

Für die Füllung: 12 Blatt weiße Gelatine* · 750 g
Magerquark · Saft und abgeriebene Schale von
1 großen Zitrone (Schale unbehandelt) · 3 Teel.
flüssiger Süßstoff* · 2 Eßl. Rum · 1 Prise Salz ·
125 ccm Sahne (30% Fett) · 2 Eiklar

Nährstoffgehalt der Biskuittorte mit Quarkfüllung:
194 g Eiweiß, 74 g Fett, 146 g Kohlenhydrate,
144 g anzurechnende Kohlenhydrate = 12 BE,
8820 Joule/2100 Kalorien
Nährstoffgehalt für 1 Stück Torte bei 12 Stücken:
16 g Eiweiß, 6 g Fett, 12 g Kohlenhydrate, 12 g anzurechnende Kohlenhydrate = 1 BE, 735 Joule/
175 Kalorien
Zubereitungszeit: 30–35 Minuten
Backzeit: 40–45 Minuten
Kühlzeit: 12 Stunden (über Nacht)

So wird's gemacht: Den Boden einer Tortenform
von 26 cm Durchmesser leicht ausfetten oder mit
Pergamentpapier auslegen. Den Biskuitteig wie im
vorangegangenen Rezept zubereiten. Den Teig in
die Tortenform füllen und im vorgeheizten Backofen
auf der Mittelschiene bei 170° C 40–45 Minuten bak-
ken. Die Biskuittorte gut auskühlen lassen und erst
am nächsten Tag mit Quarkcreme füllen.
Für die Füllung die Gelatine 3–4 Minuten in kaltem
Wasser einweichen. Den Quark mit dem Zitronensaft (etwas Saft zurückbehalten), der Zitronenschale, dem flüssigen Süßstoff, dem Rum und dem
Salz verrühren. Die Gelatine in wenig Wasser im
heißen Wasserbad auflösen, mit etwas Zitronensaft
verrühren und schnell unter den Quark rühren. Den
Quark kurz kalt stellen. Inzwischen die Sahne und
das Eiklar getrennt steif schlagen und danach beides
locker unter den Quark heben. Die Biskuittorte
einmal durchschneiden und mit ⅔ der Quarkmasse
füllen. Die restliche Creme mit einem breiten Messer
auf die Oberfläche und den Rand der Torte strei-
chen. Die Torte bis zum Servieren kalt stellen. Aus
der gefüllten Biskuittorte lassen sich 12 Stückchen
schneiden.

*Unser Tip: Anstelle von 50 g Fruchtzucker »Leichte
Süße« können Sie auch 50 g Fruchtzucker und 1 Tee-
löffel flüssigen Süßstoff verwenden.*
Die Torte läßt sich portionsweise gut einfrieren.

Für Reduktionskost nicht geeignet

Pizza

Die beliebte, aber energiereiche Pizza kann auch
einmal in den Kostplan eingebracht werden.

Zutaten für 2 Personen:
400 g Tomaten · 200 g rote und grüne Paprikascho-
ten · 100 g Zwiebeln · 300 g Champignos (Dose) ·
80 g Tomatenmark · Basilikum · Oregano · Salz ·
Pfeffer · 160 g geriebener Käse (40% Fett i. Tr.)
Für den Teig: 120 g Mehl · 1 gestrichener Teel.
Backpulver · 60 g Magerquark, ausgepreßt · 2 Eßl.
Öl · 2 Eßl. Milch · Salz

Nährstoffgehalt für 1 Person: 40 g Eiweiß, 29 g
Fett, 70 g Kohlenhydrate, 48 g anzurechnende
Kohlenhydrate = 4 BE, 3010 Joule/720 Kalorien
Zubereitungszeit: 30–40 Minuten
Backzeit: 30 Minuten

So wird's gemacht: Die Tomaten* brühen und häuten, dann halbieren, Saft und Kerne herausnehmen
und das Fruchtfleisch in Streifen schneiden. Die
Paprikaschoten waschen, halbieren, von den Kernen
und weißen Rippen befreien und in Streifen schneiden. Kurz blanchieren*. Die Zwiebeln schälen und
in Ringe schneiden. Die Pilze in Scheiben schneiden.
Für den Teig das Mehl und das Backpulver auf ein
Backbrett sieben. In die Mitte eine Vertiefung drük-
ken. Den Quark, das Öl, die Milch und Salz
hineingeben und alle Zutaten zu einem glatten Teig
verkneten. Den Teig auf einem gefetteten Backblech
gleichmäßig ausrollen und mit dem Tomatenmark
bestreichen. Die Pizza mit Tomatenstreifen, Paprikastreifen, Champignonscheiben und Zwiebelringen
belegen. Mit Basilikum, Oregano, Salz und Pfeffer
würzen. Zum Schluß den geriebenen Käse darüberstreuen. Die Pizza auf der Mittelschiene im vorgeheizten Backofen bei 225° C etwa 30 Minuten
backen. Die Pizza in 2 gleich große Stücke schneiden.

Das paßt dazu: gemischter Salat (Rezept Seite 105)
und trockener Rotwein. Den Energiegehalt beachten (¼ l = 1 Schoppen = 780 Joule/185 Kalorien).

Wenn Sie den Energiegehalt berücksichtigen, können Sie alkoholhaltige Getränke wie Diabetiker-Bier, Diabetiker-Wein und Diabetiker-Sekt in begrenzten Mengen genießen. Zwar ist der Alkohol einerseits kein besonders empfehlenswertes Getränk, doch gehört er andererseits mit zu unseren Lebensgewohnheiten. Da es alkoholische Getränke gibt, die in kleinen Mengen den Kohlenhydratstoffwechsel nur gering oder gar nicht beeinflussen, können Sie diese Getränke kontrolliert und unter Berücksichtigung Ihrer Stoffwechselsituation zu sich nehmen. Einige Kostproben geben wir Ihnen in diesem Kapitel.

Preiswert · Schnell

Kakao

Der Kakao schmeckt im Sommer besonders gut, wenn er gut gekühlt serviert wird.

Zutaten für 2 Personen:
500 ccm fettarme Milch (1,5% Fett) · 2 gestrichene Teel. entfettetes Kakaopulver · flüssiger Süßstoff*

Nährstoffgehalt für 1 Person: etwa 9 g Eiweiß, 4 g Fett, 13 g Kohlenhydrate, 12 g anzurechnende Kohlenhydrate = 1 BE, 540 Joule/130 Kalorien
Zubereitungszeit: 5–8 Minuten

So wird's gemacht: Die Milch in einem Topf erhitzen. Das Kakaopulver mit etwas warmer Milch verrühren, in die kochende Milch geben und kurz aufkochen. Nach Belieben mit Süßstoff abschmecken und heiß oder kalt servieren.

Schnell · Sehr erfrischend

Erdbeermilch

Zutaten für 2 Personen:
320 g Erdbeeren · 600 ccm Buttermilch · flüssiger Süßstoff*

Nährstoffgehalt für 1 Person: etwa 11 g Eiweiß, 3 g Fett, 24 g Kohlenhydrate, 24 g anzurechnende Kohlenhydrate = 2 BE, 670 Joule/160 Kalorien
Zubereitungszeit: 10 Minuten

So wird's gemacht: Die Erdbeeren kurz waschen und entstielen. 2/3 der Erdbeeren mit der Buttermilch im Mixer pürieren und schaumig schlagen. Die restlichen Erdbeeren kleinschneiden und in die Milch geben. Die Erdbeermilch mit einigen Spritzern flüssigem Süßstoff abschmecken und in zwei Gläser verteilen.

Varianten – Himbeer- oder Bananenmilch
Statt Erdbeeren schmecken auch Himbeeren oder Bananen sehr gut.

Schnell · Ganz einfach

Erdbeeren mit Sekt

Zutaten für 2 Personen:
320 g Erdbeeren · eventuell 2–4 Spritzer flüssiger Süßstoff* · 400 ccm Diabetiker-Sekt, gut gekühlt

Nährstoffgehalt für 1 Person: etwa 1 g Eiweiß, kein Fett, 15 g Kohlenhydrate, 12 g anzurechnende Kohlenhydrate = 1 BE, 19 g Alkohol, 820 Joule/200 Kalorien
Zubereitungszeit: 5 Minuten

So wird's gemacht: Die Erdbeeren kurz waschen, entstielen, je nach Größe halbieren oder vierteln und gleichmäßig in zwei größere Bowlengläser verteilen. Eventuell mit dem flüssigen Süßstoff abschmecken. Den gekühlten Diabetiker-Sekt darübergießen, kurz durchziehen lassen, dann sofort servieren.

Ganz einfach · Für kleine Einladungen

Gurkenbowle

Zutaten für 6 Personen:
1 Salatgurke · 4 Eßl. frisch ausgepreßter Zitronensaft · flüssiger Süßstoff* · 2 l gut gekühlter trockener Weißwein · 700 ccm gut gekühlter Diabetiker-Sekt

Nährstoffgehalt für 1 Person: etwa 1 g Eiweiß, kein Fett, 5 g Kohlenhydrate, keine anzurechnenden Kohlenhydrate = 0 BE, 48 g Alkohol, 1485 Joule/350 Kalorien
Zubereitungszeit: 10 Minuten
Kühlzeit: mindestens 1 Stunde

So wird's gemacht: Die Gurke waschen, schälen und in dünne Scheiben hobeln. Die Gurkenscheiben in ein Bowlengefäß geben, den Zitronensaft und einige Spritzer flüssigen Süßstoff dazugeben. Den Weißwein – gut gekühlt – darübergießen und die Bowle zugedeckt mindestens 1 Stunde im Kühlschrank durchziehen lassen. Vor dem Servieren den gekühlten Sekt dazugießen und noch einmal mit Süßstoff abschmecken.

Schnell · Sehr festlich

Kalte Ente

Zutaten für 6 Personen:
2 l gut gekühlter trockener Weißwein · 1 Zitrone (Schale unbehandelt) · 700 ccm gut gekühlter Diabetiker-Sekt

Nährstoffgehalt für 1 Person: kein Eiweiß, kein Fett, etwa 4 g Kohlenhydrate, keine anzurechnenden Kohlenhydrate = 0 BE, 48 g Alkohol, 1450 Joule/345 Kalorien
Zubereitungszeit: etwa 10 Minuten
Kühlzeit: 15–20 Minuten (wenn Wein und Sekt vorher gut gekühlt worden sind)

So wird's gemacht: Den gekühlten Weißwein in ein Bowlengefäß gießen. Die Zitrone mit heißem Wasser gründlich waschen und abtrocknen. Mit einem scharfen Messer die Zitronenschale spiralförmig sehr dünn abschälen, in den Weißwein legen und etwa 15 Minuten darin liegen lassen, kühl stellen. Die Zitronenschale entfernen und den Sekt in den Weißwein gießen. Die kalte Ente kann dann sofort serviert werden.

Sehr festlich

Waldmeisterbowle

Zutaten für 6 Personen:
1 Sträußchen Waldmeister · 2 l trockener Weißwein · flüssiger Süßstoff* · 700 ccm Diabetiker-Sekt

Nährstoffgehalt für 1 Person: kein Eiweiß, kein Fett, etwa 4 g Kohlenhydrate, keine anzurechnenden Kohlenhydrate = 0 BE, 48 g Alkohol, 1450 Joule/345 Kalorien
Zubereitungszeit: 10 Minuten
Kühlzeit: 1 Stunde und 30 Minuten

So wird's gemacht: Das Waldmeistersträußchen von den Blüten befreien, kurz waschen und gut abtropfen lassen. Den Weißwein in ein Bowlengefäß gießen und mit einigen Spritzern flüssigem Süßstoff abschmecken. Das Waldmeistersträußchen zusammenbinden und an einem Faden gerade so tief in den Weißwein hängen, daß nur die Blätter vom Wein umspült werden. Die Bowle zudecken und bei Zimmertemperatur etwa 30 Minuten durchziehen lassen. Den Waldmeister entfernen. Die Bowle in den Kühlschrank stellen und gut durchziehen lassen. Vor dem Servieren mit dem Sekt auffüllen.

Zum Nachschlagen

Küchenwissen im Überblick

Unter manchem Begriff, der in den Rezepten vorkommt, können Sie sich vielleicht auf Anhieb nichts vorstellen, oder es ist ein küchenfachlicher Ausdruck, der Ihnen nicht geläufig ist. Im Rezeptteil sind die hier erläuterten Begriffe mit einem Sternchen * gekennzeichnet.

Beize: Flüssigkeit mit Essig-, Wein-, Sauermilch-, Buttermilch- oder Zitronensaftzusatz und Gewürzen, in der Fleisch würziger und zarter gemacht werden kann.

binden: Flüssigkeit durch Johannisbrotkernmehl sämig machen. Johannisbrotkernmehl mit etwas kalter Flüssigkeit in einen Schüttelbecher geben und kräftig durchschütteln. Dann in die heiße Flüssigkeit geben und einmal aufwallen lassen. Johannisbrotkernmehl kann ohne Berechnung verwendet werden.

blanchieren: Geputztes und in die gewünschte Größe geschnittenes Gemüse oder Obst – manchmal auch Fleisch – wird in kochendes Wasser getaucht und einige Minuten darin belassen (am besten in einem Sieb). Die Blanchierzeit wird immer vom Wiederaufkochen des Wassers an berechnet. Der Blanchiervorgang soll entweder Enzyme abtöten, Bitterstoffe entfernen oder ein leichteres Weiterverarbeiten ermöglichen.

braten: Braten ist Garen in heißem Fett bei möglichst trockener Hitze, wobei das Bratgut bräunt. Fleischscheiben, Eiergerichte und so weiter brät man in einer Bratpfanne. Die Hitzeeinwirkung von unten genügt dabei. Kleine Fleischstücke, kleines Geflügel oder anderes Bratgut können auch in einem Bratentopf oder in der Deckelpfanne mit Kunststoffbeschichtung auf der Herdplatte gegart werden. Außerdem kann Bratgut im Backofen gegart werden. Große Braten werden am besten auf dem Rost über der Fettpfanne gebraten. Kleinere Bratenstücke werden in der Bratpfanne oder im Bräter mit Deckel (siehe auch Tonform) gegart.

Diätwaage: In jedem Diabetiker-Haushalt sollte eine Diätwaage vorhanden sein. Eine 5-Gramm-Einteilung reicht aus. Für kleinere Mengen gibt es genaue Spezial-Meßlöffel.

Dunstkonserven: Sämtliche Obstkonserven der Gruppe Kompottkonserven können auch als Dunstobstkonserven hergestellt werden. Anstelle des Zuckerzusatzes erhalten sie einen Wasseraufguß. Konserven dieser Art müssen besonders gekennzeichnet werden, zum Beispiel »Dunstkirschen« oder »Dunstbirnen«. Die Berechnung erfolgt wie bei frischem Obst.

Eischnee: Das zu steifem Schaum geschlagene Eiklar. Eischnee wird besonders steif, wenn man für herzhafte Speisen 1 Prise Salz und 1 Eßlöffel kaltes Wasser mitschlägt.

Fleisch- oder Knochenbrühe: Fleischbrühe kann selbst hergestellt werden aus Rind- oder Kalbfleisch mit einigen Knochen. Man setzt das Fleisch kalt auf und läßt es mindestens 60 Minuten kochen, damit sich alle Inhaltsstoffe des Fleisches lösen und in die Brühe übergehen (siehe auch Rezept Seite 59). Man kann auf gleiche Weise auch Geflügelbrühe, Knochenbrühe und Gemüsebrühe herstellen. Brühen werden entfettet, wenn sie abgekühlt sind. Die Fettschicht läßt sich dann gut abheben. Fertige Fleischbrühe gibt es in Form von Würfeln, gekörnter Brühe, Fleischextrakt oder Instant-Brühe, die auch in der Diabetesdiät Verwendung finden kann.

Folie (Klarsicht-, Alu- oder Bratfolie): Dünne durchsichtige oder undurchsichtige Meterware oder Beutel, aus Aluminium oder Kunststoff speziell für die Verarbeitung von Lebensmitteln hergestellt. Klarsichtfolie ist vor allem zum Frischhalten und Aufbewahren geeignet. Kunststoffbeutel sind ebenfalls zum Aufbewahren geeignet, in der nötigen Stärke auch zum Einfrieren. Auch von Alufolie gibt es zwei Stärken, die zum Garen und Aufbewahren und die zum Einfrieren. Achtung: Niemals Kunststoffe für Lebensmittel verwenden, die nicht speziell dafür deklariert sind! (Folienverpackungen für andere Konsumgüter als Lebensmittel sind für die Küche ungeeignet.)

Wird in Alufolie gegart, muß die Folie sorgfältig um das Gargut gelegt und von allen Seiten gut durch Kniffe verschlossen werden.

Das Garen in Bratfolie ist besonders für kleinere Portionen sehr geeignet, da sich die Hitze um das Gargut sammelt und der Backofen sauber bleibt. Bei Bratfolie immer darauf achten, daß die Oberseite vor dem Garen einige Male eingestochen wird. Die Bratfolie legt man auf den kalten Rost und schiebt das Bratgut in den vorgeheizten Ofen.

Fruchtzucker: Zuckeraustauschstoff (siehe dort) für

Diabetiker, der in die Kohlenhydratberechnung einbezogen werden muß. 12 g entsprechen 1 BE.

Gelatine: Gelatine muß vor dem Einrühren in die Speise stets aufgelöst werden. Blattgelatine in kaltem Wasser einweichen, ausdrücken und in wenig heißem Wasser, Saft oder Brühe im heißen Wasserbad oder auf der warmen Herdplatte auflösen. Nicht in kochender Flüssigkeit auflösen. Gemahlene Gelatine 10 Minuten in wenig kaltem Wasser einweichen und im gleichen Wasser unter Rühren bei milder Hitze auflösen. Aufgelöste Gelatine tropfenweise unter schnellem Rühren unterschlagen.

grillen: Grillen ist Garen durch Strahlungshitze am Spieß oder auf dem Rost, wobei die Umgebungshitze im Elektrogrill besonders hoch ist.

Johannisbrotkernmehl: Anrechnungsfreies Bindemittel für Suppen und Saucen. In Apotheken als Nestargel, in Reformhäusern als Biobin erhältlich.

Kochfett: Pflanzenmargarine oder -öl.

Marinade: Eine Mischung aus Öl, Essig oder Zitronensaft, Wasser, Gewürzen und Kräutern für die Zubereitung von rohem und gekochtem Gemüse als Salat.

Reis: Reis läßt sich in zwei große Gruppen unterteilen, in Langkornreis und Rundkornreis. Langkornreis wird für die meisten Reisgerichte verwendet. Als Weißreis ist er von der leichtverderblichen Silberhaut befreit und poliert worden. »Parboiled« Reis ist ebenfalls Langkornreis, aber etwas gelblich und durch Druckdampf vorbereitet. Er ist daher besonders kochfest und enthält die natureigenen Nährstoffe. Beim Kochen wird er weiß. Rundkornreis eignet sich vor allem für Milchreis und Risotto, da seine Körner weicher sind und sich geschmeidig mit der Kochflüssigkeit verbinden.

Schlagsahne: Schlagsahne läßt sich nicht in den kleinen Mengen schlagen, die für 1–2 Tupfer benötigt werden. Deshalb können 100 ccm Sahne mit einer Messerspitze Johannisbrotkernmehl (siehe dort) steif geschlagen werden. In einen Spritzbeutel mit Tülle füllen und auf ein mit Alufolie ausgelegtes Backblech kleine Tupfer spritzen. Die Sahnetupfer mehrere Stunden im Gefriergerät tiefgefrieren. Die Tupfer, anschließend in eine Plastikdose gefüllt, lassen sich mehrere Wochen in der Tiefkühltruhe oder im -schrank lagern. Sie können als Garnitur für Nachspeisen verwendet werden.

Sorbit: Zuckeraustauschstoff (siehe dort) für Diabetiker, der in die Kohlenhydratberechnung einbezogen werden muß. Im Handel als »Diabetikerzucker« oder Sionon erhältlich. 12 g entsprechen 1 BE.

stocken lassen: Pudding, Creme, Grütze, mit Gelatine verrührte Sahne oder Quarkspeise im Kühlschrank erstarren lassen, bis sie fest sind.

Streichfett: Diätmargarine.

Süßstoff: Energiefreies Süßungsmittel. Im Handel erhältlich in flüssiger oder Tablettenform.

Teigwaren: Es werden viele verschiedene Sorten angeboten. Jeder Hersteller gibt die richtige Garzeit für sein Produkt auf der Verpackung an. Diese ist genau einzuhalten, da Teigwaren sonst zerkochen und keinen »Biß« mehr haben. Teigwaren werden grundsätzlich in reichlich kochendes Salzwasser gegeben und im offenen Topf 5–15 Minuten (oder nach Herstellerangabe) sprudelnd gekocht. ½ Eßl. Öl im Kochwasser verhindert das Zusammenkleben.

Tiefgefrorene Produkte: Obst, Gemüse, Fisch, Krabben, Kräuter werden tiefgefroren kochfertig in bester Qualität angeboten. Außerdem gibt es aus den Tiefkühltruhen der Einzelhändler Gemüsemischungen für Suppen. Alle tiefgefrorenen Produkte haben den Vorteil, daß beim Zubereiten kein Abfall entsteht, daß jede Zubereitungsarbeit entfällt und daß gegenüber frischen Produkten kürzere Garzeiten anfallen. Die Analysenangaben auf den Verpackungen sollten beachtet werden. Kaufen Sie nur tiefgefrorene Produkte, deren Verpackung einwandfrei ist, aus Truhen, die keine Reifschicht aufweisen und in denen die Ware nicht über die Stapelmarke hinaus gelagert wird. Richten Sie sich beim Zubereiten von Tiefkühlprodukten exakt nach den Angaben auf der Verpackung.

Tomaten häuten: Die Tomaten am stiellosen Ende kreuzweise leicht einschneiden, mit kochendem Wasser überbrühen und die aufgesprungene Tomatenhaut mit dem Messer rundherum abziehen.

Tonform, Tontopf: Längliche Bräter mit Deckel aus unglasiertem Ton. Eine Tonform muß vor Verwendung jeweils 15 Minuten in kaltes Wasser gelegt werden. Wichtig: Die Form kommt in den kalten Backofen, erst dann wird der Ofen angeheizt.

Zuckeraustauschstoff: Zuckerersatzstoff für Diabetiker. Im Handel als Sorbit, Diabetiker-Zucker, Sionon, Fruchtzucker oder Xylit erhältlich.

Kohlenhydrat-Austauschtabelle

Die folgenden Nahrungsmittelmengen entsprechen 1 Broteinheit (1 BE = 12 g KH):

Getreideerzeugnisse und Kartoffeln
25 g aller Brotsorten, Brötchen
20 g Kräcker
15 g Knäckebrot, Salzstangen, Zwieback, Nudeln roh, Spaghetti etc., Puddingpulver, Reis roh, Speisestärke (Mais-, Reis-, Kartoffel-, Weizen-), Weizengrieß, Weizenmehl
20 g Haferflocken
45–50 g Nudeln gekocht, Reis gekocht
65 g Kartoffeln

Milch und Milchprodukte
250 ccm Joghurt, Kefir, Magermilch, Sauermilch, Vollmilch, 300 ccm Buttermilch

Obst
50 g Anonen, Banane
70 g Granatapfel (ohne Schale), Renekloden
80 g Kakipflaumen, Süßkirschen, Litschis, Mango (ohne Schale), Mirabellen, Pflaumen, Quitte
90 g Ananas (ohne Schale), Heidelbeeren, Johannisbeeren schwarz, Sauerkirschen
100 g Apfel, Apfelsine (ohne Schale), Aprikosen, Birne, Clementine (ohne Schale), Nektarine, Passionsfrucht (mit Schale), Tangarine (ohne Schale), Zuckermelone (ohne Schale)
110 g Guajaven, Kiwi (ohne Schale), Mandarine (ohne Schale), Pfirsich, Satsuma (ohne Schale)
120 g Johannisbeeren rot, Papaya (ohne Schale), Preiselbeeren
130 g Grapefruit (ohne Schale), Holunderbeeren
140 g Apfelsine (mit Schale), Brombeeren, Johannisbeeren weiß, Stachelbeeren
150 g Himbeeren, Satsuma (mit Schale)
160 g Erdbeeren
170 g Mandarine (mit Schale)
190 g Grapefruit (mit Schale)
250 g Wassermelone (ohne Schale)

Obstsäfte (unvergoren, ohne Zuckerzusatz)
100 ccm Apfelsaft
110 ccm Orangensaft
120 ccm Grapefruitsaft

Gemüse
1. Gruppe (ohne Anrechnung auf die Kohlenhydratverordnung in üblichen Portionen erlaubt)
Auberginen, Bambussprossen, Bleichsellerie, Blumenkohl, Bohnen, grün, Schnittbohnen, Brokkoli, Butterpilze, Champignons, Chicorée, Chinakohl, Eisbergsalat, Endivien, Feldsalat, Fenchel, Gemüsezwiebel, Grünkohl, Gurken, Karotten (Möhren), Kohlrabi, Kohlrüben (Steckrüben), Kopfsalat, Kürbis, Lauch (Porree), Mangold, Morcheln, Paprikaschoten, Pfifferlinge, Radicchio, Radieschen, Rettich, Rhabarber, Rosenkohl, Rote Bete, Rotkohl, Rübstiel (Stielmus), Sauerkraut, Sellerieknollen, Spargel, Spinat, Steinpilze, Tomaten, Weißkohl, Weiße Rüben, Wirsing, Zucchini, Zwiebeln
2. Gruppe (nur mit Anrechnung auf Kohlenhydratverordnung erlaubt)
100 g Artischocken, Erbsen, frisch
170 g Maiskolben
60 g Maiskörner/Speisemais
70 g Schwarzwurzeln

Sonstiges
12 g Fruchtzucker, Sorbit
25 g Diabetiker-Marmelade
35 g Diabetiker-Marmelade, kalorienvermindert

Entnommen der 4. neubearbeiteten Auflage (1986) der Kohlenhydrat-Austauschtabelle für Diabetiker (Thieme-Verlag, Stuttgart)

Der Energiegehalt in fettarmen und »üblichen« Käse- und Aufschnittsorten

	Joule/Kal.
60 g Magerquark	204/ 49
60 g Speisequark (20% Fett i. Tr.)	298/ 71
60 g körniger Frischkäse (20% Fett i. Tr.)	272/ 64
60 g Speisequark (40% Fett i. Tr.)	431/103
30 g Edamer Käse (30% Fett i. Tr.)	334/ 80
(45% Fett i. Tr.)	465/111
30 g Tilsiter Käse (30% Fett i. Tr.)	355/ 85
(45% Fett i. Tr.)	450/107
30 g Camembert (30% Fett i. Tr.)	270/ 64
(45% Fett i. Tr.)	363/ 86
30 g Schmelzkäse (20% Fett i. Tr.)	263/ 63
(45% Fett i. Tr.)	370/ 88

	Joule/Kal.
30 g Romadurkäse (20% Fett i. Tr.)	231/ 55
(40% Fett i. Tr.)	378/ 90
30 g Limburger Käse (20% Fett i. Tr.)	235/ 56
(40% Fett i. Tr.)	347/ 83
30 g Mainzer/Harzer Käse (10% Fett i. Tr.)	169/ 40
30 g Kochkäse (20% Fett i. Tr.)	252/ 60
30 g Lachs- oder Nußschinken	168/ 40
30 g roher, geräucherter Schinken	504/120
30 g gekochter Schinken	32?/ 79
30 g Bündner Fleisch	336/ 80
30 g Kasseler Fleisch, gegart	386/ 92
100 g Tatar (Schabefleisch)	496/118
100 g Schweinehackfleisch (Mett)	1331/317
30 g deutsches Corned beef	176/ 42
30 g amerikanisches Corned beef	294/ 70
30 g Schweinebraten	361/ 86
30 g Frühstücksfleisch	370/ 88
50 g Puter in Aspik	230/ 55
50 g Puter-Cocktail-Sülze	230/ 55
30 g Kräuterlyoner	239/ 57
30 g Gutswurst	214/ 51
125 g Krakauer	1155/275
125 g Rindswürstchen	1567/373
70 g Wiener Würstchen = 1 Paar	727/173
30 g Bierschinken	298/ 71
30 g Geflügelbierschinken	189/ 45
30 g Fleischkäse	323/ 77
30 g Geflügelfleischkäse	315/ 75
40 g Fleischwurst	529/126
40 g Geflügelfleischwurst	386/ 92
100 g Frankfurter Würstchen	1008/240
100 g Geflügelwürstchen	1050/250
30 g Gelbwurst (Hirnwurst)	433/103
30 g Geflügelgelbwurst	265/ 63
30 g Jagdwurst	412/ 98
30 g Geflügeljagdwurst	294/ 70
30 g Leberwurst	533/127
30 g Geflügelleberwurst	273/ 65
30 g Mortadella, deutsch	437/104
30 g Geflügelmortadella	265/ 63
30 g Rotwurst (Blutwurst)	571/136
30 g Delikateßrotwurst	172/ 41
30 g Salami, deutsch	651/155
30 g Brühsalami	210/ 50

Der Energiegehalt in Getränken

Mineralwasser, Kaffee und Tee sind ohne Anrechnung erlaubt

Diätlimonaden: etwa $1/2$ Flasche ist pro Tag ohne Anrechnung erlaubt

Fruchtsäfte ohne Zuckerzusatz: Kohlenhydrate (BE) müssen berechnet werden. Siehe Kohlenhydrat-Austauschtabelle

Diabetiker-Fruchtsäfte und Diabetiker-Fruchtsaftgetränke: Kohlenhydrate (BE) müssen berechnet werden. Deklaration auf der Flasche beachten!

Alkoholhaltige Getränke

	Menge	Joule/Kal.
Diabetiker- oder Diät-Pils	1 Flasche = 0,33 l	550/130
Weißwein, trocken	1 Glas = $1/8$ l	420/100
	1 Schoppen = $1/4$ l	840/200
Rotwein, trocken	1 Glas = $1/8$ l	380/ 90
	1 Schoppen = $1/4$ l	780/185
Apfelwein, durchgegoren	1 Glas = $1/4$ l	460/110
Diabetiker-Sekt	1 Glas = 8 cl	250/ 60
Cognac, 40% Vol.	1 Glas = 2 cl	210/ 50
Gin, 45% Vol.	1 Glas = 2 cl	250/ 60
Kirschwasser, 40% Vol.	1 Glas = 2 cl	210/ 50
Klare Schnäpse, 32% Vol.	1 Glas = 2 cl	170/ 40
Korn, 32% Vol.	1 Glas = 2 cl	170/ 40
Obstbranntwein, 45% Vol.	1 Glas = 2 cl	250/ 60
Rum, 54% Vol.	1 Glas = 2 cl	290/ 70
Weinbrand, 38% Vol.	1 Glas = 2 cl	210/ 50
Whisky, 43% Vol.	1 Glas = 4 cl	420/100

Bowlen (nach den Rezepten in diesem Buch):

Waldmeisterbowle (Rezept Seite 124)	1 Glas = 200 ccm	630/150
Gurkenbowle (Rezept Seite 124)	1 Glas = 200 ccm	650/155
Kalte Ente (Rezept Seite 124)	1 Glas = 200 ccm	630/150

** nur nach Rücksprache mit dem Arzt erlaubt

Rezept- und Sachregister

Rezept- und Sachregister

Rezept- und Sachregister

Literatur

Prof. Dr. med. H.-D. Cremer, Die große Nährwert-Tabelle. Neuausgabe 1982/83. Die Kalorien/Joule- und Nährstoffgehalte unserer Lebensmittel auf einen Blick. Gräfe und Unzer Verlag, München.

Kohlenhydrat-und Fett-Austauschtabelle für Diabetiker. Herausgegeben vom Ausschuß »Ernährung« der Deutschen Diabetes-Gesellschaft. 3., überarbeitete Auflage 1982. Georg Thieme Verlag, Stuttgart.

Dr. med. Rüdiger Petzoldt/Prof. Dr. med. Karl Schöffling, Sprechstunde: Diabetes. Rat und Hilfe bei Erwachsenen- und Jugendlichen-Diabetes. 1979. Gräfe und Unzer Verlag, München.